Symposium Kassel
26. und 27. Februar 1982

Schädel-Hirn-Trauma

Wissenschaftliche Leitung und Herausgeber:
K.-A. Bushe und K.-H. Weis

Melsunger Medizinische Mitteilungen · Band 54/1982

Bibliomed
Medizinische Verlagsgesellschaft mbH

CIP-Kurztitelaufnahme der Deutschen Bibliothek

Schädel-Hirn-Trauma / 25. Symposium Kassel, 26. u. 27. Februar 1982. Hrsg. von K.-A. Bushe u. K.-H. Weis. – Melsungen: Bibliomed, Medizinische Verl.-Ges., 1982.

(Melsunger medizinische Mitteilungen; Bd. 54)
ISBN 3-921958-22-9

NE: Bushe, Karl-August (Hrsg.); Symposium Kassel ⟨25, 1982⟩; GT

Printed in Germany by Gutenberg, Melsungen

ISBN 3-921958-22-9

Vorwort

Das 25. Kasseler Symposium steht mit seinem Titel: „Das Schädel-Hirn-Trauma" unter einem Thema hohen Anspruches. Zum einen fordert schon eine isolierte Schädelverletzung Anästhesisten, Kieferchirurgen, Ophtalmologen, Oto-Rhino-Laryngologen, Neurochirurgen, Notärzte und Traumatologen heraus und dies noch sehr viel mehr, wenn das Schädel-Hirn-Trauma als Teil einer Mehrfach-Verletzung in Konkurrenz um den Primat der Diagnostik und der operativen Therapie tritt. Zum anderen liegt die Herausforderung in den Folgen für den Unfallbetroffenen, aber auch für die Gemeinschaft im weitesten Sinne, da sie Belastungen sozialer, wirtschaftlicher und finanzieller Art zu tragen hat.

Mit dem Eintreffen des Notarztes am Unfallort beginnt eine Kette ärztlicher Entscheidungen und Handlungen von vielen zu lösenden Aufgaben, damit am Ende ein voll Rehabilitierter die Klinik verlassen und sich wieder in seine Welt eingliedern kann. Auf diesem langen und risikoreichen Weg müssen Spezialisten miteinander Befunde erheben, Diagnosen stellen, Entscheidungen treffen und im Interesse des Unfallopfers therapeutische Prioritäten setzen. Nur selten werden in der operativen Medizin an so viele Spezialisten zugleich derart hohe Anforderungen an ihre Kooperation gestellt.

Nicht zu verkennen ist, daß auch heute noch das Schädel-Hirn-Trauma eine Aura des Besonderen um sich hat und deshalb keineswegs selten ein Schwerverletzter in bester Absicht rasch in eine Neurochirurgische Klinik transportiert oder verlegt wird, von dort jedoch in eine Chirurgische Klinik weitergeleitet werden muß, da eine zusätzliche Verletzung vorrangig zu versorgen ist.

Die Idee der wissenschaftlichen Leiter dieses Symposiums war, Referenten der oben aufgeführten Fachgebiete zu einer möglichst klaren Aussage zu bringen und im Rundgespräch Meinungsunterschiede zu klären. Wir bedanken uns deshalb bei allen, da sie ausnahmslos bereitwillig ihre Mitarbeit zusagten und bis zur letzten zugestandenen Minute an der regen Diskussion teilnahmen. Das Urteil über dieses 25. Kasseler Symposium liegt bei den ungewöhnlich zahlreichen Teilnehmern und jetzt bei den Lesern der vorliegenden Publikation.

Wir bedanken uns bei der Unternehmensleitung der B. Braun Melsungen AG, da diese uns die Möglichkeit gab, ein solch wichtiges und umgreifendes Thema zu präsentieren, zu diskutieren und damit Fortschritte in unseren klinischen Alltag zu bringen. Für die Zukunft wünschen wir, daß das Kasseler Symposium in seiner charakteristischen Form und Zielsetzung auch der heranwachsenden Ärztegeneration erhalten bleibt, als Ausdruck eines erfahrenen und weitblickenden Mäzenatentums.

K.-H. Weis K.-A. Bushe

Verzeichnis der Referenten

Bushe, K.-A., Prof. Dr.
Direktor der Neurochirurgischen Klinik der Universität Würzburg, Josef-Schneider-Straße 11, D–8700 Würzburg

Cunitz, G., Prof. Dr.
Anästhesieabteilung, Knappschaftskrankenhaus Bochum-Langendreer-Universitätsklinik, In der Schornau 23–25, D–4630 Bochum

Danhauser, Irene, Dr.
Institut für Anaesthesiologie der Universität Würzburg, Josef-Schneider-Straße 2, D–8700 Würzburg

Dietz, H., Prof. Dr.
Neurochirurgische Klinik der Medizinischen Hochschule Hannover, Karl-Wiechert-Allee 9, D–3000 Hannover 61

Enzenbach, R., Prof. Dr.
Institut für Anaesthesiologie der Universität München, Klinikum Großhadern, Marchioninistraße 15, D–8000 München 70

Frowein, R.-A., Prof. Dr.
Neurochirurgische Klinik der Universität Köln, Josef-Stelzmann-Straße 9, D–5000 Köln 41

Gaab, M., Priv.-Doz. Dr.
Neurochirurgische Klinik der Universität Würzburg, Josef-Schneider-Straße 11, D–8700 Würzburg

Gay, B., Prof. Dr.
Unfallchirurgische Abteilung der Universität Würzburg, Josef-Schneider-Straße 2, D–8700 Würzburg

Huse, K., Prof. Dr.
Institut für Anaesthesiologie der Universität Düsseldorf, Moorenstraße 5, D–4000 Düsseldorf

Kley, W., Prof. Dr.
Universitätsklinik und Poliklinik für HNO-Kranke, Josef-Schneider-Straße 11, D–8700 Würzburg

Lazarus, G., Priv.-Doz. Dr.
Institut für Anaesthesiologie der Universität Würzburg, Josef-Schneider-Straße 2, D–8700 Würzburg

Reuther, J., Prof. Dr.
Universitätsklinik und Poliklinik für Zahn-, Mund- und Kieferkrankheiten, Pleicherwall 2, D–8700 Würzburg

Richter, W., Prof. Dr.
Universitätsklinik und Poliklinik für HNO-Kranke, Josef-Schneider-Straße 11, D–8700 Würzburg

Sefrin, P., Priv.-Doz. Dr.
Institut für Anaesthesiologie der Universität Würzburg, Josef-Schneider-Straße 2, D–8700 Würzburg

Sold, M., Dr.
Institut für Anaesthesiologie der Universität Würzburg, Josef-Schneider-Straße 2, D–8700 Würzburg

Sörensen, N., Priv.-Doz. Dr.
Neurochirurgische Klinik der Universität Würzburg, Josef-Schneider-Straße 11, D–8700 Würzburg

Tscherne, H., Prof. Dr.
Unfallchirurgische Klinik der Medizinischen Hochschule Hannover, Karl-Wiechert-Allee 9, D–3000 Hannover 61

Wawersik, J., Prof. Dr.
Zentrale Abteilung für Anaesthesiologie der Universität Kiel, Schwanenweg 21, D–2300 Kiel

Weis, K.-H., Prof. Dr.
Vorstand des Instituts für Anaesthesiologie der Universität Würzburg, Josef-Schneider-Straße 2, D–8700 Würzburg

Zysno, E., Prof. Dr. med. Dr. rer. nat.
Abteilung für Physikalische Medizin und Rehabilitation, Karl-Wiechert-Allee 9, D–3000 Hannover 61

Inhaltsverzeichnis

Erstversorgung am Unfallort

P. Sefrin

Die Bedeutung des Schädel-Hirn-Traumas geht aus der hohen Letalität hervor, die z. B. im Kölner Krankengut bis zu 93 % betrug (4). Nach eigenen Untersuchungen an Polytraumatisierten liegt der Anteil der Schädelverletzungen bei 91 % (17). Den Sofortmaßnahmen am Ort des Geschehens kommt deshalb in Bezug auf Erkennung und Behandlung vitaler Komplikationen eine große Bedeutung zu. Der Erfolg dieser Maßnahmen ist abhängig von der verstrichenen Zeit bis zum Beginn der Ersttherapie, von der Sachkenntnis des Durchführenden, von der Übung der Anwendung und von den zur Verfügung stehenden Hilfsmitteln.

Durch staatliche Investitionen und durch Festschreibung in den Rettungsdienstgesetzen der Bundesländer gelang es, eine Hilfsfrist von 10 bis 15 Minuten in der Bundesrepublik zu garantieren. Nach dieser Zeit steht im allgemeinen ein Rettungswagen (RTW), besetzt mit mindestens einem ausgebildeten Rettungssanitäter, zur Verfügung. Die im Gesetz festgelegte Hilfsfrist sollte in der Region von Unterfranken verkürzt werden. Durch eine Aufstockung des Stellenplans für hauptamtliche, einen verstärkten Einsatz von ehrenamtlichen Rettungssanitätern, die Vermehrung von Meldemöglichkeiten durch zusätzliche Installation von Notruftelefonen an Bundesstraßen (um 49 % bis 1980) und eine Vergrößerung des Fahrzeugbestandes, speziell von Notarztwagen, Rettungswagen und Notarzteinsatzfahrzeugen (um 70 %) sowie die Einrichtung eines Standortes für einen Rettungshubschrauber, gelang es, im Vergleich von 1975 zu 1979 die mittlere Eintreffzeit am Notfallort bei Verkehrsunfällen von 10,1 auf 9,8 Minuten, bei sonstigen Unfällen von 9,5 auf 8,7 Minuten zu vermindern (2).

Trotz optimaler technischer und organisatorischer Voraussetzungen sterben noch immer gerade Verletzte mit Schädel-Hirn-Traumata infolge einer unzureichenden Erstversorgung. Eigene Untersuchungen belegen, daß durch eine Verbesserung der Qualifikation des Rettungspersonals 8–10 % der Verletzten mit einer echten Chance gerettet werden könnten (18).

Wie allgemein in der Notfallmedizin üblich, ist es erforderlich, auch bei Verletzten mit einem Schädel-Hirn-Trauma unter den eingeschränkten Bedingungen mit einer begrenzten Ausstattung an Geräten eine Diagnostik durchzuführen und die erforderliche Therapie den Möglichkeiten der Präklinik anzupassen. Auch wenn heute der Rettungsdienst mit Notarzt als vorverlagerte Intensivbehandlungseinheit bezeichnet wird, so kann die Ersttherapie im Rettungsdienst nicht mit klinischen Maßstäben gemessen werden. Vielfach wird sie geprägt durch Improvisationen, um mit den vorhandenen Möglichkeiten ein Optimum für den Patienten zu erreichen.

1. Notfalluntersuchung

Das Wesen der Notfalluntersuchung (Tab. 1) besteht darin, möglichst rasch und ohne diagnostische Hilfsmittel einen Überblick über die Gesamtsituation des Verletzten zu bekommen. Im Vordergrund steht dabei die Erkennung von Leitsymptomen, die auf das Ausmaß der vitalen Bedrohung hindeuten. Dazu stehen dem Untersucher nur die fünf Sinne zur Verfügung. Einen ersten Hinweis bietet das Erkennen einer äußeren Verletzung im Bereich des Schädels, doch es sind auch schwerste geschlossene Schädel-Hirn-Verletzungen bei völlig fehlenden äußeren Traumazeichen möglich. Umgekehrt dürfen äußere Schädelverletzungen nicht zu einer voreiligen Festlegung auf die ausschließliche Diagnose „Schädel-Hirn-Trauma" führen, wodurch dringlichere Verletzungen des Thorax und des Abdomens übersehen werden.

ALLGEMEINES VORGEHEN IN DER NOTFALLMEDIZIN

NOTFALLUNTERSUCHUNG
(rasch und mit einfachen Hilfsmitteln)

a) Erkennen von Leitsymptomen – Ausmaß der vitalen Bedrohung

b) Systematische Untersuchung – Anamnese, Inspektion, Auskultation, Perkussion, Palpation

c) Erkennen von Begleitsymptomen

d) Benutzung einfacher Hilfsmittel (Blutdruckmessung, Stethoskop, EKG)

Tab. 1: Untersuchung des Schädel-Hirn-Verletzten durch den Notarzt nach dem üblichen Untersuchungsschema

Neben der üblichen Beurteilung von Atmung und Kreislauf richtet sich bei Verletzten mit Schädel-Hirn-Trauma das spezielle Interesse auf eine neurologische Untersuchung. Diese bezieht sich auf (a) Bewußtseinszustand, (b) Pupillenweite, direkte und konsensuelle Lichtreaktion, (c) Extremitätenbewegungen, spontan und auf Schmerzreiz, (d) Muskeltonus und evtl. Streckkrämpfe. Die Zuordnung der Befunde in eine der vier Stufen der Koma-Skala erlaubt, den Grad der Bewußtseinsstörung vorläufig festzulegen. Die Tiefe der Bewußtlosigkeit bestimmt das weitere therapeutische Handeln (Tab. 2).

Notfalluntersuchung: Pupillen

1. Weite
2. Seitendifferenz
3. Lichtreaktion
4. Form

Tab. 2: Notfalluntersuchung der Pupillen beim Schädel-Hirn-Trauma

2. Notfalltherapie (Tab. 3)

Lebensrettende Sofortmaßnahmen

Die Grundregeln des Freimachens und Freihaltens der Atemwege treffen hier in besonderer Weise zu. Eine ungenügende Sauerstoffzufuhr kann nicht nur der Prophylaxe, sondern auch der Therapie eines Hirnödems sowie der Verhinderung einer Vergrößerung der traumatischen Nekroseherde dienen (Tab. 4).

ALLGEMEINES VORGEHEN IN DER NOTFALLMEDIZIN
Notfalltherapie
a) lebensrettende Sofortmaßnahmen
b) unterstützende therapeutische Maßnahmen
c) spezifische Therapie (in Ausnahmefällen)

Tab. 3: Schema der Notfalltherapie

Soforttherapie (im NAW oder Hubschrauber)
Wichtigstes Ziel: Sicherung der Sauerstoffversorgung des Gehirns deshalb
▶ Freihalten der Atemwege, bei Bewußtlosigkeit Bronchialtoilette, Intubation, notfalls Beatmung
▶ Stabilisierung des Kreislaufs durch Volumenersatzmittel
▶ Versorgung starkblutender Wunden

Tab. 4: Soforttherapie im Rahmen des Notarztdienstes

Bis zu 20 % der bewußtlosen Verletzten mit Schädel-Hirn-Trauma versterben nicht unmittelbar an ihrem Hirn-Trauma, sondern an einer Aspiration (15), meist von Blut und Mageninhalt. Neben den Erstmaßnahmen des Laien, wie Seitenlage, digitale Ausräumung des Mundes oder Esmarch'scher Handgriff, stehen dem Rettungspersonal die Hilfsmittel der Naso-, Oro- und Trachealtuben zur Verfügung. Die wirkungsvollste Maßnahme ist die endotracheale Intubation, deren praktische Durchführung heute von jedem Arzt, der planmäßig in den Rettungsdienst einbezogen ist, unbedingt gefordert werden muß. Eine Intubation schafft bereits am Unfallort und während des Transportes die Voraussetzung für eine mit Sauerstoff angereicherte, hyperventilierende Beatmung des Patienten, was zu einer Senkung des intrakraniellen Druckes beiträgt. Die Hirnprotektion durch eine Hyperventilation erklärt sich aus der Tatsache, daß die Verminderung der Hirndurchblutung 4 % pro mm Hg, um den sich der arterielle pCO_2-Wert ändert, beträgt, wobei dies etwa für einen Bereich von 20 bis 60 mm Hg zutrifft (11). Es hat sich gezeigt, daß schon Sekunden bis Minuten nach Absetzen einer assistierten Beatmung eine Drucksteigerung nachweisbar ist, was zu einer akuten Verschlechterung des Zustandes führen kann (12). Die frühzeitige Intubation bei einem bewußtlosen Patienten ist auch dann erforderlich, wenn sich noch keine erkennbaren Atemstörungen zeigen, aber eine massive Blutung im Mund-Rachenraum vorliegt. Größere Untersuchungen haben gezeigt, daß dadurch die Mortalität deutlich gesenkt werden kann. Ohne diese Maßnahme ist die Gefahr eines hypoxischen Hirnschadens entschieden größer (6, 16). Zur Intubation selbst werden im Rahmen des Notarztdienstes grundsätzlich keine Muskelrelaxantien benutzt, sondern vielfach lediglich Sedativa mit einer muskelrelaxierenden Nebenwirkung (z. B. Valium). Kontraindiziert sind Muskelrelaxantien bei Gesichts-, Schädel- und Schädelbasisfrakturen mit massiven Blutungen wegen der Gefahr einer Hypoxie durch Intubationsschwierigkeiten. Nur in Einzelfällen gelingt eine primäre nasotracheale Intubation, die eine Umintubation des Patienten in der Klinik überflüssig macht (Tab. 5).

Physikalische Maßnahmen
► **Freihalten der Atemwege – Frühzeitige Intubation**
► **ausreichende Sauerstoffzufuhr** normale Blutdruckwerte, Hb-Werte $>$ 10 mg%, Beatmung mit $pO_2 \sim 130$ mm Hg
► **Kontrollierte Hyperventilation** pCO_2 30 – 35 mm Hg, ausreichende Sedierung und Relaxierung
► **Lagerung des Patienten** Lagerung des Oberkörpers so hoch, wie vom Blutdruck her vertretbar

Tab. 5: Erweiterte Erstmaßnahmen im Rahmen des Notarztdienstes

Besonders bei Polytraumen und bei Verletzten mit einem zusätzlichen Thoraxtrauma empfiehlt sich die primäre Beatmung mit PEEP, um eine günstige Arterialisierung des Blutes und eine Prophylaxe einer Schocklunge zu gewährleisten. Dabei sind Werte bis zu 15 cm H_2O vertretbar. Bei der Verwendung von automatischen Beatmungsgeräten im RTW sollte auf solche verzichtet werden, die ein kompliziertes Beatmungsmuster liefern können, dessen Zweckmäßigkeit aber erst in der Klinik an Hand von Laborparametern überprüft werden kann.

Der Kreislauf, der häufig durch eine zusätzliche Hämorrhagie beeinträchtigt ist, bedarf einer Auffüllung, zu der sich im Schock die kolloidalen Ersatzmittel eignen. Eine Protektion des Gehirns kann nur bei einem optimalen, cerebralen Perfusionsdruck bei niedrigem intrakraniellem Druck und normalem arteriellen Druck erreicht werden. Ein sofort auftretender Schock wird selten durch das Schädel-Hirn-Trauma bedingt sein, als vielmehr durch Kombinationsverletzungen. Aus diesem Grunde wird zwar die früher empfohlene Volumensubstitution mit kolloidalen Ersatzmitteln erklärbar, bedarf jedoch in der Praxis einer differenzierten Betrachtungsweise. Liegt kein Volumenmangelschock vor, empfiehlt sich eine Flüssigkeitsgabe mit einem verminderten Kochsalzgehalt. Zur Applikation dieser Lösungen verwenden wir im präklinischen Bereich fast ausnahmslos zentrale Venenkatheter, neuerdings mit einem Ventilmechanismus, der auch bei schwierigen Punktionen, z. B. bei eingeklemmten Verletzten im Sitzen, eine Luftembolie unmöglich macht. Als Punktionsort wird die Cubitalvene gewählt, sofern sie zugänglich ist, ansonsten die Vena jugularis interna oder die Vena subclavia. Beim persistierenden Schockzustand kann davon ausgegangen werden, daß eine weitere Verletzung vorliegt, die vorrangig versorgt werden muß. Eine suffiziente Schockbehandlung schafft erst die Voraussetzung für eine invasive neurochirurgische Therapie.

Während in früheren Jahren im Rahmen der Ausbildung des Rettungspersonals als Schockprophylaxe die Kopf-Tief-Lagerung des Verletzten gefordert wurde, muß heute aufgrund neuerer Untersuchungen (13) auch bei der Erstversorgung eines Schädel-Hirn-Verletzten eine Kopfhochlagerung (30° erhöhter Kopfteil) gefordert werden, wegen der verbesserten venösen Drainage des ödemgefährdeten Gehirns. Wie Untersuchungen zeigten, besteht ein lineares Verhältnis zwischen dem Abfall des intrakraniellen Druckes und der Oberkörperhochlagerung (1). Abbildung 1 zeigt die Abhängigkeit des Hirndrucks (in mm Hg auf der Ordinate) von der Lage des Oberkörpers (in Winkelgraden auf der Abszisse) bei 8 Patienten.

Unterstützende Maßnahmen

Eine Osmotherapie unmittelbar nach dem Trauma im Rahmen der präklinischen Erstversorgung zur Entwässerung des Gehirns ist nicht indiziert, da die Bewußtseins-

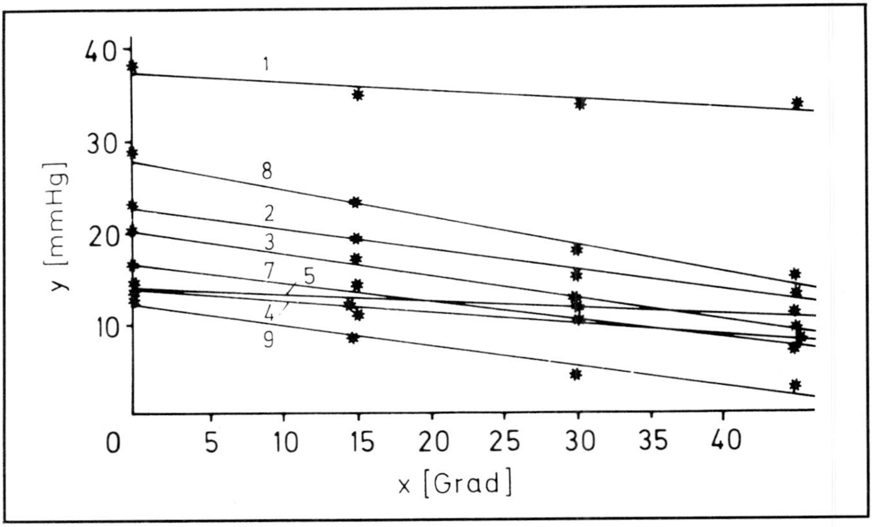

Abb. 1: Abhängigkeit des Hirndruckes (= y) von der Lage des Oberkörpers (= x) in Winkelgraden. Regressionsanalysen von 8 Patienten mit Schädel-Hirn-Trauma (Nach Abbushi und Mitarb. [1])

störung hier nicht auf Hirndruck, sondern auf der primären Funktionsstörung (insbesondere des Hirnstamms) beruht (5). Die osmotischen Diuretika sind bis zur Sicherung einer Diagnose sogar kontraindiziert, da ein cerebrales Ödem binnen so kurzer Zeit sich noch nicht ausgebildet hat und eher eine zu erwartende Hyperämie als Ursache einer intrakraniellen Druckerhöhung verstärkt wird. Bei wirksamer Verkleinerung des cerebralen Volumens kann die Ausbreitung eines intrakraniellen Hämatoms begünstigt werden. Diuretika sind wegen möglicherweise schneller Dehydrierung und unkontrolliertem Verlust an intravasalem Volumen gleichfalls nicht indiziert.

Die vielfach noch empfohlene hochdosierte Corticosteroid-Therapie ist in ihrer Wirksamkeit umstritten. Während *Faupel* und Mitarbeiter (3) bei der frühen Dexamethason-Gabe eine entscheidende Senkung der Mortalität fanden, ist im internationalen Schrifttum der schlüssige Beweis für eine statistisch signifikante Wirksamkeit bei der Behandlung des traumabedingten Hirnödems mit einer durch diese Therapie erreichbaren besseren Prognose des Patienten bis heute nicht erbracht worden (19). Andere Autoren versuchen einen Mittelweg zu finden, indem sie mit der hochdosierten Corticosteroid-Therapie am Unfallort beginnen und sie dann bei fehlender Aufhellung des Komas oder fehlender Senkung des intrakraniellen Drucks absetzen (20).

Spezifische Therapie

Bei Krampfanfällen oder bei stark agitierten Patienten ist eine ausreichende Sedierung bis hin zur Narkose erforderlich. Häufig gelingt es durch die intravenöse Injektion von 10 bis 20 mg Diazepam, nicht nur eine Sedierung sicherzustellen, sondern auch eine ausreichende Relaxation zur Intubation zu erreichen. Bei Krampfanfällen, die zu Hypoxie und cerebralen Durchblutungsstörungen führen, wird zwischenzeitlich mit der Gabe von Barbituraten großzügig verfahren – unter der Bedingung, daß der Patient intubiert ist und sicher beatmet werden kann –, insbesondere da durch Thiopental der cerebrale Zustand in spezifischer Weise im Sinne einer Hirnprotektion beeinflußt werden kann (9, 14). Kurzwirksame Barbiturate bewirken eine Senkung der Hirndurchblutung, des Hirndrucks und des cerebralen Sauerstoffverbrauches. Limitierend sind die Kreislaufauswirkungen, so daß eine Hypotonie die zu verabreichende Dosis bestimmt. Die kardialen Auswirkungen von Thiopental sind besonders bei relativer Hypovolämie und kardialer Vorschädigung ausgeprägt. So konnten *Hempelmann* und Mitarbeiter nachweisen (8), daß bei Thiopental-Dosen von 5 mg/kg Veränderungen des arteriellen Drucks, des linksventrikulären Drucks sowie der Druckanstiegsgeschwindigkeit von über 30 % resultieren. Bei stabilen Kreislaufverhältnissen kann in der präklinischen Phase jedoch Thiopental in üblichen anästhesiologischen Dosen (1,5–2 mg/kg KG) verabreicht werden. Höhere Dosierungen, wie sie im Rahmen der Postreanimationsphase erforderlich sind, bleiben der Klinik vorbehalten.

Als Handicap muß die eingeschränkte neurologische Beurteilung bei der Aufnahme genannt werden, was aber durch die gute Zusammenarbeit zwischen dem aufnehmenden Neurochirurgen und den meist aus den Kreisen der Anästhesie stammenden Notärzten wieder ausgeglichen werden kann. Im Gegensatz zu Hempelmann (7) sind wir der Meinung, daß in dieser Situation eine Gabe von Barbituraten nicht kontraindiziert ist, da durch eine verbesserte klinische Diagnostik die Verschleierung der Symptome wettgemacht werden kann.

Neuerdings wird als additive hirnprotektive Therapie Etomidate (1 mg/kg KG) empfohlen, da die Kreislaufauswirkungen geringer sind als bei Thiopental (7). Diesem Therapieregime steht aus dem Blickwinkel des Rettungsdienstes die finanzielle Belastung gegenüber. Bei der augenblicklichen Kostensituation ergeben sich erhebliche Schwierigkeiten, mit der von den Krankenkassen gewährten Medikamentenpauschale die erforderlichen Mittel zu finanzieren.

3. Transport

Zwischen der Erstversorgung am Unfallort und der Klinikaufnahme liegt als weitere kritische Zeitspanne der Rettungstransport. Die Organisation des Transportes betrifft die Auswahl des geeignetsten zur Verfügung stehenden Transportmittels sowie die Auswahl der Klinik und richtet sich nach dem Ausmaß der vermuteten Verletzungsfolgen und den regionalen Besonderheiten des Rettungswesens. Unbestritten ist die Forderung nach einer ruhigen, möglichst erschütterungsfreien Fahrt. Dazu steht vielerorts neben dem bodengebundenen Rettungsdienst mit Rettungs- und Notarztwagen der Luftrettungsdienst mit Hubschraubern zur Verfügung. Der Zeitgewinn beim Hubschraubereinsatz ist kein ausschließliches Argument, da es, wie aus neurochirurgischem Munde zu vernehmen, nur selten eine „Neurochirurgie der ersten Stunde“ gibt (5). Unbestritten ist der Vorteil des Rettungsfluges bei Sekundärtransporten sowie bei längeren Transportwegen, d. h. bei einem Einsatzradius von über 20 km. Vielfach führt ein Transport mit Hubschrauber aufgrund fehlender Landemöglichkeit am Endversorgungskrankenhaus zu mehrmaligem Umbetten und Zwischentransporten des Patienten. Im Vordergrund bei der Auswahl des Rettungsmittels steht jedoch die Vermeidung der Auswirkungen eines Transporttraumas. Ein überstürzter Transport eines nicht optimal versorgten Verletzten schadet ihm mehr und wendet nicht die vitale Gefährdung von ihm ab.

Bewährt hat sich bei uns die primäre Zuweisung eines isolierten Schädel-Hirn-Traumas, das nach der Erstversorgung kreislaufstabil ist, in eine neurochirurgische Klinik. Beim Vorliegen einer Kombinationsverletzung oder bei Polytraumatisierten mit Schädel-Hirn-Trauma ist das Transportziel die Chirurgische Klinik mit entsprechender Vorverständigung des Neurochirurgen. Somit können unnötige Sekundärtransporte und eine gefährliche Zeitverzögerung vermieden werden.

Insgesamt bleibt festzuhalten, daß die präklinische und klinische Notfallbehandlung bezüglich der Wiederherstellung und Rehabilitation des Schädel-Hirn-Verletzten gleichen Rang und Bedeutung haben und daß ein für den Patienten optimales Ergebnis nur garantiert werden kann, wenn auch die Qualifikation der Erstversorgenden den Erfordernissen der Kliniken entspricht. Eine weitere Optimierung des Rettungsdienstes kann damit einen wichtigen Anteil an einer effektiven Frühversorgung des Verletzten und an einer Verminderung der Invalidität haben.

Literatur:

1. Abbushi, W., Herkt, G., Speckner, E., Birk, M.: Anaesth. 29, 521–524 (1980)
2. Bayer. Staatsministerium des Inneren, Riediger, G., Sefrin, P.: Modellversuch – Notfallrettung Unterfranken. Dokumentation Bd. I. Hrsg.: Deutscher Verkehrssicherheitsrat. Bayer. Staatsministerium des Inneren, Bonn 1980
3. Faupel, G. H., Reulen, J., Müller, D., Schürmann, K.: Clinical double blind study on the effects of dexamethasone on severe closed head injury. In: Advances in neurosurgery. Vol. 4, S. 200, Eds. Wüllenweber R., Brook, M., Hamer, J., Springer, Berlin 1977
4. Frowein, R. A., Reidmann, W., Terhaag, D., Rosenberger, J.: Chirurg 49, 663–667 (1978)
5. Gaab, M.: Neurochirurgische Aspekte der Notfallmedizin. In: Sefrin, P., Skrobek, W. (Hrsg.). Notfallmedizin, Praxis und Tendenzen. S. 121–135. Schlütersche Verlagsanstalt, Hannover 1981
6. Gobiet, W.: Grundlagen der neurologischen Intensivmedizin. Springer, Berlin 1980
7. Hempelmann, G., Lüben, V., Klug, N.: Notfallmedizin 8, 83–95 (1982)
8. Hempelmann, G., Karliczek, G., Piepenbrock, S.: Hämodynamische Untersuchungen bei über 100 herzchirurgischen Patienten unter Verwendung von 10 verschiedenen Narkoseverfahren. In: Rügheimer E. (Hrsg.). DGAI Jahrestagung 1976, S. 951, perimed Verlag, Erlangen
9. Hoffmann, L., Gethmann, J. W., Schmidt, D., Schwarz, M., Rating, D.: Anaesth. 28, 339–342 (1979)
10. Marshall, L. F., Jennett, B.: Acta neurochir. 34, 45–55 (1976)
11. Oelsen, J.: Acta Neurol. Scand. 50 (Suppl. 57), 1974
12. Probst, Ch.: Notfallmed. 7, 1 409–1 415 (1981)
13. Reist, K.: Notfallmed. 7, 1 393–1 403 (1981)
14. Safar, P.: Crit. Care State of the Art. Vol. 2, SCCM 1981
15. Saggan, W., Gögler, E.: Anästh. Praxis 9, 95–106 (1974)
16. Sefrin, P.: Notfallmed. 7, 1 324–1 332 (1981)
17. Sefrin, P.: Polytrauma und Stoffwechsel. Anaesthesiologie und Intensivmedizin Bd. 135, Springer, Berlin, Heidelberg, New York 1981
18. Sefrin, P., Albert, M., Schulz, E.: Anaesth. 29: 667–672 (1980)
19. Teasdale, G.: Persönliche Mitteilung über die im Druck befindliche multizentrische Dexamethason-Studie an K. A. Bushe, Okt. 1980
20. Wiedemann, K., Hamer, J: Anästh. Intensivmed. 23, 15–25 (1982)

Schädel-Hirn-Trauma und intrakranieller Druck*

M. R. Gaab

1. Einleitung

Schon lange ist die Bedeutung des intrakraniellen Druckes (ICP) für Symptome und Behandlung bei Schädel-Hirn-Trauma bekannt (3, 28). Zwar treten neurologische Ausfälle als Folge hirnlokaler Verletzung auch ohne Hirndrucksteigerung auf, doch wird eine schwere Schädel-Hirn-Verletzung mit der typischen Bewußtseinsstörung ganz überwiegend als Hirndruckfolge angesehen (25, 28, 47). Insbesondere das sogenannte Mittelhirnsyndrom, zu dem heute nach *Gerstenbrand* (18) und *Plum* (vgl. 9) nahezu alle traumatischen Komata mit Ausnahme des Bulbärhirnsyndroms zählen, soll in seinen verschiedenen Schweregraden fast ausschließlich auf einer Hirnstamm-Einklemmung im Tentoriumschlitz beruhen (18, 25). Gegenüber diesen *sekundären Hirnstammschäden* durch Hirndruckwirkung sollen *primäre* Hirnstammverletzungen als Komaursache nach der klinischen (18, 47) wie pathologischen (25, 28) Literatur selten vorkommen, angeblich wegen einer „geschützten Lage" des Hirnstammes im Zisternenring. Pathologisch nachzuweisende primäre Hirnstammschäden nach schwersten Beschleunigungsverletzungen (34) gelten auch als prognostisch sehr ungünstig. Die Behandlung bei schwerer Schädel-Hirn-Verletzung ist daher bisher überwiegend auf eine Senkung des intrakraniellen Druckes gerichtet; nach der Operation umschriebener Raumforderungen (Blutungen, Kontusionsherde, Impressionsfrakturen) steht besonders die Therapie der posttraumatischen *Hirnschwellung* im Vordergrund (6, 10, 47). Hierzu wird eine kontinuierliche Messung des ICP bei schwerer Schädel-Hirn-Verletzung angestrebt, wozu wir selbst gering invasive Meßmethoden (s. u.) eingeführt haben.

Überraschenderweise sind aber die Erfahrungen mit der Hirndruckmessung bei Trauma kontrovers; zwar ist der Wert in der Komplikationserkennung anerkannt (17, 29), doch wird über geringe Übereinstimmung zwischen Klinik und Hirndruck berichtet (38, 39), und die Fragen der therapeutischen wie prognostischen Bedeutung des ICP einschließlich der therapeutischen „Alarmgrenzen" sind in der Diskussion (8, 42). Diese Unklarheiten über Vorkommen, klinische Korrelation, therapeutische und prognostische Bedeutung lassen sich durch unsere Erfahrung mit routinemäßiger Hirndruckmessung bei allen schwer Schädel-Hirn-Verletzten auflösen.

* mit Unterstützung der DFG (Ga 273/1–1) und des BMFT (MMT 19).

2. Pathophysiologische Grundlagen: Druck-Volumen-Diagramm, Druckgradienten.

Ohne Zweifel ist die Entwicklung einer intrakraniellen Raumforderung nach Trauma die bedrohlichste Komplikation; etwa durch akute Hämatome können rasch hohe Druckwerte erreicht werden, die eine sofortige Behandlung erfordern (Abb. 1). Die Drucksteigerung zeigt dabei eine typische *Druck-Volumen-Abhängigkeit.*

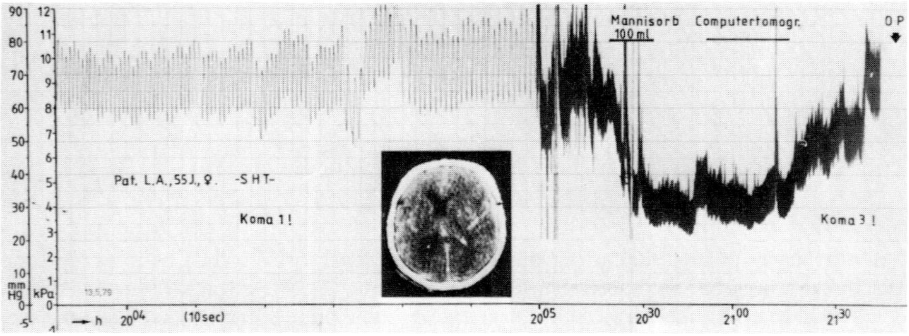

Abb. 1: Hoher intrakranieller Druck wenige Stunden nach Trauma mit Bewußtseinstrübung: Computertomographisch akutes Subduralhämatom rechts (Einsatzbild). Überbrückung von Diagnostik und OP-Vorbereitung mit Osmotherapie

2.1. Normaler intrakranieller Druck und Lageabhängigkeit

Infolge der offenen Liquorverbindung zum Spinalraum ist der intrakranielle Druck deutlich lageabhängig und in Vertikallage (Sitzen/Stehen) leicht negativ (bis −10 mm Hg/1,5 kPa [8,32]), was therapeutische Bedeutung hat (8, 10). Im Liegen beträgt der maximale Normaldruck des Erwachsenen 15 mm Hg/2 kPa, vor dem 10. Lebensjahr liegt der Normalwert wesentlich niedriger (48).

2.2. Druck-Volumen-Diagramm: Allgemeine Hirndruckwirkung und Hirndruckwellen

Infolge der nach Verschluß der Nähte starren knöchernen Schädelkapsel ist der intrakranielle Raum unveränderlich; das intrakranielle Gesamtvolumen

$$V_{\text{intrakran}} = V_{\text{Gehirn}} + V_{\text{Blut}} + V_{\text{Liquor}} + V_{\text{Läsion}}{}^{*}$$

muß daher bei Zunahme des Gehirnvolumens durch Schwellung oder Auftreten eines Läsionsvolumens (z. B. Blutung) durch Verminderung eines anderen Faktors konstant gehalten werden. Die Hauptausgleichsmöglichkeit besteht in rascher Verlagerung des Liquors in den spinalen Durasack (8) oder in der langsameren Liquorresorption, kaum aber in einer Anpassung des Blutvolumens, das eher einen Dekompensationsfaktor darstellt (s. u.). Die intrakranielle Raumreserve ist stark von der

*fälschlich auch als „*Munro-Kellie-Doktrin*" bezeichnet (8, 10)

Wachstumsgeschwindigkeit der Raumforderung abhängig und erreicht bei langsam fortschreitendem Prozeß (z. B. chronisches Subduralhämatom) einen Maximalwert von etwa 10 % des Schädelvolumens (8). Bis zu dieser Raumreserve steigt der Druck bei Volumenzunahme kaum an, das *Druck-Volumen-Diagramm (P/V-Diagramm)* (Abb. 2), verläuft flach. Nach Ausschöpfen der Reserve führt aber jede weitere Volumenzunahme zu einem steilen Druckanstieg, es resultiert ein insgesamt exponentielles P/V-Verhalten (Abb. 2a). Dies erklärt den klinischen Verlauf z. B. eines Epiduralhämatoms (Abb. 2b): Zunächst verläuft die Blutung mangels Druckanstieg völlig symptomlos (= *freies Intervall),* nach Erschöpfen der Raumreserve tritt aber bei weiterer Zunahme der Blutung durch den exponentiellen Druckanstieg *sehr rasch eine dramatische Symptomverschlechterung* bis zum Koma ein; dieser *„Sturz in den Abgrund“* (Abb. 2b) stellt ein *Spiegelbild des P/V-Diagramms* dar. Erreicht der ICP schließlich den arteriellen Blutdruck, bricht der Hirnkreislauf zusammen; dies bedeutet den irreversiblen Hirntod durch *allgemeine Hirndruckwirkung.* Daraus wird die Aussichtslosigkeit perakuter traumatischer Blutungen klar: Kommt es durch Einriß arterieller Gefäße im Schädel innerhalb 1–2 h nach Trauma zu einer intrakraniellen Drucksteigerung mit Koma und Mydriasis, folgt der intrakranielle Kreislaufstillstand so schnell, daß meist keine Behandlungschancen bestehen.

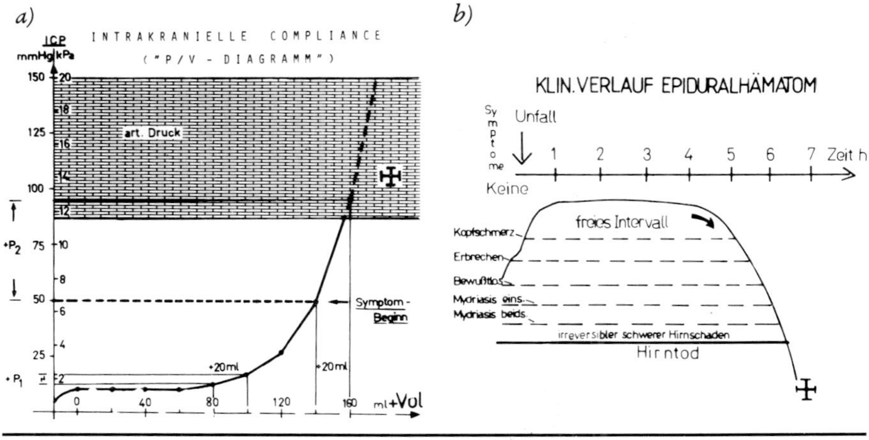

Abb. 2a und b: Druck-Volumen (P/V)-Diagramm in Korrelation zum klinischen Verlauf z. B. des Epiduralhämatoms: Typischer exponentieller Zusammenhang zwischen intrakranieller Volumen- und Drucksteigerung, d. h. steiler, rasch irreversibler Druckanstieg nach Ausschöpfung des intrakraniellen Reserveraums (flacher Teil). Der klinische Verlauf gleicht daher einem Spiegelbild des Druck-Volumen-Diagramms: Nach „freiem Intervall“ (= ausreichender Reserveraum) dramatische Symptomverschlechterung bei steilem Druckanstieg

Als wichtiger Dekompensationsfaktor wird zunehmend der *venöse Hirnblutabfluß* angesehen: Nach Verbrauch der Raumreserve (Compliance) kommt es zur Kompression oberflächlicher Hirnvenen (Abb. 3) und präsinusoidaler Brückenvenenabschnitte mit der Folge einer zusätzlichen Hirnblutvolumensteigerung („Vasoparalyse“ [31])

als circulus vitiosus. Daraus resultiert ein typisch *wellenförmiger* Verlauf des Hirndruckes bei drohender Dekompensation. Von den verschiedenen definierten Druckwellen (8) bedürfen besonders die hohen A = Plateau-Wellen (Abb. 9) (1, 43) sofortiger Behandlung.

2.3. Intrakranielle Druckgradienten: Gerichtete Hirndruckwirkung

Neben der auf cerebraler Durchblutungsstörung beruhenden allgemeinen Hirndruckwirkung ist besonders nach Trauma eine *gerichtete Druckwirkung* wesentlich: Der Kranio-Spinalraum wird durch die druckfesten Septen (8) von Falx und

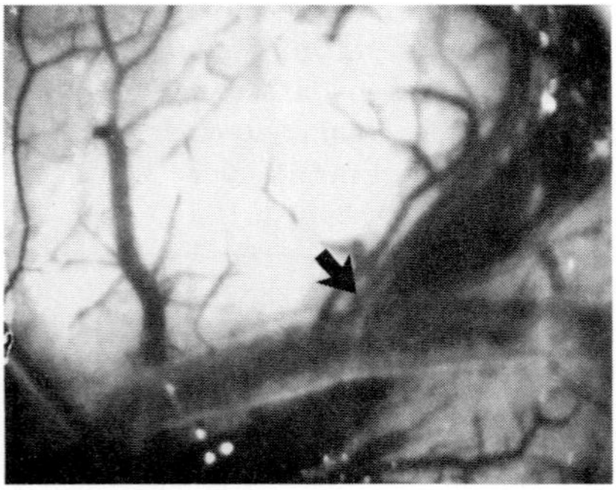

Abb. 3: Abflußstörung des Hirnvenenblutes als Dekompensationsfaktor: Bei zunehmendem Druck Abklemmen der Hirnvenen unter den Hirnarterien (Pfeil) sowie im präsinusoidalen Venenabschnitt. Mikrofotografie durch Hirnfenster beim Menschen, Druck 36 mmHg

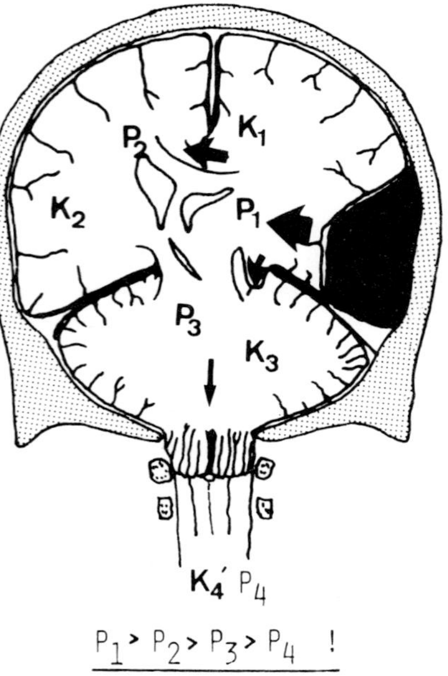

Abb. 4: Gerichtete Hirndruckwirkung: Bei rasch progredienter, lokaler Raumforderung (hier Epiduralhämatom) erhebliche Druckdifferenzen zwischen der Seite der Läsion, der Gegenhemisphäre, der hinteren Schädelgrube und dem Spinalkanal (P1 > P2 > P3 > P4); infolge der Unterteilung des Kranio-Spinalraumes in vier Kompartimente (K1–4), treten dadurch Massenverschiebungen mit Einklemmung unter der Falx, im Tentoriumschlitz und Foramen magnum auf

Tentorium sowie durch das Foramen magnum in vier Kompartimente (Abb. 4) unterteilt. Das Gehirn selbst ist elastisch-viskös, ein rascher Druckausgleich somit nur durch die Liquorzirkulation möglich. Nach rasch wachsender lokaler Raumforderung wie einer Blutung (Abb. 4) werden Subarachnoidalraum und Zisternen aber schnell ausgepreßt; damit entfällt der Druckausgleich an den Engstellen unter der Falx, im Tentoriumschlitz und am Foramen magnum („Kompartment-Block"). Dadurch entstehen erhebliche Druckgradienten zwischen den „Kompartimenten" (wir maßen bis über 40 mmHg [4]), die zu entsprechenden Massenverschiebungen von Hirnteilen mit der Folge der *Einklemmung* unter der Falx, im Tentoriumschlitz bzw. Foramen magnum (Abb. 4) führen. Die Einklemmung des Mittelhirns im Tentoriumschlitz führt zum typischen *Mittelhirnsyndrom* mit Strecksynergismen (Koma III [5, 9]), meist mit zunächst herdseitiger Mydriasis durch Okulomotoriuskompression. Am Foramen magnum komprimieren die Kleinhirntonsillen schließlich die Medulla oblongata mit rasch irreversiblem *Bulbärhirnsyndrom* (Koma IV [5, 9]). Besonders *gefährlich* sind daher *infratentorielle* Raumforderungen, etwa ein Epiduralhämatom der hinteren Schädelgrube: Der lokale Druckanstieg kann ohne ankündigende Zeichen einer kortikalen Störung sofort zum Bulbärhirnsyndrom mit akutem Atemstillstand führen (Intensivüberwachung bei Hinterhauptsfraktur!).

3. Symptome der Hirndrucksteigerung

Da sich primäre Hirnschäden, gerichtete und allgemeine Hirndruckwirkungen unterschiedlich kombinieren können, gibt es *keine klinischen Frühsymptome* für eine Hirndrucksteigerung. Die in Abbildung 5 nach Erfahrung bei über 700 Langzeit-Hirndruckmessungen (8, 10) angedeuteten Zusammenhänge sind daher unzuverlässig; besonders die Frühsymptome, Kopfschmerz oder Erbrechen, sind auch ganz unspezifisch und treten bei jeder harmlosen Hirnerschütterung auf. Auch das *Koma* ist *kein* brauchbarer Hirndruckhinweis (s. 5.). Klare Hirndruckzeichen wie die Pupillenerweiterung treten aber erst bei Einklemmung auf, bei dem hier steilen Verlauf des P/V-Diagramms bleibt dann für notwendige Diagnostik und Therapie oft nicht mehr genügend Zeit. Daher ist bei schwerer Schädel-Hirn-Verletzung eine *direkte Hirndrucküberwachung* anzustreben.

4. Registrierung des intrakraniellen Druckes nach Trauma

Da die kranio-spinale Druckübertragung nach Trauma aufgehoben sein kann (s. o.), ist die einfache Methode der Lumbalpunktion unbrauchbar. Sie führt zusätzlich zu einem spinalen Druckabfall durch „Leakage" (23), wodurch Druckgradienten und Einklemmungsgefahr verstärkt werden; eine *Lumbalpunktion* nach Trauma ist bei Verdacht auf Hirndrucksteigerung *kontraindiziert!* Es muß daher im Schädel selbst gemessen werden; die frühere Messung des Ventrikeldruckes (8) erfordert eine offene Hirnverletzung durch Punktion mit erheblicher Infektionsgefahr (8, 46). Gerade bei gesteigertem Hirndruck sind die Ventrikel auch schwierig zu punktieren (8). Wir verwenden daher (8, 14) *gering invasive Meßmethoden* mit miniaturisierten Druckwandlern, die durch ein kleines Bohrloch risikolos *epidural* eingelegt werden (Abb. 6). Bei über 700 Messungen über einen Zeitraum von bis zu 29 Tagen sahen wir bisher keinerlei ernste Komplikationen, insbesondere keine meningealen Infektionen.

Das Bohrloch von mindestens 7 mm Durchmesser wird meist in der Stirn-Haar-Grenze 3–4 cm seitlich der Mittellinie angelegt, wegen möglicher Druckgradienten auf der Herdseite (Computertomogramm!). Gelegentlich messen wir zur Behandlung der Druckgradienten über mehreren Orten (rechte/linke Hemisphäre, hintere Schädelgrube). Wichtig ist die ausreichende (> 1,5 cm) Ablösung der Dura (Dissektor), um artefizielle Duraspannungen (4,8) zu vermeiden. Der streichholzkopfgroße Druckwandler wird dann einfach epidural mit durawärts gerichteter Membran eingelegt und durch eine seitliche Stichinzision herausgeführt (ebenso nach Trepanation). Vorteil ist die jederzeit von außen mögliche Kontrolle und ggf. Korrektur von Nullpunkt

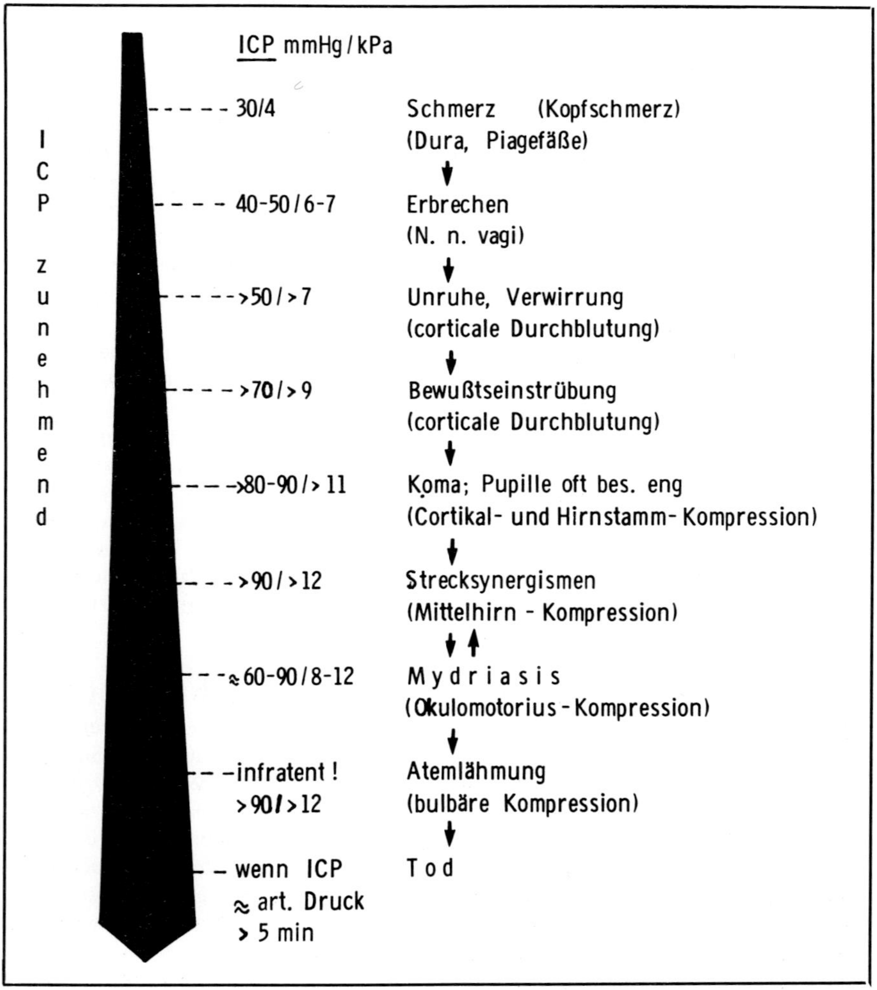

Abb. 5: Klinische Symptome bei Hirndrucksteigerung: Sehr variable Zuordnung, insbesondere Frühsymptome bis einschließlich Bewußtlosigkeit ganz unspezifisch. Nach Erfahrungen bei über 700 Messungen (aus 10)

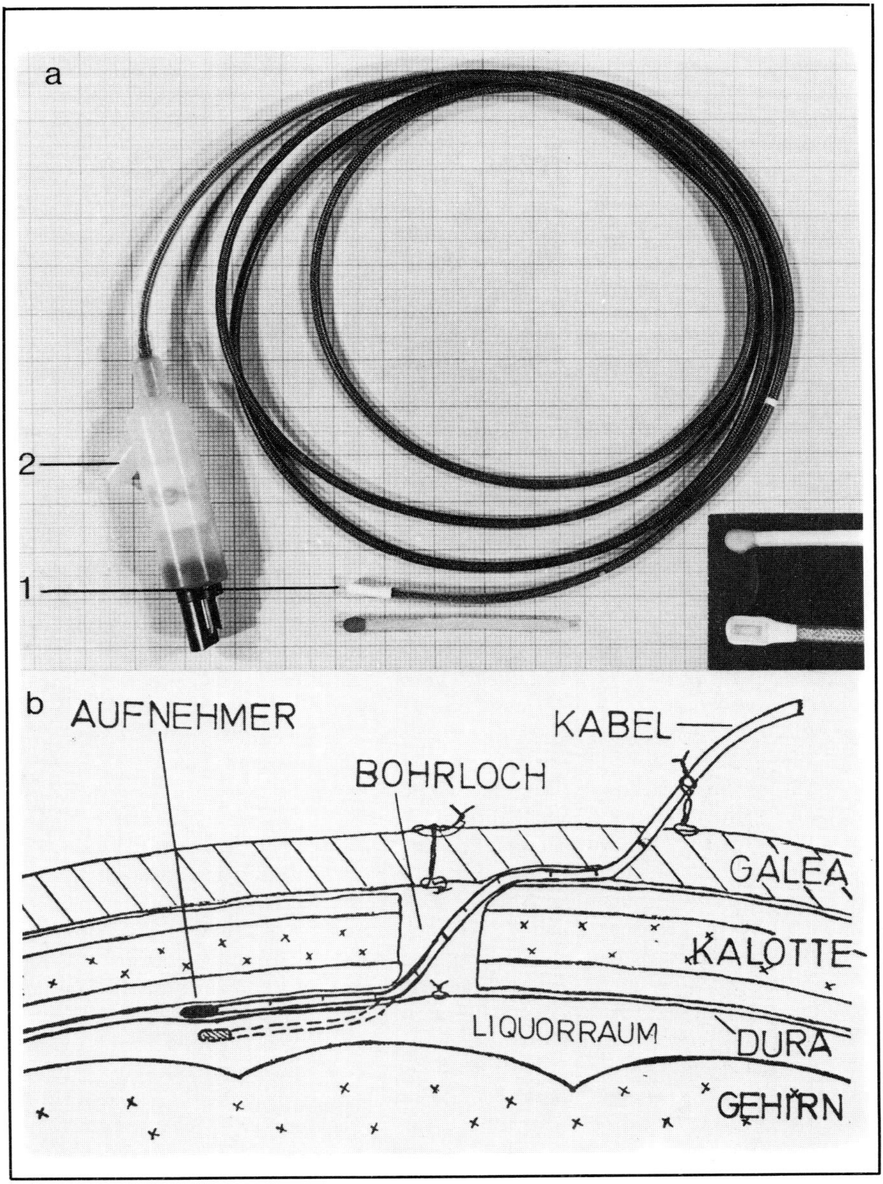

Abb. 6: Routinemäßige Hirndruckmessung mit gering invasiver Technik: Der Miniatur-Druckaufnehmer von Streichholzkopfgröße (Abb. 6a, Einsatz) wird einfach durch ein Bohrloch (oder Trepanation) epi- oder subdural eingelegt. Kontrolle von Nullpunkt und Kalibrierung durch Luftzufuhr (Abb. 6a, 2)

und Kalibrierung ohne Eingriff (8, 14). Bei Berücksichtigung hydrostatischer Höhenunterschiede ist die Messung auf etwa ± 5 mmHg genau (8) und besonders bei hohem Druck zuverlässiger als eine Ventrikeldruckmessung, die dann bei kollabiertem Ventrikel zu niedrige Werte ergibt (Meßvolumen < Übertragungsvolumen). Der intrakranielle Druck wird bei uns mit Computerhilfe vergleichend zum klinischen Verlauf, EEG, arteriellen Druck ausgewertet (11). Die ausgewerteten Daten beruhen auf über 223 Patienten mit Druckmessung nach Trauma.

Wir sehen die Indikation zur Hirndruckmessung bei jeder Schädel-Hirn-Verletzung, die nicht sofort nach Aufnahme operiert werden muß und ein tiefes Koma (ab Koma II) zeigt, länger als 24 Stunden im oberflächlichen Koma verbleibt und/oder expansionsverdächtige morphologische Befunde im CT aufweist.

5. Bedeutung der traumatischen Hirndrucksteigerung: Primärer/sekundärer Hirnschaden, Koma und Prognose

Wichtiges und zugleich überraschendes Ergebnis unserer routinemäßigen Langzeit-Hirndruckmessung ist die klare *Trennung* in *zwei Hirndruckverläufe* nach Trauma trotz vergleichbarem klinischen Schweregrad (= Komastufe) (Abb. 7). Auch bei sofortigem Meßbeginn (12, 13) zeigen nur 50–60 % der Verletzten überhaupt intrakranielle Drucksteigerungen, 30–50 % dagegen haben immer einen unkritischen (unter 30 mmHg, keine Druckwellen) ICP-Verlauf. Der Anteil dieses *„Normaldruck-Koma"* nach Trauma ist bei Kindern signifikant höher (12, 13). Sogar beim klassischen Mittelhirn-Syndrom mit Strecksynergismen, Schwitzkrisen kann ein „abnorm normaler" intrakranieller Druck (8, 12) vorliegen ohne jede physiologische, aktivitätsgebundene Variation bei regelrechter Gefäßautoregulation (keine Blutdruckveränderung des ICP [8, 12]). Daher besteht mit Ausnahme des meist druckbedingten Bulbärhirnsyndroms (Koma IV) nur eine geringe Korrelation zwischen Komatiefe und ICP (12, 13); sehr deutlich ist aber die *prognostische Bedeutung* der Hirndrucksteigerung (Abb. 8); der ICP ist neben dem Alter des Verletzten einer der wichtigsten Faktoren für den Ausgang der Verletzung. Jüngere Verletzte erholen sich auch nach längerem, nicht druckbedingtem Koma überraschend gut. Keines unserer Kinder unter 14 Jahre ohne Hirndrucksteigerung wurde apallisch (13, 17). Kinder haben auch eine höhere Hirndrucktoleranz; der „Prognoseknick" durch Hirndrucksteigerung verlagert sich mit zunehmendem Alter zu niedrigeren Werten (Abb. 8). Treten über 5 Minuten hinweg bei über 20jährigen Druckwerte über 60 mmHg auf, sinkt die Prognose ab, eine zufriedenstellende Erholung (nicht dauernd pflegebedürftig) sehen wir dann nur noch bei 20 %. Umgekehrt werden bei Druckkontrolle unter 60 mmHg auch ältere Verletzte zu 70 % gut rehabilitiert (8, 12, 13).

Entgegen bisheriger Meinung beruht ein großer Teil auch schwerer Schädel-Hirn-Verletzungen somit nicht auf Hirndrucksteigerung und Einklemmung, sondern vielmehr auf einer *primären Hirnstammverletzung* (12, 13). Ihr häufiges Vorkommen könnte durch Zug- und Scherwirkungen im Hirnstamm z. B. infolge Schleudertraumas erklärt werden (2, 45). Offenbar sind diese primären Hirnstammschäden oft nur funktionell und damit *reversibel,* was die bessere Prognose im Vergleich zum einklemmungsbedingten sekundären Hirnstammschaden erklärt. Die Prognose des primären Hirnstammschadens ist also nicht druckabhängig, beim sekundären Hirnstammschaden durch Einklemmung ist aber die Hirndruckkontrolle verlaufsentscheidend.

Abb. 7: Intrakranieller Druck bei schwerer Hirnverletzung: Auch bei diesem traumatischen Koma (hier Koma II und III) zeigen bis zu 50 % der Verletzten (Gruppe 1) nie eine wirksame intrakranielle Drucksteigerung; nur 50–70 % (altersabhängig) hatten trotz gleicher klinischer Symptome einen Hirndruckanstieg. Gruppe 1 = primärer Hirnstammschaden, Gruppe 2 = Einklemmung?

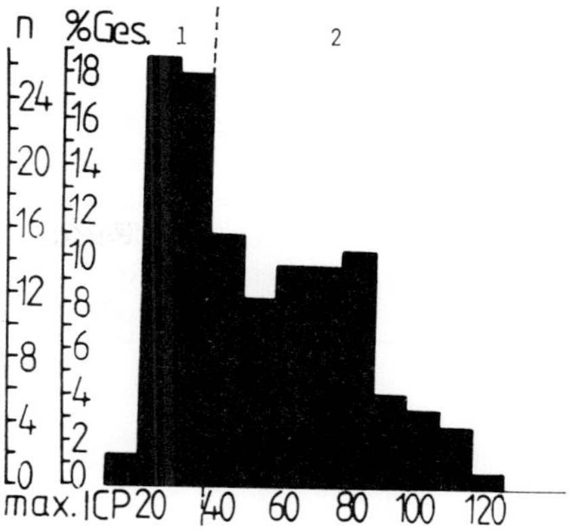

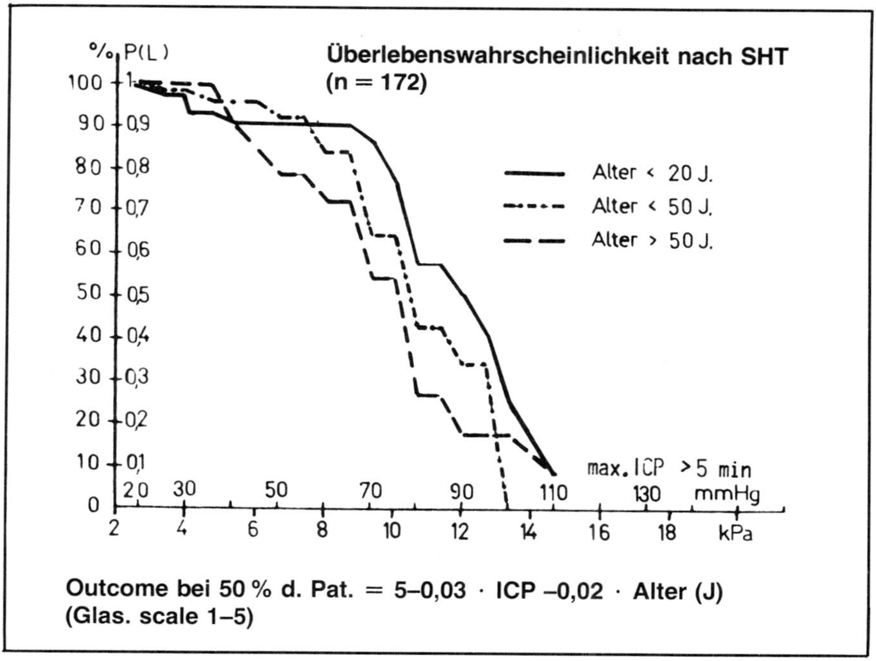

Abb. 8: Intrakranieller Druck und Prognose bei Trauma: Die Kurve zeigt die deutliche Abhängigkeit der Überlebenschance von der maximalen intrakraniellen Drucksteigerung; dieser „Prognoseknick“ liegt mit zunehmendem Alter niedriger. Formelmäßige Erfassung der Prognose aus Alter und Hirndruck bei 68 % der Verletzten (Prognose und Koma nach 5, 26)

6. Therapie der traumatischen Hirndrucksteigerung

6.1. Kausale Therapie

Die Beseitigung einer operablen Raumforderung ist die wirksamste Druckbehandlung (Abb. 9); konservative Maßnahmen dienen nur zur Überbrückung bis zur Operation (Abb. 10), sowie zur Prophylaxe und Therapie einer begleitenden bzw. sekundären Hirnschwellung. Günstig ist hierzu oft das Herauslassen des trepanierten Knochendeckels; der möglichst nicht zu kleine osteoklastische Defekt ermöglicht auch eine einfache Druckkontrolle.

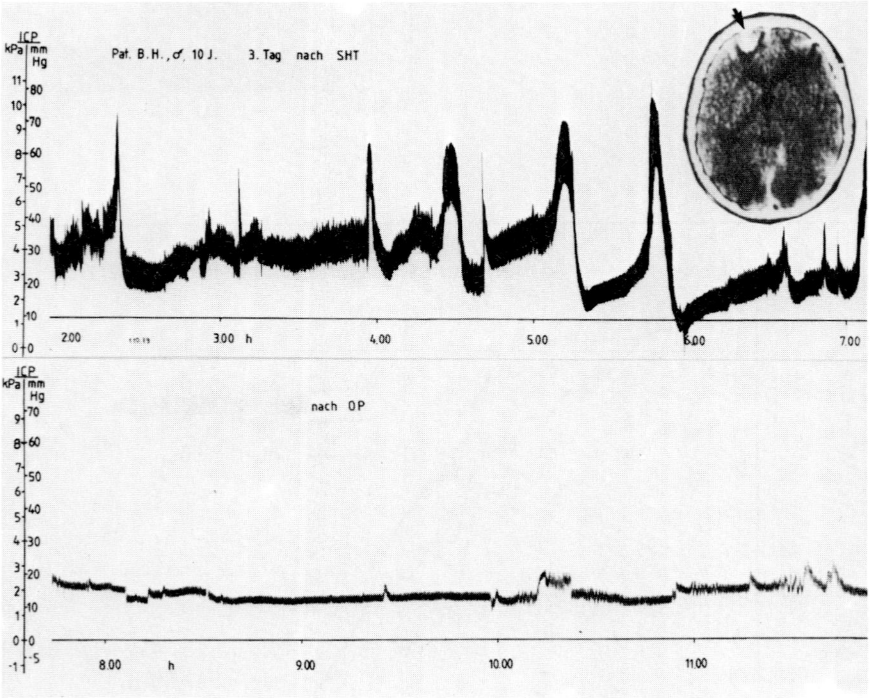

Abb. 9: Bleibende Drucknormalisierung durch Operation: Die linksfrontale Kontusion (Pfeil) mit umgebender Vasoparalyse führt zu zunehmenden Plateau-Wellen; bleibend normaler Druck nach Kontusionsresektion, ohne Symptome entlassen

6.2. Physikalische Maßnahmen

Seit über 100 Jahren (3) ist die hirndrucksenkende Wirkung einer *Oberkörperhochlagerung* bekannt, die auch akute Hirndruckwellen unterbrechen kann (Abb. 10). Wir lagern daher den Oberkörper jedes Schädel-Hirn-Verletzten bei ausreichendem Kreislauf 45 Grad hoch.

Zur Basisbehandlung der Hirndrucksteigerung, besonders bei Hirnschwellung, gehört die *Hyperventilationsbehandlung;* wir hyperventilieren mit einem pCO_2 von

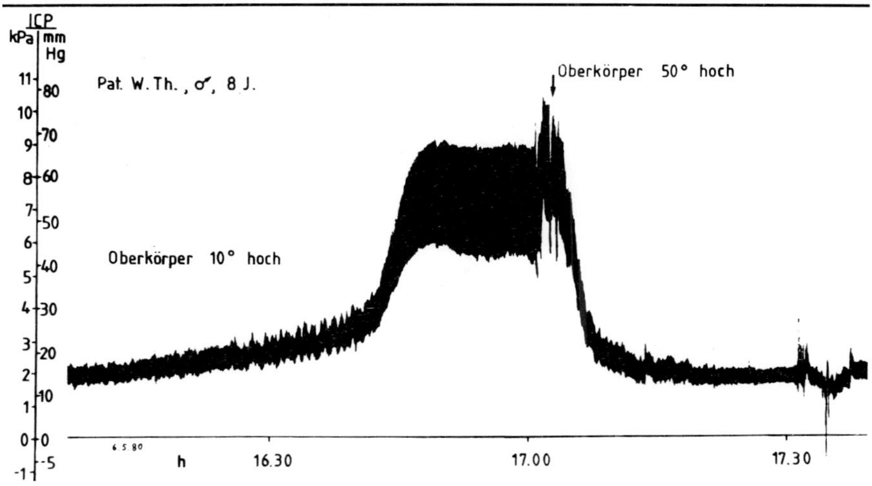

Abb. 10: Sofortige Wirkung einer Oberkörper-Hochlagerung bei Plateau-Welle

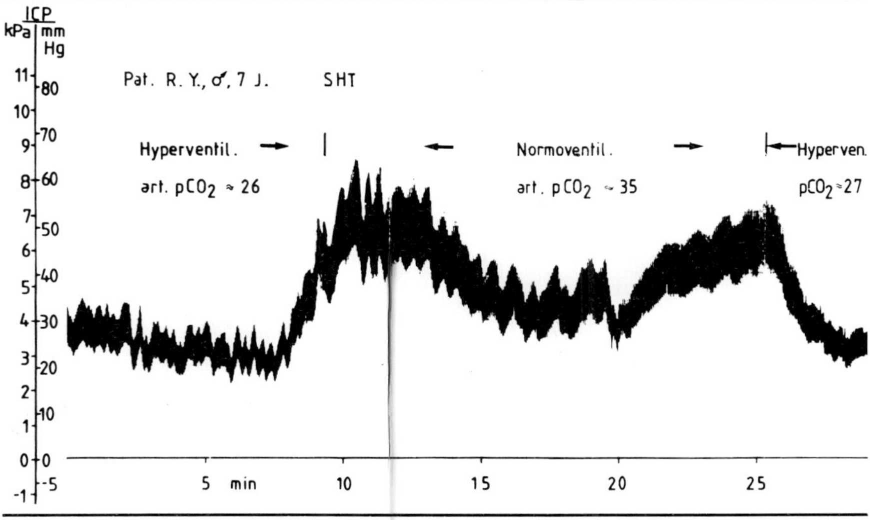

Abb. 11: Hirndrucksenkung durch Hyperventilation: Rasche Drucksenkung bei Hyperventilation durch Hirnblutvolumenabnahme infolge Vasokonstriktion, bei CO_2-Anstieg ebenso steile Druckzunahme

25 bis 30 mmHg, Laktatanstiege treten hier noch nicht auf (6, 10, 42). Die Drucksenkung erfolgt durch Hirngefäßkonstriktion (= Blutvolumenabnahme) sehr rasch (Abb. 11), doch führt jede Unterbrechung der Überatmung zu einem ebenso steilen Wiederanstieg des Hirndruckes (Abb. 11), was bei Transporten des Verletzten zu bedenken ist.

Eine Beatmung mit *positivem endexspiratorischem Druck (PEEP)* ist bis zu Druckwerten von 10 bis 15 cmH_2O unbedenklich; wir sahen hierdurch niemals kritische intrakranielle Drucksteigerungen (8, 10). Vielmehr kann sogar eine Hirndruckwelle durch akute Überdruckbeatmung abgefangen werden (8, 10), was sich durch die Verminderung des Blutzustromes und damit Hirnblutvolumen-Abnahme bei intrathorakalem Druckanstieg erklärt (8, 30, 40).

Eine *Hypothermie* senkt den Hirndruck, ist aber für die Routine zu schwer steuerbar und riskant (10); eine *hyperbare Oxygenation* ist umstritten und wenig hirndruckwirksam (8, 10), außerdem besteht im traumatisch geschädigten Hirngewebe offenbar kein Sauerstoffmangel (22).

6.3. Medikamentöse Behandlung

6.3.1. Osmotherapie

Die Infusion hyperosmolarer Lösung wie Mannit und Sorbit entzieht überwiegend dem noch schrankenstabilen, ungeschädigten Hirngewebe Wasser und ist die *Methode der ersten Wahl* zur akuten Hirndrucksenkung bei nicht ausreichender Wirkung von Lagerung und Hyperventilation. Sie ist besonders zum Abfangen akuter Hirndrucksteigerung vor wirksamer operativer Behandlung geeignet (Abb. 1). In frühen posttraumatischen Phasen ist aber bei jüngeren Hirnverletzten auch eine *paradoxe Hirndrucksteigerung* durch Osmotherapie möglich (Abb. 12), da die Osmotherapie mit dem Gesamt-Blutvolumen auch das Hirnblutvolumen akut steigert (8, 16). Besonders die primär auf eine Hirnblutvolumensteigerung beruhenden Plateau-Wellen werden durch Osmotherapie *nicht* gebessert, sondern eher verstärkt (16).

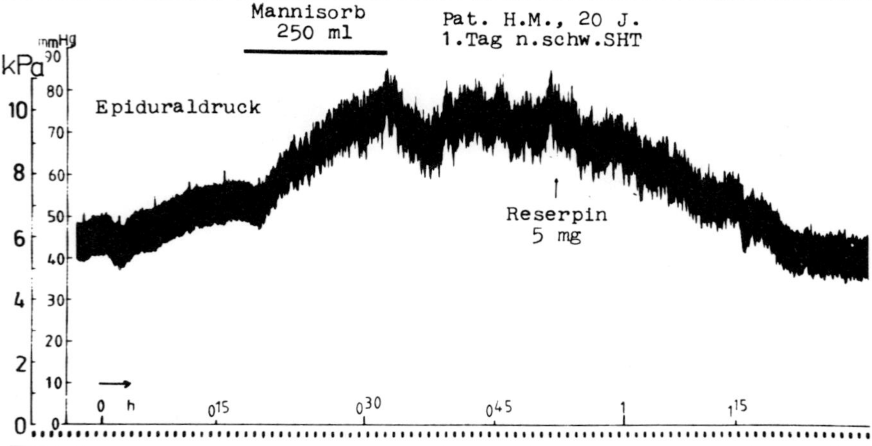

Abb. 12: „Paradoxe“ Wirkung der Osmotherapie: In frühen posttraumatischen Phasen (Hirnschwellung durch Kongestion! 6, 30) können höhere Dosen eines Osmotherapeutikums drucksteigernd statt drucksenkend wirken. Blutvolumensenkung durch Blutdrucksenkung (Reserpin)

Wegen der Nebenwirkungen mit chronischer Osmolalitätssteigerung, Natriumretention, rascher osmotischer Anpassung des Gehirns (16, 36), ist eine länger dauernde Osmotherapie selten indiziert. Sie sollte zur Vermeidung paradoxer Druckanstiege (Abb. 12) mit möglichst kleinen Einzeldosen durchgeführt werden, wobei wir auch zwischen Mannit, Sorbit und Glycerin (Abb. 13 [10]) wechseln. Die Osmotherapie sollte möglichst unter Hirndruckkontrolle bei Messung der Blutserumosmolalität und sorgfältiger Flüssigkeitsbilanz durchgeführt werden (16, 32). *Diuretika* wie Lasix® sind deutlich weniger und unsicherer wirksam, zudem wird hier im Gegensatz zur Osmotherapie die Mikrozirkulation durch Blutviskositätszunahme (10, 15) eher verschlechtert.

6.3.2. Barbituratbehandlung

Die frühe Hirnschwellung besonders jugendlicher Hirnverletzter, sowie die Hirnschwellung in der Dekompensationsphase mit Plateau-Wellen, beruht mehr auf einer Blutvolumensteigerung als auf dem eigentlichen Gewebsödem (6, 30, 43). Hier

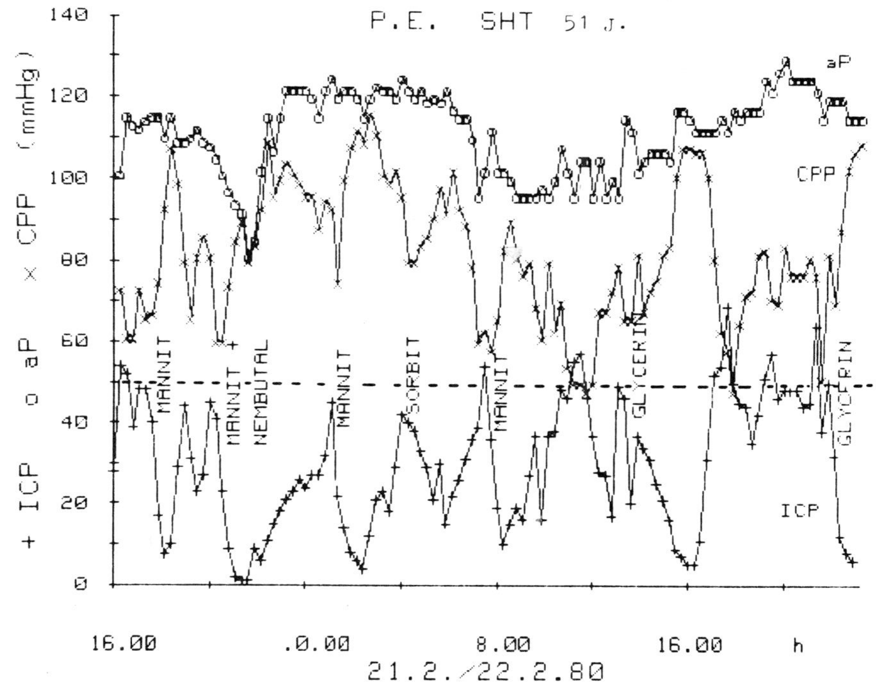

Abb. 13: Osmotherapie mit kleinen Dosen verschiedener Substanzen: Durch Wechsel der Substanz bei niedrigen Einzeldosen gelingt eine beständige Kontrolle des Hirndruckes auf unkritische Werte, d. h. der cerebrale Perfusionsdruck (CPP = Blutdruck aP – ICP) bleibt über 50 mmHg (gestrichelt). Guter klinischer Verlauf

zeigt eine ausreichend dosierte *Barbituratbehandlung* (Abb. 14) die beste Wirkung: Nach 1,5–3 mg/kg Barbiturat werden Plateau-Wellen akut unterbrochen, was auf der akuten Blutvolumenabnahme beruht (8, 10, 33). Die Barbituratbehandlung dämpft zudem den Energieverbrauch bei Strecksynergismen des schwer Schädel-Hirn-Verletzten und wird von uns bei Hirndruck-Krisen stets über mehrere Tage unter Druckkontrolle durchgeführt; maximal dosieren wir bis zum Beginn des Burst-Suppression-EEG (10, 33, 42). Diese hochdosierte Barbituratbehandlung erfordert wegen zahlreicher Nebenwirkungen (10, 33, 37) die Überwachung auf der Intensivstation.

6.3.3. Steroid-Behandlung

Beim perifokalen Ödem des Hirntumors und auch des Hirnabszesses ist die Wirksamkeit der Steroid-Behandlung, vorzugsweise Dexamethason, Betamethason

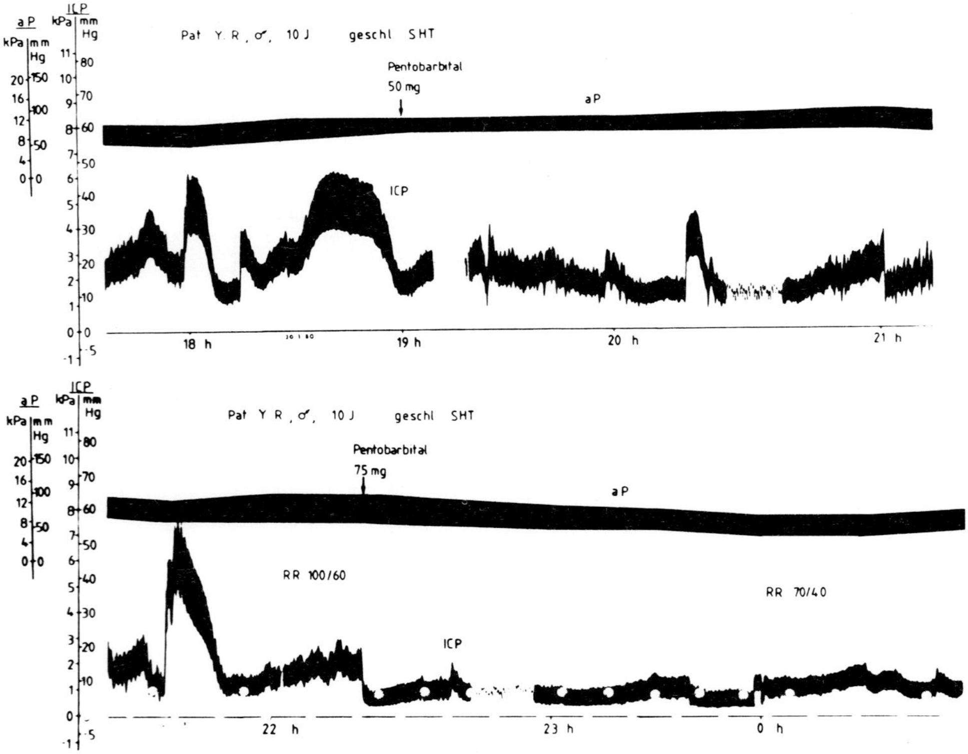

Abb. 14: Hirndrucksenkung durch Barbiturat: Schon durch geringe Barbiturat-Dosen gelingt oft ein Unterbrechen der auf einer Vasoparalyse = Hirnblutvolumenzunahme beruhenden Plateau-Wellen. Gleichzeitige Blutdruck-Wirkung (aP) ist zu beachten

oder Triamcinolon im Hirndruckverlauf und morphologischen Befund gesichert (10, 34). Bei der pathophysiologisch ganz anderen traumatischen Hirnschwellung (6, 3, 40) ist die Diskussion über die Steroidwirkung bisher kontrovers; auch die Wirksamkeit der lange propagierten höchstdosierten Dexamethasonbehandlung (7, 19, 24) wird zunehmend bestritten (21, 41, 44).

Eine akute drucksenkende Wirkung läßt sich durch Steroide sicher nicht erreichen (8, 21, 41); doch konnten wir regelmäßig einen leichten, etwa 8 Stunden anhaltenden Druckabfall nach Steroidbehandlung nachweisen (Abb. 15). Dieser beruht aber offenbar nicht auf einem spezifischen Steroideffekt, sondern auf dem Steroid-induzierten Blutzucker- (und damit Osmolalitäts-) anstieg, stellt also eine Art „indirekte Osmotherapie“ mit rasch nachlassender Wirkung dar.

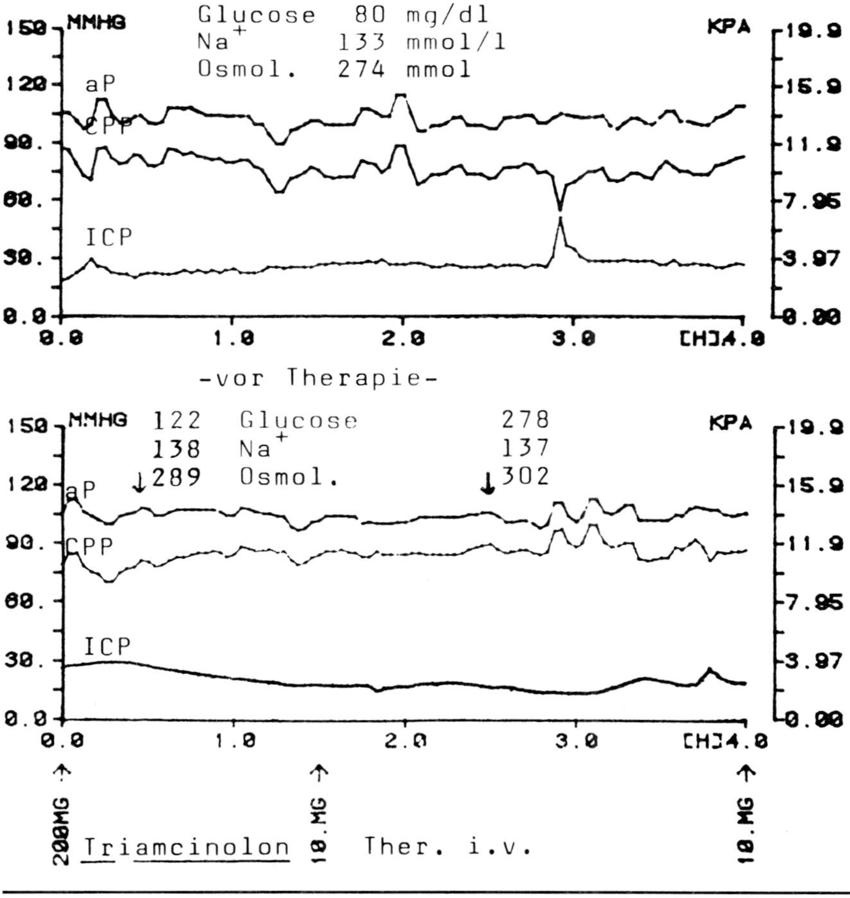

Abb. 15: Hirndruck und Steroide: Triamcinolon senkt hier zwar langsam, doch deutlich den Hirndruck; Drucksenkung klar mit Glukose = Osmolalitätsanstieg gekoppelt, nur kurz anhaltend

Nachdem der Verlauf gerade schwerer Schädel-Hirn-Verletzungen oft auch von der Ausheilung und Kompensation primärer, nicht druckbedingter Hirnschäden abhängt (s. 5.), sollte die Wirksamkeit medikamentöser Behandlungsmaßnahmen, insbesondere der nicht klar drucksenkenden Steroid-Therapie, nicht nur nach dem Hirndruck beurteilt werden. Die berichteten klinischen Erfolge mit hochdosiertem Dexamethason (7, 19, 24) sind bei Zusammenfassung der Verstorbenen/Apalliker zur schlechten Outcome-Gruppe weniger überzeugend als bei reiner Berücksichtigung der Überlebensraten (7) und konnten von anderen Autoren nicht eindeutig bestätigt werden (21, 44).

Schwere SHT		hochdosiertes Dexamethason mit (187)	ohne (36)
Alter (J)		26,5 ± 18,3	25,9 ± 17,0
initiales Koma		3,51 ± 0,94	3,30 ± 1,06
ICP-Messdauer (h)		130,0 ± 99,0	129,0 ± 81,0
Komadauer (Tage)		6,4 ± 4,8	5,3 ± 2,7
max. ICP ≥5min, mmHg		47,0 ± 27,0	44,0 ± 27,0
outcome	1 verstorben	51 (27 %)	7 (19 %)
	2 apallisch	16 (9 %)	2 (6 %)
	3 schwer-behindert	15 (8 %)	5 (14 %)
	4 mäßig behindert	53 (28 %)	9 (25 %)
	5 nicht/gering beh.	52 (28 %)	13 (36 %)
mittl. outcome		3,20 ± 1,59	3,51 ± 1,54

Tab. 1: Hochdosierte Dexamethason-Therapie bei Hirntrauma: Bei sonst völlig gleichartiger Behandlung ergeben sich keine Unterschiede zwischen der mit hochdosiertem Dexamethason (Schema nach 7, 19) und der ohne jedes Steroid behandelten Gruppe, trotz identischer Verteilung von Alter und Anfangssymptomen (Koma). Komadauer, maximaler Hirndruck und Prognose tendenzmäßig sogar besser ohne Steroide (nicht signifikant)

Wir haben von 1977 bis Oktober 1980 nach dem hochdosierten Dexamethasonschema bei Hirntrauma (7, 19) behandelt, geben aber seit Oktober 1980 keine Steroide mehr bei Hirntrauma. Die Auswertung unserer Patientendaten (neben den quantitativen Hirndruck-Daten werden über 90 klinische Werte im Rechenzentrum gespeichert) ergab trotz sonst gleichbleibender Behandlung bisher *keinerlei Unterschiede* in Komadauer, klinischem Ausgang der Erkrankung und maximalen aufgetretenen intrakraniellen Druckwerten mit und ohne hochdosiertem Dexamethason (Tab. 1)!

6.4. Dekompressions-Trepanation

Läßt sich eine Hirndrucksteigerung durch diffuse Hirnschwellung mit konservativen Maßnahmen nicht beherrschen, besteht die Möglichkeit der Drucksenkung durch beidseitige, ausgedehnte Entlastungs-Trepanation. Hiermit konnten wir bei Jugendlichen (bis 20 Jahre) noch bei etwa 50 % eine prognostische Wende erreichen (spätere Rehabilitationsfähigkeit). Voraussetzung für die Indikationsstellung ist das jugendliche Lebensalter, eine nicht zu akut verlaufende Hirnschwellung (Dekompensation länger als 24 h nach Trauma), sowie ein Eingriff noch vor irreversibler Hirndrucksteigerung („Vasoparalyse") d. h. noch in der Druckwellenphase (8, 10, 20).

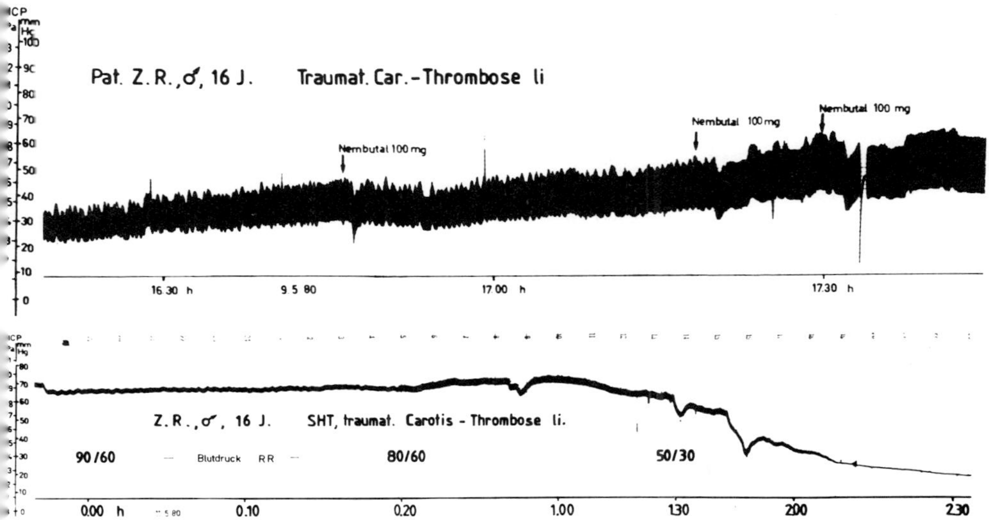

Abb. 16: Irreversible Hirndrucksteigerung: Während der Verletzte oben noch lebt (vorhandene Hirndurchblutung an hohen Pulsamplituden bei kompensiertem Hirndruck erkennbar) und behandelt wird, ist der Verletzte unten hirntot: Hoher, dem Blutdruck passiv folgender Hirndruck ohne Pulsamplituden = Hirnkreislaufstillstand. Keine Behandlung mehr

7. Irreversibler Hirndruckanstieg

Eine fortschreitende Hirndrucksteigerung, die in ihrer Dekompensation immer auf einem Durchbruch des arteriellen Blutdruckes durch die cerebrale Autoregulation beruht (10, 31, 40), durchläuft charakteristische Stadien der „Vasoparalyse" (10, 31). Nur bis zur Druckwellen-Phase ist die Hirndrucksteigerung reversibel und damit behandelbar; tritt aber ein intrakranieller Dauer-Überdruck auf (Abb. 16), bei dem der intrakranielle Druck passiv dem arteriellen Druck folgt und die Druckdifferenz ICP minus arterieller Druck (= cerebraler Perfusionsdruck) unter 30 mmHg bleibt, ist die cerebrale Autoregulation irreversibel dekompensiert; hier liegt der endgültige Hirntod mit fehlender Durchblutung vor, typisch auch erkennbar an den abnehmenden Pulsamplituden trotz hohem ICP (Abb. 16). Hier können alle Behandlungsmaßnahmen beendet werden, aus dem Druckverlauf läßt sich der Zeitpunkt zur technischen Hirntod-Sicherung (EEG, Angiographie) etwa zur Organentnahme erkennen.

Danksagung: Für die Gesamtauswertung im Rechenzentrum danke ich Frau Dr. rer. nat. I. Haubitz, für die Biosignalanalyse Herrn Dipl. Ing. H. E. Heißler. Für technische Assistenz danke ich den Assistentinnen Frl. M. Barbian, D. Kern, Y. Wagner und D. Huuk.

Literatur:

1. Arnold, H., Laas, R.: Compression of the terminal bridging vein segments – the cause of intracranial pressure plateau waves. *In:* Advances in Neurosurgery, Vol. 9 (eds. Schiefer, W., Klinger, M., Brock, M.), pp. 351–354. Springer, Berlin – Heidelberg – New York 1981
2. Breig, A.: Adverse mechanical tension in the central nervous system. An analysis of cause and effect. J. Wiley, New York 1978
3. Bergmann, E. V.: Die Lehre von den Kopfverletzungen. In: Deutsche Chirurgie (Hrsg. Billroth, Th., Luecke, G.), Lieferg. 30., F. Enke, Stuttgart 1880
4. Brawanski, A., Gaab, M. R.: Intracranial pressure gradients in the presence of various intracranial space-occupying lesions. Wie 1., pp. 355–362. Springer, Berlin – Heidelberg – New York 1981
5. Brihaye, J., Frowein, R. A., Loew, F.: Acta Neurochir. 40, 181–186 (1976)
6. Bruce, D. A., Raphaely, R. C., Goldberg, A. I., Zimmermann, R. A., Bilaniuk, L. T., Schut, L., Kuhl, D. E.: Child's Brain 5, 174–191 (1979)
7. Faupel, G., Reulen, H. J., Müller, D., Schürmann, K.: Akt. Traumatol. 8, 265–281 (1978)
8. Gaab, M. R.: Die Registrierung des intrakraniellen Druckes. Grundlagen, Techniken, Ergebnisse und Möglichkeiten. Habil.-Schrift, Würzburg: Fachbereich Medizin 1980
9. Gaab, M. R.: Störungen des Bewußtseins. In: Lehrbuch der Chirurgie, 2. Auflage (Hrsg. Koslowski, L., Irmer, W., Bushe, K. A.), pp. 121–127. Schattauer, Stuttgart 1982
10. Gaab, M. R., Bushe, K. A.: Intensivbehandlung 6, 34–52 (1981)

11. Gaab, M. R., Brawanski, A.: Rechnergestützte Überwachung von Hirndruck, zerebralem Perfusionsdruck und EEG. In: Intensivmedizin-Notfallmedizin-Anästhesiologie, im Druck. Thieme, Stuttgart 1982
12. Gaab, M. R., Haubitz, I.: Traumatisches Mittelhirnsyndrom: Differentialdiagnose primärer/sekundärer Hirnstammschaden, Prognose und intrakranieller Druck. In: Hirntraumatologie und klinische Hirnpathologie (Kongr.-Band 19. Jahrestg. 1981), im Druck, Springer, Berlin – Heidelberg – New York 1982
13. Gaab, M. R., Haubitz, I., Sörensen, N., Glaser, M.: Traumatisches Koma beim Kind: Primärer/Sekundärer Hirnstammschaden, Prognose und intrakranieller Druck. In: Aktuelle Neuropädiatrie IV, im Druck. Thieme, Stuttgart 1982
14. Gaab, M. R., Knoblich, O. E., Dietrich, K.: Langenbecks Arch. Chir. 350, 13–31 (1979)
15. Gaab, M. R., Knoblich, O. E., Schupp, J., Herrmann, F., Fuhrmeister, U., Pflughaupt, K. W.: J. Neurol. 220, 185–197 (1979)
16. Gaab, M. R., Pflughaupt, K. W., Ratzka, M., Wodarz, R., Gruss, P.: Critical intracranial effects of osmotherapy. In: Advances in Neurosurgery, Vol. 6 (eds. Wüllenweber, R., Wenker, H., Brock, M., Klinger, M.), pp. 193–205. Springer, Berlin – Heidelberg – New York 1978
17. Gaab, M. R., Sörensen, N., Brawanski, A., Haubitz, I.: In: Monogr. Paediat. 15/29, im Druck. S. Karger, Basel – New York 1982
18. Gerstenbrand, F., Lücking, C. H.: Arch. Psychiat. Nervenkr. 213, 264–281 (1970)
19. Gobiet, W., Bock, W. J., Liesegang, J., Grote, W.: Treatment of acute cerebral edema with high dose of dexamethasone. In: Intracranial Pressure III (eds. Beks, J. W. F., Bosch, D. A., Brock, M.), pp. 231–235. Springer, Berlin – Heidelberg – New York 1976
20. Gruß, P., Gaab, M. R. Miltner, F., Sörensen, N.: Z. Kinderchir. 32, 12–28 (1981)
21. Gudemann, S. K., Miller, J. D., Becker, D. P.: J. Neurosurg. 51, 301–306 (1979)
22. Heller, V., Poch, B., Gaab, M. R., Sold, M., Heißler, H. E.: O_2-availability and O_2-metabolism in cold brain injury edema. 5th Intern. Symposium on Brain Edema, Rotterdam 1982
23. Ingvar, S.: Acta Med. Scand. 58, 67–101 (1923)
24. James, H. E., Madauss, W. C., Tibbs, Ph. A., Mc Closkey, J. J., Bean, J. R.: Acta Neurochir. 45, 225–236 (1979)
25. Jellinger, K.: Wien. Klin. Wschr. 80, 505–517 (1968)
26. Jennett, B., Bond, M.: Lancet I, 480–484 (1975)
27. Jennett, B., Teasdale, G., Braakmann, R., Minderhoud, J., Heiden, J., Kurze, T.: J. Neurol. Neurosurg. Psychiat. 43, 289–295 (1980)
28. Kessel, F. K., Guttmann, L., Maurer, G.: Neurotraumatologie mit Einschluß der Grenzgebiete, Bd. 1: Die frischen Schädel-Hirn-Verletzungen. Urban & Schwarzenberg, München 1969
29. Klages, G., Feldmann, H., Gärtner, F., Kynast, J.: Anaesthesiol. u. Reanimat. 5, 195–206 (1980)
30. Kuhl, D. E., Alavi, A., Hoffmann, E. J., Phelps, M. E., Zimmermann, R. A., Obrist, W. D., Bruce, D. A., Greenberg, J. J., Uzzell, B.: J. Neurosurg. 52, 309–320 (1980)
31. Langfitt, T. W., Weinstein, J. D., Kassill, N. F.: Neurology 15, 622–641 (1965)
32. Magnaes, B.: Neurosurg. 44, 687–705 (1976)

33. Marshall, L. F., Smith, R. W., Shapiro, H. M.: J. Neurosurg. 50, 26–30 (1979)
34. Mayer, E. Th.: Arch. Psychiat. Nervenkr. 210, 238–262 (1967)
35. Meinig, G.: Neurochirurgia 23, 212–218 (1980)
36. Merrem, B., Niebeling, H.-G., Konovalov, A. N., Manevitsch, A. S., Sirovski, E. B.: Zbl. Neurochirurgie 40, 203–216 (1979)
37. Miller, J. D.: Ann. Neurol. 6, 189–193 (1979)
38. Miller, J. D., Becker, D. P., Ward, J. D., Sullivan, H. G., Adams, W. E., Rosner, M. J.: J. Neurosurg. 47, 503–516 (1977)
39. Narayan, R. K., Greenberg, R. P., Miller, J. D., Enas, G. G., Choi, S. C., Kishore, P. R. S., Selhorst, J. B., Lutz, H. A., Becker, D. P.: J. Neurosurg. 54, 751–762 (1981)
40. Overgaard, J., Tweed, W. A.: J. Neurosurg. 41, 531–541 (1974)
41. Pitts, L. H., Kaktis, J. V.: Effect of megadose steroids on ICP in traumatic coma. In: Intracranial Pressure IV (eds. Shulman, K., Marmarou, A., Miller, J. D., Becker, D. P., Hochwald, G. M., Brock, M.), pp. 638–642. Springer, Berlin – Heidelberg – New York 1980
42. Raphaely, R. C. Swedlow, D. B., Downes, J. J., Bruce, D. A.: Ped. Clin. North. Amer. 27, 715–727 (1980)
43. Risberg. J., Lundberg, N., Ingvar, D. H.: J. Neurosurg. 31, 303–310 (1969)
44. Saul, Th. G., Ducker, Th. B., Sakman, M., Carro, E.: J. Neurosurg. 54, 596–600 (1981)
45. Strich, S. J., Oxon, D. M.: Lancet II, 443–448 (1961)
46. Sundbärg, G., Kjällquist, A., Lundberg, N., Pontén, U.: Complications due to prolonged ventricular pressure recording in clinical practice. In: Intracranial Pressure (eds. Brock, M., Dietz, H.), pp. 348–352. Springer, Berlin – Heidelberg – New York 1972
47. Unterharnscheid, F. J.: Z. Rechtsmed. 71, 153–221 (1972)
48. Welch, K.: J. Neurosurg. 52, 693–699 (1980)

Aufgaben des Anästhesisten bei der operativen Versorgung von Schädel-Hirn-Trauma und Mehrfachverletzung

R. Enzenbach und I. Mammitzsch

Bei der Vielzahl der Probleme, die sich in der Diagnostik und bei der Behandlung von Schädel-Hirn-Verletzungen in Kombination mit Polytraumen stellen, kommen dem Anästhesisten umfangreiche und verantwortliche Aufgaben zu. Ausgehend von schematischen Stufenplänen für die Behandlungstaktik, wie sie in letzter Zeit von *Wolff* (24), *Ahnefeld* (21) u. a. vorgeschlagen wurden, läßt sich ein Überblick über die Reihenfolge therapeutischer Maßnahmen und Eingriffe gewinnen und der Anteil der anästhesiologischen Aufgaben daraus ableiten. Der Stufenplan gliedert sich im allgemeinen in folgende 6 Phasen: 1. Reanimation, 2. Notoperation, 3. erste Stabilisierungsphase, 4. dringliche Operation, 5. zweite Stabilisierungsphase, 6. endgültige operative Versorgung, wobei hier nur die ersten 4 Abschnitte zur Ausführung kommen sollen (Abb. 1).

Die *Reanimationsphase* als erster und möglichst nahtloser Anschluß an die Rettungskette, günstigstenfalls von nur wenigen Minuten Dauer, vollzieht sich fast immer im Schockraum. Ihr Ziel ist die Aufrechterhaltung oder Wiederherstellung der Vitalfunktionen und die Vermeidung von Sekundärschäden *mit den Möglichkeiten der Klinik.* Gleichzeitig mit der unabdingbaren Soforttherapie muß hier die Basisdiagnostik: Computertomographie, Röntgen und Labor anlaufen.

Dieser erste und für die weitere Prognose entscheidende Abschnitt kann fast ausschließlich als anästhesiologische Aufgabe angesprochen werden. Im Vordergrund steht hier vor allem die Erkennung und Behandlung akut lebensbedrohlicher Verletzungen, vor allem im Thoraxbereich, wie Herzbeuteltamponade und Spannungspneumothorax, besonders eindrucksvoll ersichtlich am Thoraxübersichtsbild eines 11jährigen Jungen, der bei einem Autounfall ein Schädel-Hirn-Trauma mit Thoraxverletzungen erlitt. Bei Aufnahme in die Klinik wurden als Befunde erhoben: Cerebrales Koma Stadium III, rechtsseitige Serienrippenfrakturen (6–10), Acromionfraktur und ein extremer Spannungspneumothorax mit Mediastinalverdrängung. Man beachte das nach unten gepreßte Zwerchfell (Abb. 2).

Etwa ein Drittel aller in einer eigenen Statistik ausgewerteten Unfallpatienten mit Schädel-Hirn-Trauma war mit einer Komplikation im Thoraxbereich belastet (Tab. 1). Bei 41 % konnte schon in Behelfstechnik die Aspiration röntgenologisch

Abb. 1

Stufenplan
zur klinischen Versorgung Polytraumatisierter

1. **Reanimationsphase:** SR – CT – Rö Minuten	Vitalfunktionen Intubation, Hypervent., ven. Zugänge, In-Transfusion, Bülau, Lavage Labor: Blutbank – klinisch
2. **Notoperation:** OP 1–2 Std.	Ep. Hämatom gr. abdom. Blutung (Leber, Milz) gr. thorak. Blutung (Lunge, Herzbeutel, Aorta) gr. art. Extr. Blutung
3. **Erste Stabilisierungsphase:** SR – AWR – OP Min.-Std.	Herz-Kreislauf (Swan-Ganz-K) Beatmung (PEEP) – Niere Hirnödem Gerinnung Detail. Diagnostik (Rö) + Labor
4. **Dringliche Operation:** OP Std.	sec. abdom. Organverl. sec. thorak. Organverl. offene SHV offene Extr. Fraktur perf. Augenverl. Gesichts-Schädelverl.
5. **Zweite Stabilisierungsphase:** AWR – IST	
6. **Endgültige OP-Versorgung:** OP	

Tab. 1

Schädel-Hirnverletzungen

Befunde bei Rö-Thoraxübersicht		(Behelfstechnik)	
Gesamt	n =	157	(100 %)
O.B.		74	(46 %)
Aspiration		65	(41 %)
Rippenfraktur		12	(8 %)
Clavicula/Scapulafraktur		9	(6 %)
Erguß		10	(6 %)
Atelektase		7	(5 %)
Pneumothorax		9	(6 %)
Hautemphysem		4	(3 %)
Mehrfachbefund (Thorax)		24	(15 %)

Abb. 2: Extremer Spannungspneumothorax und Serien-Rippenfrakturen (6–10) rechts bei einem 11jährigen Jungen nach Autounfall

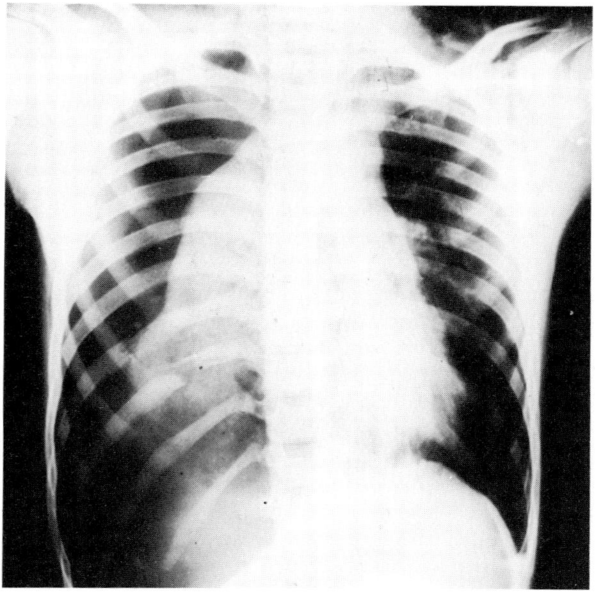

nachgewiesen werden; sicherlich liegt aber der tatsächliche Prozentsatz wesentlich höher. Daneben fanden sich Rippen-, Clavicula- und Scapula-Frakturen, Ergüsse, Atelektasen, Pneumothorax und Hautemphysem. Insgesamt fanden sich bei 15 % der Patienten thorakale Mehrfachverletzungen. Alle diese Läsionen führen zur Verschlechterung des pulmonalen Gasaustauschs und vermindern damit gleichzeitig die cerebrale Sauerstoffversorgung.

Darüber hinaus führt aber auch das Schädel-Hirn-Trauma, vor allem in Kombination mit schwerem Polytrauma, über die Wechselwirkungen pulmonaler, cardiozirkulatorischer und zentraler Faktoren zur cerebralen Hypoxie (Tab. 2). Die mit dem Bewußtseinsverlust fast immer einhergehende Aspiration, Zunahme von Totraum und pulmonalem Shunt, auch neurogenes Lungenödem behindern die Sauerstoffaufnahme in der Lunge. Auftretende cerebrale Atemantriebsstörungen tragen außerdem zur Hypoxie bei. Der hämorrhagische Schock bedingt Hypotension, Hypovolämie, Acidose und Abfall des Herzzeitvolumens. Neben raumfordernden intrakraniellen

Tab. 2

Cerebrale Hypoxie bei SHT

Pulmon.:	**Cardiocircul.:**	**Zentral:**
Aspiration	Schock –	Autoregulationsverlust
Hyperventilation (Totraum ↑)	Hypotension —— CPP↓	Hirnödem
pulmon. Shunt ↑	Hypovolämie	Intrakran. Druck-
neurogen. Lungenödem	Acidose	steigerung —— CPP ↓
	Herzzeitvol. ↓	Atemantriebsstörung

Hämatomen führt auch der Verlust der Autoregulation nach schwerem Trauma zu Hirnödem und intrakranieller Drucksteigerung. Diese und der gleichzeitige Abfall des arteriellen Systemdrucks können ein gefährliches Absinken des cerebralen Perfusionsdrucks unter die Sollgrenze von 50 mmHg und cerebrale Hypoxie bewirken.

Bei der Kombination von Schädel-Hirn- und Polytrauma ist die allgemeine Schocksymptomatik oft durch zentrale Stimulation überlagert, was zu falscher Einschätzung der Schocksituation verleitet (Abb. 3). Dabei kann eine zunehmende Hyperventilation zum Absinken der Kohlensäurekonzentration im Blut und zur Alkalose führen. Im Blutdruckverhalten beobachtet man oft die Tendenz zu ausgeprägtem Hypertonus mit Amplitudenanstieg, gelegentlich auch zu Bradycardie. Die daraus resultierende Luxusperfusion in den autoregulationsgestörten cerebralen Läsionszonen führt zur Zunahme der Blutungsherde und des perifocalen Hirnödems. Ein weiterer schneller Hirndruckanstieg ist die Folge.

Nach diesen pathophysiologischen Mechanismen sind unsere anästhesiologischen Maßnahmen auszurichten (Tab. 3). Bei der Reanimation asphyktischer Patienten mit Ausnahme Gesichtsverletzter erfolgt erst nach ausreichender Sauerstoffbeatmung über Maske die Intubation und diese möglichst gleich nasotracheal mit Verweiltubus für anschließende Nachbeatmung unter entsprechender Hyperventilation. Eine sorgfältige Säuberung der Luftwege durch Tracheobronchialtoilette und Kochsalzspülung, erforderlichenfalls auch instrumentelle Entfernung von bronchusblockierenden Koageln oder Fremdkörpern, muß *vor* dem Anschluß an den Respirator erfolgen. Auch bei den bereits am Unfallort intubierten Patienten ist immer mit einer vorausgegangenen Aspiration zu rechnen.

Selbstverständlich erscheint die Prüfung korrekter Tubuslage – Auskultation beider Thoraxseiten – und laufende Kontrolle, um die Entwicklung eines Pneumothorax und

Reanimationsphase

– Anästhesiologische Maßnahmen –

1.	O_2 – Beatmung – Maske	
2.	Intubation – oral – nasal (Lanz'-T)	
3.	TBT, Lavage, Bronchoskopie	
4.	Respirator (PEEP ?)	
5.	Intravenöse Zugänge	
6.	Pl. Expander, Transfusion, Albumin, FFP, $NaHCO_3$	
7.	Magensonde	
8.	Blasenkatheter	
9.	Lagerung	
10.	Vegetative Blockade:	– lyt. Cocktail –
		– Benzodiazepine –
		– Barbiturate –
		– NLA –
11.	Zentraler Venenzugang – P. ven	
12.	Art. Zugang – P. art – BGA	
13.	Labor:	– Hb, Hk
		– Elektrolyte
		– Gerinnung

Tab. 3

	Polytrauma		SHT	
Hypoxie	P O_2	↓		
Hypercapnie	P CO_2	↑	P CO_2	↓
Acidose	pH	↓	pH	↑
Hypovolämie				
Hypotension		↓	Hypertension	↑
Tachycardie		↑	Bradycardie	↓
Hypo → Hyperkaliämie				
Anurie				
Coagulopathie				
Koma				

Abb. 3: Schocksymptomatik bei Polytrauma und Veränderung durch spezielle Ventilations- und Kreislaufstimulation beim Schädel-Hirn-Trauma

Atelektasebildung rechtzeitig zu erkennen. Gerade am Respiratorpatienten wird dies zu leicht vergessen, dabei ist die Gefahr – vor allem unter PEEP-Anwendung – besonders groß.

Wie deletär sich vor allem beim Schädel-Hirn-Verletzten eine endobronchiale Fehlintubation auf dem Transportweg in die Klinik auswirken kann, soll am Beispiel eines 38jährigen Patienten demonstriert werden, der nach einem Verkehrsunfall endobronchial intubiert in die Klinik eingeliefert wurde. Nach Korrektur der Tubuslage konnte die atelektatische linke Lunge zwar wieder belüftet werden, bei der Trepanation fand sich jedoch neben dem subduralen Hämatom ein ausgedehntes sogenanntes „malignes Hirnödem", das therapieresistent das Schicksal des Patienten besiegelte (Abb. 4).

Die Schockbehandlung in der Reanimationsphase über großlumige Venenzugänge beinhaltet kolloidale Blutvolumenersatzlösungen und kristalloide Lösungen oder kristalloide Lösungen allein – meist schon vom Unfallort her –, Albumin, Transfu-

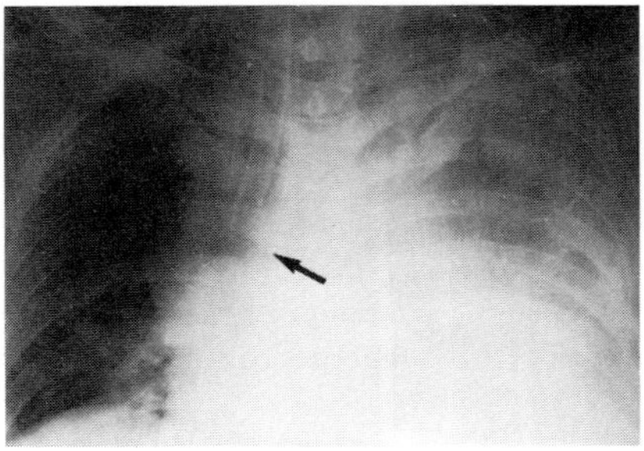

a)

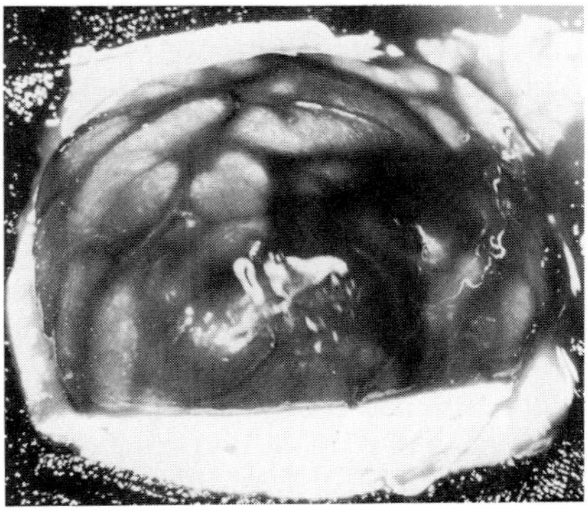

b)

Abb. 4:
38jähriger Patient nach Autounfall:
a) Totalatelektase der linken Lunge bei endobronchialer Intubation (Pfeil).
b) Malignes Hirnödem bei subduralem Hämatom. OP-Bild nach Eröffnung der Dura

sion. Wichtig ist die Vermeidung von freien Wasserlösungen wegen der Gefahr des Hirnödems, der Ausgleich vorhandener massiver Acidose durch Bicarbonatlösung und eine frühzeitige Gabe von Frischplasma zum Ersatz der Gerinnungsfaktoren. Das Einführen einer Magensonde zur Entfernung der Luft, Magensaft und späterer Antacida- und H_2-Blocker-Behandlung ist obligatorisch. Ein Blasenkatheter ist ebenso für die Kontrolle der Diurese und spätere Bilanzierung erforderlich.

Nach behandeltem Schock, wenn sich der Blutdruck erholt hat, ist eine 15–30° Oberkörperhochlagerung zur Hirnödemprophylaxe und Verbesserung des venösen Gefälles eine äußerst wichtige und wirksame Maßnahme. Sie sollte, wenn immer möglich, neben Aufrechterhaltung der Hyperventilation besonders auf den Transportwegen auch innerhalb der Klinik nicht vergessen werden.

Die vegetative Blockade gewinnt bei Schwerstverletzten erst mit der Wiederherstellung der Vitalfunktionen zunehmend an Bedeutung; sie kann bei der Einlieferung Schädel-Hirn-Verletzter im Krampfzustand auch als initiale Behandlungsmaßnahme erforderlich sein. Hierbei erscheinen Benzodiazepinderivate – Valium, Rohypnol und Midazolam – gegenüber dem früheren lytischen Cocktail zumindest in dieser Phase überlegen. Wegen ihrer starken hirndrucksenkenden Komponente haben sich Barbiturate (Thiopental) und das weniger blutdrucksenkende Hypnomidate, vor allem als Einleitung für eine nachfolgende Neuroleptanalgesie, bewährt. In Erwartung einer anschließenden Operation sollte sie mit hohen, mindestens 50prozentigen Sauerstoffgemischen am Ende der Reanimationsphase eingeleitet, über die diagnostischen Maßnahmen und Arbeitsplätze CT, Röntgen hinweg weitergeführt und in die operative Narkoseführung einmünden.

Ein frühzeitiger zentraler Venenzugang zur oberen Vena cava erleichtert nicht nur die Infusionstherapie, er ist für die Messung des zentralen Venendrucks und die Blutvolumenbilanz – auch für die Beurteilung cardialer Dekompensation – unerläßlich. Er wird über die Vena basilica, die linke Vena jugularis oder Vena subclavia vorgeschoben. Die rechte V. jugularis schonen wir – wenn möglich – im Hinblick auf die spätere Anlegung eines ventriculo-atrialen Shunts.

Die Kanülierung der A. radialis nach Allen-Test erleichtert die Überwachung des Systemdrucks und frühzeitige Erkennung von Trends; sie ermöglicht auch laufende Blutgasanalysen zur Korrektur der Beatmungsparameter. Last but not least: Frühzeitige Entnahme von Blutproben für Blutbank und Labor: Hb – Hk, Elektrolyte und Gerinnungswerte.

Die prognostischen Kriterien der Schädel-Hirn-Verletzung werden aus den Stadien der Bewußtseinslage, der vegetativen Reaktionen und des neurologischen Status beurteilt (Tab. 4). Für den bewußtlosen Schädel-Hirn-Verletzten gilt heute allgemein eine Komaeinteilung in 4 Stadien von *Frowein* (4) nach der neurologischen und vegetativen Symptomatik.

Die laufende Überwachung und Registrierung in einem Koma scale erleichtert die Erkennung des Trends und des Zeitpunktes für eine neurochirurgische Operationsindikation (Abb. 5). Von allen Parametern: Öffnen der Augen, Ansprechbarkeit, Antwort auf Schmerz- und Temperaturreize, seitendifferente Paresen bleibt dem Anästhesisten während eines vordringlichen allgemeinchirurgischen Eingriffs (z. B. einer Milzexstirpation) in Narkose nur das Auftreten einer Anisocorie als eindeutiges Zeichen für eine intrakranielle Massenverschiebung. Die wiederholte Kontrolle der Pupillenweite und Registrierung auf dem Narkoseprotokoll erscheint daher eine

Prognostische Kriterien der Schädel-Hirn-Verletzung

1. **Bewußtseinslage:**

	Klar
	Somnolent
	Soporös
	Komatös

2. **Vegetativum:**

Herz:	Bradycardie
	Rhythmusstörungen
Kreislauf:	Hypertonus
	Amplitudenvergrößerung
	Blutdruckabfall
	Schock
Atmung:	Frequenzsteigerung
	Atemantriebsstörungen
	(Cheyne-Stokes)
	Schnappatmung
	Atemstillstand

3. **Neurologischer Status:**

Pupillen:	Anisokorie
	Lichtstarre
Reflexe:	Gesteigert
	Erloschen
Motorik:	Tonussteigerung
	Parese
	Streckkrämpfe
	Paralyse

Tab. 4

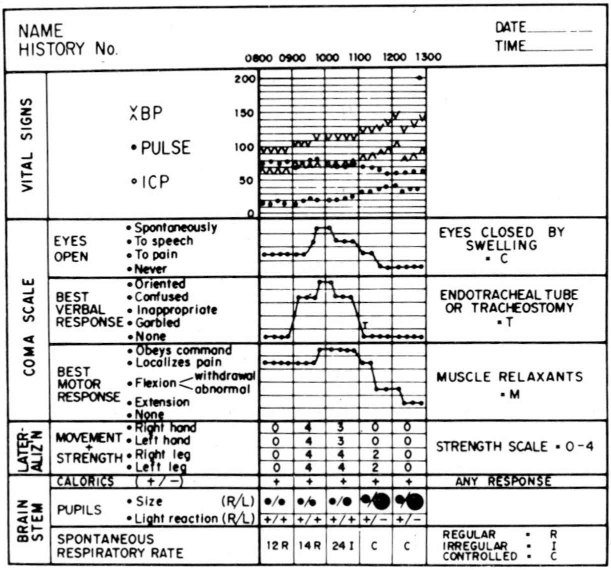

Abb. 5: Schema zur neurologischen Befunddokumentation bei Schädel-Hirn-Trauma. Typischer Verlauf bei raumforderndem Hämatom (MARSH et. al. [11])

notwendige Forderung. Bei Kleinkindern soll auch nicht operativ erklärbarer Blutverlust immer an eine intrakranielle Blutung denken lassen (14).

Am Ende der Reanimationsphase steht beim bewußtlosen Patienten mit Schädel-Hirn-Trauma und schwerem Polytrauma die interdisziplinäre klinische Konferenz, in der über die weitere Diagnostik oder erforderliche Notoperation entschieden wird. Gleich welche operativen Disziplinen, in der Regel Neuro-, Thorax-, Bauch- oder Unfallchirurgie, daran beteiligt sind, der Anästhesist muß aufgrund seiner patientenspezifischen Kenntnis des aktuellen Zustandsbildes beratend für Zeitpunkt, Rangfolge und Chancen des Noteingriffs mitentscheiden.

Die Kombination extrem vitalbedrohender Verletzungen erfordert auch gelegentlich die Ausführung simultaner Paralleleingriffe. Dies ist immer dann unumgänglich, wenn einerseits eine intrakraniell raumfordernde Blutung zu progredienten Einklemmungserscheinungen führt, zum anderen die Aufrechterhaltung eines suffizienten Kreislaufs trotz Massentransfusion wegen fortgesetzter intraabdomineller oder thorakaler Blutverluste nicht erreicht werden kann. Hierbei ist der Einsatz von mindestens 2 Anästhesistenteams unabdingbare Voraussetzung für den Erfolg.

Für die anschließende *1. Stabilisierungsphase* von Minuten bis zu wenigen Stunden Dauer wird der Patient noch im Op.-Saal, im Aufwachraum oder Schockraum unter anästhesiologischer Obhut verbleiben müssen. Bei fortlaufender Beatmung dient diese Zeit der Feinregulierung von Blutvolumen und Mikrozirkulation, weiterer Korrektur von Wasser-, Elektrolyt- und Basenhaushalt, der Behandlung mit vasoaktiver und diuretischer Medikation und zum Ausgleich von Gerinnungsstörungen.

In dieser Phase kann das Einlegen eines Swan-Ganz-Katheters zur exakten Bilanzierung, cardialen Diagnostik und Steuerung kreislaufwirksamer Medikamente äußerst hilfreich sein.

Daran schließt sich eine notwendige differenziertere Diagnostik sowie die Vorbereitung weiterer dringlich indizierter, d. h. unaufschiebbarer Eingriffe an (Stichwort: Sec. abdominelle und thorakale Organverletzungen, offene Schädelverletzungen, offene Extremitätenfrakturen, perforierende Augenverletzungen, evtl. Gesichts-Schädelverletzungen). Diese sind meist noch innerhalb des Ablaufs des ersten Tages oder der darauffolgenden Nacht in einer *2. operativen Phase* anzugehen.

Auch hier gilt es, eine sorgfältige Abwägung von Indikation und realen Chancen für die chirurgische Intervention zu treffen. Der Grundsatz „life before limb“ hat auch in dieser Phase noch seine volle Gültigkeit. Ein 2. Stabilisierungs- bzw. Erholungsabschnitt von meist mehreren Tagen bis zum Erreichen einer Normalisierung der Organ- und Systemfunktionen auf der Intensivstation schafft die Voraussetzungen für die 3. operative Phase zur restlichen operativen Versorgung.

Durch die in den letzten 10 Jahren entwickelte und allgemein eingeführte intrakranielle Druckmessung epidural oder im Ventrikelsystem haben wir ein wesentliches Kriterium zur Beurteilung unserer therapeutischen Maßnahmen, zur Dauerüberwachung und Trendkontrolle erhalten. Die daraus abgeleiteten Erkenntnisse sind von allergrößtem Wert auch für die anästhesiologischen Notmaßnahmen, für die Narkosemittelwahl und die Beatmung, wenngleich die Druckmessung beim akuten Schädel-Hirn-Trauma in den zwei ersten wichtigsten Phasen ja noch nicht zur Verfügung steht.

Unter dem Aspekt der Auslösung eines intrakraniellen Druckanstiegs müssen wir bei dem am Rande der Kompensationsfähigkeit – also kurz vor der Einklemmung –

stehenden Patienten gerade unsere täglichen Routinehandgriffe neu überdenken. Hierzu einige Beispiele:

Schon in den ersten Arbeiten von *Lundberg* (10) vor 20 Jahren war auf den brüsken Anstieg des Schädel-Innendrucks gleichzeitig mit der Systemdruckspitze bei der Laryngoskopie und Intubation hingewiesen worden. Ein unterkritischer Abfall des cerebralen Perfusionsdrucks ist die Folge (Abb. 6). Auch unter der Relaxation mit Succinylcholin, das wir im Zusammenhang mit Veränderungen des Kaliumspiegels beim Polytrauma wegen der Gefahr von Herzrhythmusstörungen fürchten, sind erhebliche Steigerungen des intracerebralen Drucks beschrieben.

Durch vorangehende intravenöse Injektionen von Lidocain lassen sich Druckspitzen völlig blockieren, wie *Bedford* und Mitarbeiter (2) an einem Kollektiv von Hirntumorkranken zeigen konnten (Abb. 7). Wir erreichen mit der lokalen Spraybehandlung von Hypopharynx und Glottis schon nach 1 bis 2 Minuten ebenfalls eine weitgehende Refelxausschaltung und machen davon regelmäßig Gebrauch. Durch Vernebelung bei der Beatmung läßt sich auch für die nachfolgende Bronchialtoilette daraus Nutzen ziehen.

Schon minimale Abflußbehinderungen des venösen Blutes aus dem intrakraniellen Raum, wie sie bei Kopfdrehung durch Drosselung der Venae jugularis entstehen, führen akut zum intrakraniellen Druckanstieg auf das Doppelte des Ausgangswertes. Umgekehrt löst eine Oberkörperhochlagerung von 30° einen bemerkenswerten Abfall des Hirndrucks aus (Abb. 8).

Für die Klinik läßt sich daraus ableiten: Konsequente Vermeidung jeglicher Stauung im Halsbereich, z. B. während Computertomographie, bei Röntgenaufnah-

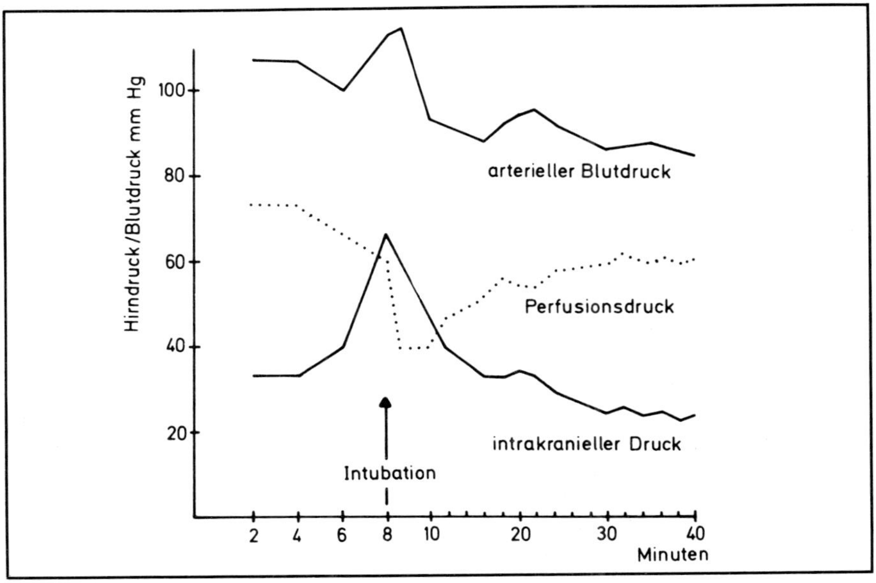

Abb. 6: Arterieller und intrakranieller Druckanstieg während Intubation mit Abfall des Perfusionsdruckes (gep. Linie) unter den intrakraniellen Druck (GOBIET [5])

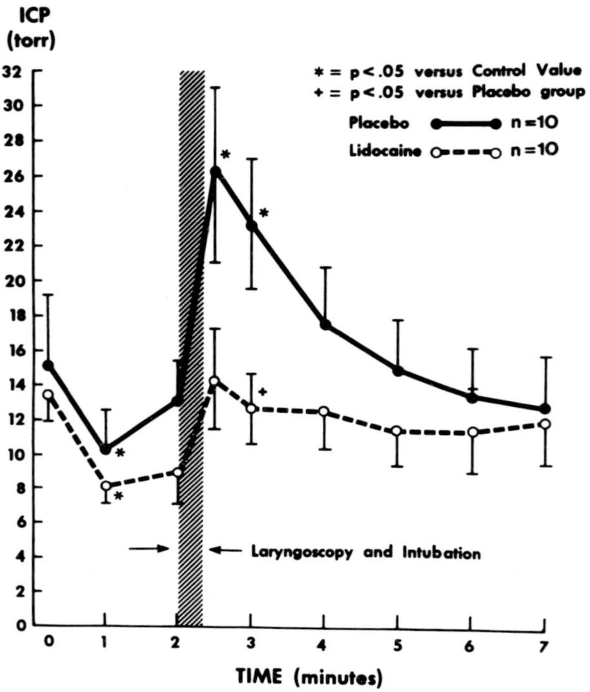

Abb. 7: Aufhebung des ICP-Anstieges durch intravenöse Injektion von Lidocain (1,5 mg/kg, gestr. Linie) vor Laryngoskopie und Intubation (BEDFORD al. [2])

men und vor allem der Operationslagerung. Die Trendelenburg'sche Kopftieflagerung als Schocktherapie ist absolut kontraindiziert.

Auf dem Beatmungssektor wird allgemein gefordert, zur Vermeidung späterer Lungenkomplikationen im Sinne des ARDS, sobald als möglich – das heißt schon mit Beginn der kontrollierten Beatmung – den endexspiratorischen Druck anzuheben. Manche Autoren empfehlen dabei PEEP von 10 bis 15 cm Wassersäule. Über die intrathorakale Drucksteigerung kommt es jedoch dabei auch zur intracerebralen Druckerhöhung (Abb. 9).

In der Praxis bedeutet das: Beim bewußtlosen Patienten mit intrakranieller Druckerhöhung muß auch unter dem Gesichtspunkt der bekannten Herzzeitvolumenverminderung durch PEEP in der Reanimationsphase und während der Notoperation Anwendung und Höhe des PEEP sorgfältig individuell erwogen werden. Kompensationsmöglichkeiten, wie Blutvolumenvermehrung und Lagerung, sind dabei so weit als möglich auszuschöpfen.

In der Wahl des Anästhetikums ist die spezifische Wirkung auf die Hirndurchblutung, den intrakraniellen Druck und den Hirnstoffwechsel zu berücksichtigen: Die intravenösen Narkotika, vor allem die Barbiturate, auch Etomidate und Benzodiaze-

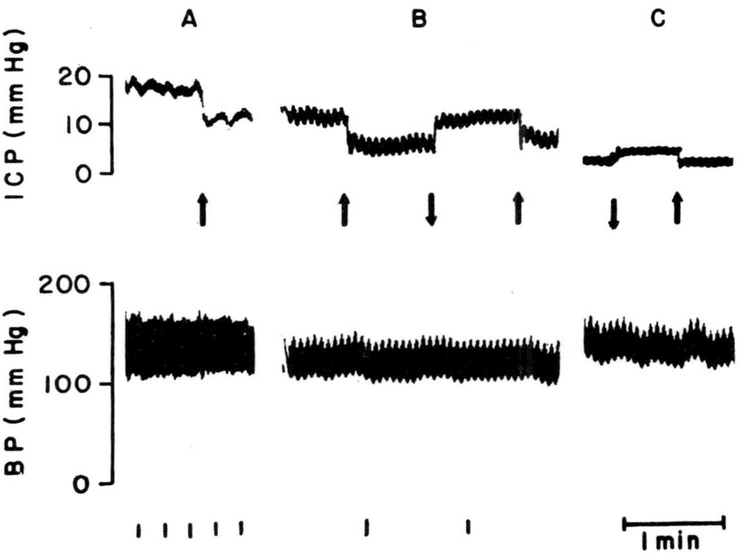

Abb. 8: Einfluß der Oberkörperhochlagerung (30°) auf den intrakraniellen Druck (ICP) (A) und der Kopfdrehung (↓↑) aus Seitenlage um 90° in Normallage bei unterschiedlichen Ausgangsdrucken (B und C) (SHAPIRO [19])

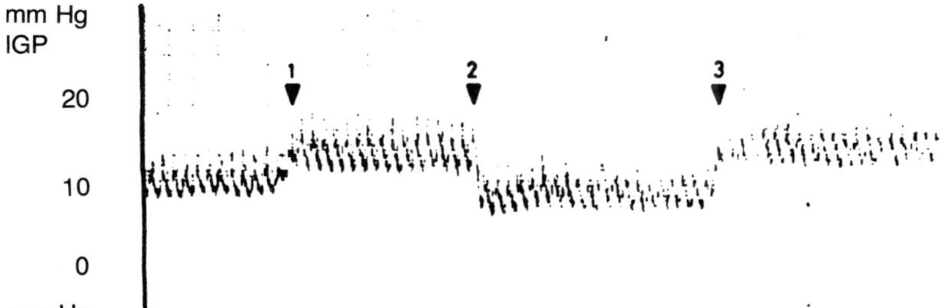

Abb. 9: Verhalten des intrakraniellen (ICP) und zentralvenösen Druckes (CVP) bei PEEP-Beatmung (1) und anschließender Oberkörperhochlagerung 15° (2–3) (nach ABBUSHI u. HERKT [1])

	Pharmakon	Durchbltg. (CBF)	Druck (ICP)	Stoffw. ($CMRO_2$)
Intravenöse Narkotika	Thiopental	↓ ↓	↓ ↓	↓ ↓
	Methohexital	↓ ↓	↓	↓
	Propanidid	↓ ↓	↓	↓
	Diazepam	↓	↓	↓
	Fentanyl	↓ ↓	↓ ↓	↓
	Dehydrobenzp.	↓ ↓	↓	Ø ↓
	Etomidate	↓	↓	
	Ketamine	↑ ↑ ↑	↑ ↑	↑
Inhalations-Narkotika	Lachgas	↑	↑	(↓)
	Halothan 0,5 Vol %	↑	↑	↓
	Halothan 2,0 Vol %	↑ ↑	↑ ↑	↓ ↓
	Enflurane	↑ ↑	↑	↓ ↓

Tab. 5

pine, Fentanyl und DHB senken Blutfluß, Druck und Stoffwechsel. Lediglich Ketamin macht davon eine Ausnahme und ist damit absolut kontraindiziert (Tab. 5).

Die Inhalationsnarkotika steigern alle – auch das Lachgas nach neuerer Erkenntnis – Durchblutung und Hirndruck in Abhängigkeit von ihrer Konzentration im Gasgemisch. Die lachgasbedingte Drucksteigerung läßt sich durch Vorinjektion von Valium und/oder Thiopental verhindern (Abb. 10). Außer Lachgas in nur 50prozentiger Konzentration sollte die Anwendung volatiler Anästhetika bei erhöhtem Hirndruck völlig unterbleiben.

In Abbildung 11 ist eine Synopsis der differenzierten Möglichkeiten und ihrer Reihenfolge zur Behandlung von Hirndruck und Hirnödem abhängig von der Höhe des intracerebralen Drucks und der Durchblutung nach dem Vorschlag von *Bruce* und Mitarbeitern (3) dargestellt. Bei niedrigem Hirndruck (< 15) torr wird dabei zwischen hohem oder unbekanntem Fluß und abfallendem oder gleichbleibendem Fluß und hohem Hirndruck differenziert.

Die Wirkung der Corticoide auf das Hirnödem ist heute wieder umstritten. Wenn Corticoidtherapie, dann muß sie so früh wie möglich – am besten schon am Unfallort – begonnen werden. Die Hyperventilation ist nach wie vor *das* Mittel der Wahl. Die Weite und damit die Durchblutung in den noch autoregulierten Hirngefäßen kann mit

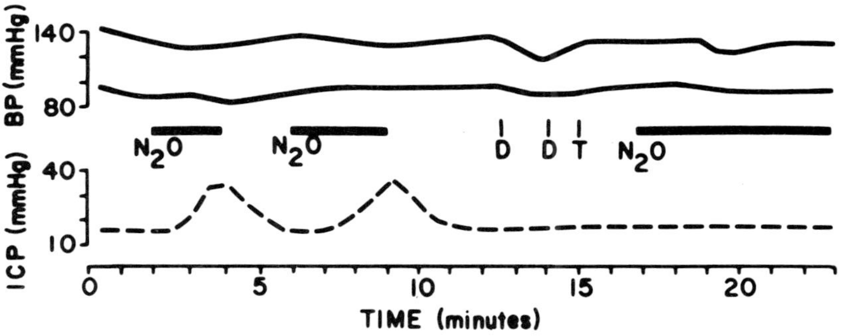

Abb. 10: Verhalten von Blutdruck (BP) und intrakraniellem Druck (ICP) bei Beatmung mit 70 % N_2O ohne und mit Vorgabe von Diazepam (D) und Thiopental (T) (PHIRMAN [13])

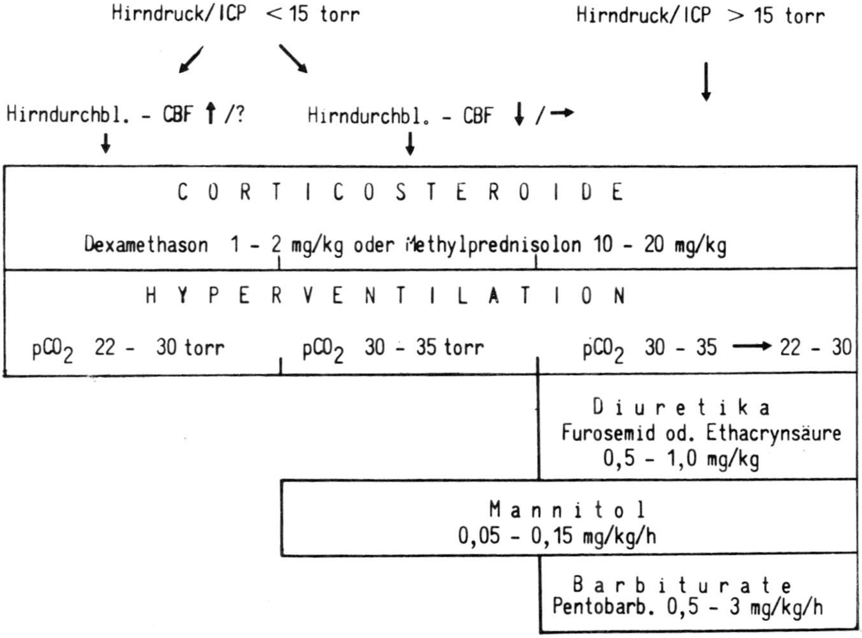

Abb. 11: Schema zur Intensivbehandlung des Schädel-Hirn-Trauma in Abhängigkeit von Hirndruck und Hirndurchblutung (modifiziert nach BRUCE et. al. [3])

dem Absinken des Kohlensäurepartialdrucks zuverlässig vermindert werden, was zur Abnahme von Hirnvolumen und Druck führt.

Bei normalem Hirndruck und hoher Durchblutung (z. B. bei Kindern) sind möglichst tiefe (22–30 torr) PCO_2-Spannungen, bei geringer oder unbekannter Durchblutung mäßige (30–35 torr) PCO_2-Spiegel anzustreben. Die Hyperventilation bei hohem Hirndruck muß je nach Erfolg, beginnend mit mittleren bis zu sehr tiefen Kohlensäurespannungen, gesteigert werden. Danach erst sollten Diuretica (Lasix®) oder Diamox®) – und nur bei hohem Hirndruck (> 15 mm torr) – zur Anwendung kommen; ihre Wirkung bedarf längerer Zeit. Schließlich hyperosmolare Therapie, z. B. Mannitol 20 %. Ist auch hierdurch der Hirndruck nicht zu beeinflussen, so ist die Barbiturattherapie indiziert.

Auf dem letztjährigen Kasseler Symposium hat *Lanksch* (8) ein Schema zur Behandlung schwerer Schädel-Hirn-Verletzungen mit Polytrauma vorgestellt, das vom Gesichtspunkt des Neurochirurgen die einzelnen Therapie- und Diagnostikschritte darstellt. Der anästhesiologische Part ist darin hervorgehoben (Abb. 12).

Bei bewußtlosen Patienten führt der Weg von der Reanimation über das interdisziplinäre Konsilium je nach Priorität der Verletzungssymptomatik entweder unmittelbar zur allgemeinchirurgischen oder bei Hämatomverdacht und Bestätigung im Computer zur neurochirurgischen Notoperation. Diese wird mit einem Bohrloch zur intrakraniellen Druckmessung beendet.

Die ganze Zeit über – von der Klinikaufnahme bis hin zur Intensivstation – wird der Patient vom Anästhesisten behandelt und überwacht. In seinen Händen liegt

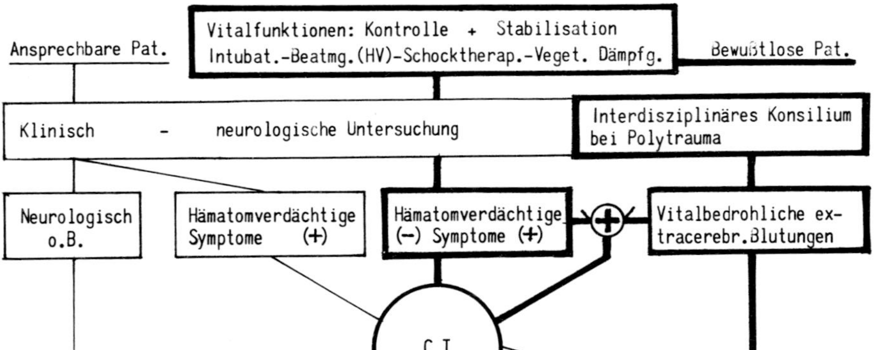

Abb. 12: Schema zur Behandlung schwerer Schädel-Hirn-Verletzungen

somit die Aufrechterhaltung der kontinuierlichen ärztlichen Versorgung in allen diagnostischen und operativen Phasen und auf den dazwischenliegenden, oft erheblichen Transportwegen. Eine weitere Verbesserung der interdisziplinären Diagnostikkette, Vermeidung von Umlagerungen mit ihren bekannten und erheblichen Zeitgewinn läßt eine neue Computergeneration erhoffen, die in der Lage ist, innerhalb weniger Minuten den gesamten Körper in einem Arbeitsgang diagnostisch zu erfassen.

Literatur:

1. Abbushi, W., G. Herkt: „Überwachung und Pflege bei Patienten mit Schädel-Hirn-Trauma". In: Tempel, G. „Anaesthesiologische Aspekte der Traumatologie". Schattauer, Stuttgart – New York 1981
2. Bedford, R. F., H. R. Winn, G. Tyson, T. S. Park and J. A. Jane: „Lidocaine prevents increased ICP after endotracheal intubation". Intracranial Pressure IV, 595–598. Springer, Heidelberg – New York 1980
3. Bruce, D. A., Th. A. Gennarelli, Th. W. Langfitt: Crit. Care Med. 6, 254–269 (1978)
4. Frowein, R. A., W. Reichmann, D. Terhaag und J. Rosenberger: Chirurg 49, 663–667 (1978)
5. Gobiet, W.: „Intensivtherapie nach Schädel-Hirn-Trauma". Springer, Berlin – Heidelberg – New York 1979
6. Hutschenreuter, K., E. Racenberg, P. Fritsche: „Aufgaben des Anaesthesisten in der Unfallchirurgie". Chirurgie der Gegenwart, Bd. 4a. Urban & Schwarzenberg, München 1977
7. Jennett, B., G. Teasdale, J. Fry, R. Braakman, J. Minderhoud, J. Heiden and T. Kurze: J. of Neurology, Neurosurgery and Psychiatry, 43, 289–295 (1980)
8. Lanksch, W.: Pers. Mitteilung: Diskussion 24. Sympos. Braun-Melsungen (1981) und
„Diagnostik und therapeutische Konsequenzen beim Schädel-Hirn-Trauma polytraumatisierter Patienten". In: „Der polytraumatisierte Patient" Intensivmed.-Notfallmed.-Anaesthesiologie 32, 35–39, Thieme, Stuttgart – New York 1982
9. Lawin, P.: „Schädel-Hirn-Trauma". In: „Praxis und Intensivbehandlung" 51, Georg Thieme-Verlag, Stuttgart – New York 1981
10. Lundberg, N.: Acta Psychiatr. Scand. (Suppl. 149) 36 (1960)
11. Marsh, M. L., L. F. Marshall, H. M. Shapiro: „Anesthesiology" 47, 149–163 (1977)
12. Nemes, Niemer, Noack: Datenbuch Anaesthesiologie und Intensivmedizin, S. 276ff., 292ff. G. Fischer, Stuttgart 1982
13. Phirman, J. R., H. M. Shapiro: Anesthesiology 46, 150–151 (1977)
14. Pia, H. W.: Acta Neurochirurg. (Wien) 11, 583–600 (1964)
15. Reist, K.: Notfallmedizin 7, 1 393–1 403 (1981)
16. Sefrin, P.: „Pathophysiologie des Polytraumas", in: „Mehrfachverletzungen". Anaesthesiologie und Intensivmedizin, 127, 106–112. Springer 1980
17. Schulte am Esch, J.: Anaesthesist 28, 136–141 (1979)

18. Shapiro, H. M.: „Neurosurgical Anesthesia and Intracranial Hypertension". Anesthesia, Ed. b. R. D. Miller, 2, 1079 ff. Churchill Livingstone, New York, Edinburgh, London and Melbourne 1981
19. Shapiro, H. M.: Anesthesiology 43, 445 (1975)
20. Singbartl, G.: Anaesthesist 30, 431–439 (1981)
21. Spilker, E. D., F. W. Ahnefeld: „Klinikarzt" 8, 845–848 (1981)
22. Teasdale, G., B. Jennett: Lancet 2, 81 (1974)
23. Wiedemann, K., J. Hamer: Anaesth. Intensivmed. 23, 15–25 (1982)
24. Wolff, G., M. Dittmann, K. E. Frede: Der Chirurg 4, 737–744 (1978)

Chirurgische Aspekte bei Verletzungen des Thorax und Abdomen

B. Gay

Das Schicksal des Polytraumatisierten hängt wesentlich davon ab, wie schnell einzelne Organverletzungen erkannt, ihr Schweregrad festgelegt und diagnostische und therapeutische Dringlichkeiten abgeleitet werden. Zur Veranschaulichung werden 2 Fälle vorangestellt:

Patient 1: Die Röntgenaufnahme zeigte das Bild eines massiven Spannungspneumothorax eines Patienten mit Schädel-Hirn-Trauma und Unterschenkelfraktur. Die lebensrettende Thoraxpunktion wurde unterlassen, die verspätet eingebrachte Thoraxdrainage liegt subcutan. Die schockrelevante Schädigung wurde nicht rechtzeitig erkannt, bzw. unrichtig therapiert.

Der 2. Unfallverletzte mit traumatischer Aortenruptur erreichte lebend die Klinik, verstarb jedoch trotz Einsatz aller therapeutischer Mittel.

Im ersten Fall hätte durch minimalen Aufwand der letale Ausgang verhindert werden können, während im 2. Fall die Bemühungen in dieser Situation nahezu aussichtslos waren. Unter Berücksichtigung von Prioritäten sind im Behandlungskonzept für Polytraumatisierte nach Wolff 5 Phasen zu unterscheiden: Sie gliedern sich in *Reanimationsphase, 1. Operationsphase, Stabilisierungsphase, 2. Operationsphase* und *Erholungsphase.* In der 1. operativen Phase werden Verletzungen versorgt, die eine definitive Reanimation nicht erlauben. Dies sind Noteingriffe der 1. Dringlichkeitsstufe. Nach *Frowein* und Mitarbeiter ist nach Schädel-Hirn-Verletzungen nur selten eine sofortige Operation erforderlich. Bei intrakranieller, intrathorakaler oder intraabdomineller Blutung muß im Einzelfall entschieden werden, welche Verletzung zuerst versorgt wird. Über die Reihenfolge der operativen Maßnahmen können Dringlichkeitskollisionen auftreten, so daß ein starres Behandlungsschema nicht aufgestellt werden kann. Wir benötigen vielmehr einen Dringlichkeitsplan, in dem das therapeutische Procedere von Prioritäten bestimmt wird. Entwickelt sich ein komprimierendes intrakranielles Hämatom akut, ist der neurochirurgische Eingriff aus vitaler Indikation erforderlich (5, 13, 16). In allen anderen Fällen ist die Versorgung der Thorax- und Abdominalverletzung vorrangig. Bei Blutungen im Thorax und Abdomen ist die Laparotomie voranzustellen, wenn die thorakale Notfallsituation behoben ist. Da die Überwachung, vor allem die Verlaufskontrolle der cerebralen Schädigung in Narkose schwierig ist, sollte das Ausmaß und die Art der cerebralen Läsion nach Möglichkeit geklärt werden (13). Wir haben die Erfahrung gemacht, daß nur selten die Notwendigkeit bestand, gleichzeitig die intrakranielle raumfordernde

Blutung und eine andere vital bedrohende Verletzung zu versorgen. In den allermeisten Fällen stand entweder die neurochirurgische oder die unfallchirurgische Versorgung im Vordergrund. In der Regel weist der Schock beim Erwachsenen auf eine zusätzliche extrakranielle Verletzung hin, während beim Säugling und Kleinkind der Schock eher an das epidurale Hämatom denken läßt (13, 16). Evtl. muß die Bohrlochtrepanation simultan mit der Laparotomie oder zuvor erfolgen.

Thoraxtrauma

Nach *Encke* treten mehr als 60 % und über 80 % der schweren Thoraxtraumen im Rahmen von Mehrfachverletzungen auf. Thoraxverletzungen sind äußerlich meist nicht zu erkennen (10, 15), es muß jedoch bei jedem Schwerverletzten an diese Möglichkeit gedacht werden. Nach *Felix* erhöht die Verzögerung des Behandlungsbeginns um nur 30 Minuten die Letalität um 300 %. Nach *Rutherford* hängt das Therapieresultat einer Thoraxverletzung wesentlich von der Sachkenntnis des erstbehandelnden Arztes ab. Danach wäre durch richtige Maßnahmen ein Sechstel der tödlich verlaufenden Thoraxverletzungen zu retten gewesen. Die Mortalität der schweren Thoraxkombinationsverletzungen hat sich in den letzten 2 Jahren nicht grundlegend verbessern lassen und liegt nach großen Statistiken zwischen 30 und 50 %.

Zwei Notfallsituationen bedürfen der sofortigen Therapie: 1. Spannungspneumothorax, 2. Herztamponade. Diese unmittelbar lebensbedrohlichen Situationen müssen durch klinische Untersuchung erkannt werden (9, 18). Ihre Versorgung ist vor allen weiteren diagnostischen Maßnahmen, insbesondere Röntgenaufnahmen, Blutgasanalyse und ähnlichem, vorzunehmen. Die Behandlung ist in beiden Fällen rein symptomatisch, entscheidet aber über den gesamten weiteren Verlauf. Der Grundsatz „erst die Diagnose, dann die Therapie" kann beim Thoraxverletzten lebensgefährlich sein. Für die dringlichste Diagnostik muß man sich deshalb auf klinische Symptome konzentrieren.

Der *Spannungspneumothorax* wird häufig nicht erkannt (12). Dyspnoe, hypersonorer Klopfschall, typischer Auskultationsbefund und subcutanes Emphysem im Thoraxbereich und Hals weisen darauf hin. Durch Punktion im 2. und 3. ICR in der Medioclavikularlinie mit einer dicken Ventilkanüle, besser noch mit einer Braunüle, ist eine sofortige Druckentlastung zu erzielen.

Wunden im Herzbereich sowie präkardiale Prellmarken weisen auf eine mögliche *Herztamponade* hin. Führende Symptome sind gestaute Venen im Halsbereich und ein erhöhter zentral-venöser Druck. Bereits durch 150 bis 250 ml Flüssigkeit im Herzbeutel wird eine akute Tamponade erzeugt. Sie erfordert die sofortige Entlastungspunktion.

Im weiteren ist die Röntgenaufnahme das wichtigste Hilfsmittel zur Beurteilung einer Thoraxverletzung. Sie ist unter zwei Voraussetzungen indiziert: 1. Rasche und schonende Röntgenaufnahmetechnik, möglichst ohne Umlagerung. 2. Die Untersuchung erfolgt unter ärztlicher Überwachung. Der Patient darf keinesfalls, wie oft gesagt „zum Röntgen geschickt" werden. Anhand des Röntgenbildes wird nach folgenden Verletzungen gefahndet, die die Indikation für dringliche operative Eingriffe darstellen.

1. Rippenserienfrakturen

Diese sind auf den ersten Röntgenbildern oft nicht sichtbar, eine klinische Untersuchung hilft hier weiter. Von Fall zu Fall muß über operativ stabilisierende Maßnahmen entschieden werden. Vor weiteren Narkoseeingriffen sollte prinzipiell eine Thoraxdrainage gelegt werden.

2. Pneumothorax

Liegt kein Spannungspneumothorax vor, sollte vor Einlage der Drainage die Lungenaufnahme abgewartet werden. Es besteht die Gefahr, daß z. B. bei Zwerchfellruptur abdominelle Organe verletzt werden.

3. Verletzung von Trachea, Bronchen und Oesophagus

Drei Symptome lassen an eine Verletzung von Trachea und Bronchien denken: 1. Ein Pneumothorax, der sich trotz Drainage nicht beheben läßt, 2. deutliches Mediastinalemphysem und 3. persistierende Atelektase. Die Verletzung wird meist verspätet erkannt. Der Nachweis der Oesophagusverletzung gelingt durch Gastrografindarstellung. Das akut auftretende Mediastinalemphysem muß durch kollare Mediastinotomie entlastet werden.

4. Zwerchfellruptur

Diese stellt wegen der Gefahr der Inkarzeration und Verdrängung thorakaler Organe stets eine Indikation zur Operation dar. Frische Zerreißungen des linken Zwerchfelles werden durch Laparotomie versorgt, während veraltete Verletzungen und rechtsseitige Rupturen zweckmäßig durch Thorakotomie angegangen werden (8).

5. Aortenruptur

80 % dieser Verletzungen verlaufen sofort tödlich, während ca. 15 % in den ersten zwei Wochen versterben (12). Lediglich 5 % der Verletzten erleben die Ausbildung eines posttraumatischen Aortenaneurysmas. Bei Verbreiterung des Mediastinums muß an diese Verletzung gedacht werden und möglichst eine sofortige Aortographie erfolgen. Nach *Vollmar* ist bei vielen Fällen innerhalb der ersten Stunden oder Tage die direkte End-zu-Endnaht der Verletzungsstelle möglich.

6. Hämatothorax

Als Ursache kommen Thoraxwandverletzungen, Lungenparenchymläsionen, Verletzungen von thorakalen Gefäßen sowie Wirbelfrakturen und Zwerchfellrupturen in Betracht. Eine vitale Gefährdung kann durch große Blutverluste (bis zu 6 l) in der Pleurahöhle, durch Lungenparenchymkompression sowie Mediastinalverdrängung auftreten. Klinisch und röntgenologisch lassen sich Blutmengen von mehr als 200 bis 400 ml nachweisen. Die Diagnose ist oft erschwert durch mangelhafte Röntgenaufnahmen bei Notfällen sowie durch zusätzlich bestehende Lungenkontusionsherde.

Die Diagnose wird 1. durch Röntgenaufnahme und 2. nach Probepunktion gestellt. Die Behandlung hat folgende Ziele: 1. Völlige Entleerung der Pleurahöhle, 2. die komplette Ausdehnung der Lunge. Zu diesem Zweck wird die Pleurahöhle drainiert. Wir erreichen dadurch 1. eine Blutstillung, die meist dann eintritt, wenn die Lunge voll entfaltet ist und 2. eine Kontrolle des Blutverlustes.

Einige Bemerkungen zur Drainagetechnik

Zuvor sollte stets eine Probepunktion erfolgen. So wird die Diagnose gesichert und festgestellt, ob an dieser Stelle der Pleuraraum frei von Verwachsungen ist. Drei Techniken werden propagiert: 1. Stumpfes Einführen des Drains mit gebogener Klemme über dem Finger. Dieses Verfahren wird meist empfohlen und gilt als ungefährlich (14). 2. Über eine mittels Trokar eingeführte Hülse läßt sich die Drainage leicht und sicher plazieren. 3. Der Trokar-Katheter: Diese Methode ist nicht ungefährlich. Beim Durchbohren der Thoraxwand ist eine relativ große Kraft erforderlich, eine starre Führung durch den langen Trokar kann zu Nebenverletzungen führen. Die Drainage sollte möglichst tief (5. und 6. ICR) in der mittleren oder hinteren Axillarlinie liegen. Beim beatmeten Patienten erfolgt das Plazieren während der Apnoe. Es sollten weitlumige (Charr. 28–36), silikonisierte Schläuche verwendet werden. Es ist ein aktiver Sog (bis 25 cm H_2O) erforderlich. Die Drainage muß auf Durchgängigkeit geprüft werden. Beim Hämopneumothorax legen wir eine 2. Drainage in den 2. ICR in der Medioclavikularlinie ein. Bei der Entleerung sollte nach 1 000 ml auf jeden Fall eine Pause eingelegt werden, sonst besteht die Gefahr einer akuten Herzinsuffizienz.

Indikation zur Thorakotomie beim Hämatothorax:

1. Sofortige Notfallthorakotomie: Sie wird an einigen amerikanischen Zentren beim Moribunden im massiven Schock und fehlenden anderen Blutungsquellen durchgeführt.

2. Verzögerte Notfallthorakotomie nach 4 bis 6 Stunden: Hier werden von einzelnen Zentren unterschiedliche Richtwerte empfohlen. Unseres Erachtens sollte vor allem die persistierende Blutung berücksichtigt werden. Nach einem Initialverlust von 1 000 bis 2 000 ml Blut und anhaltender Blutung von 200 bis 300 ml pro Stunde sollte die Indikation zur Thorakotomie hier großzügig gestellt werden.

3. Die Frühthorakotomie: Diese sollte vor dem 8. Tag erfolgen und dient der Ausräumung von Koageln bei unvollständiger Entleerung der Pleurahöhle.

4. Spätthorakotomie nach 6 Wochen dient der Decortikation.

Die Intensivtherapie Thoraxverletzter verlangt weniger heroische Entscheidungen als die Pflege wesentlicher, oft als nebensächlich angesehener Details. Als Zwischenbilanz kann gesagt werden, daß beim stumpfen Thoraxtrauma nur in seltenen Fällen operativ vorgegangen werden muß. Das Einlegen von Thoraxdrainagen, die Intubation und Beatmung lassen sich ohne großen Zeitaufwand vornehmen, danach sind dringliche Eingriffe z. B. Laparotomie oder neurochirurgische Maßnahmen ohne weiteres möglich.

Bauchtrauma

Das diagnostische und therapeutische Vorgehen unterscheidet sich beim Mehrfachverletzten zum Teil wesentlich von den Maßnahmen beim isolierten Bauchtrauma. (11). Die *Diagnose* muß rasch, zuverlässig und ohne zusätzliche Gefährdung des Patienten erfolgen. Die *Therapie* ist auf das zur Lebenserhaltung notwendige Maß, d. h. Blutstillung und Verschluß eröffneter Hohlorgane, zu beschränken.

Beim Schädel-Hirn-Trauma ist die Diagnose einer stumpfen Bauchverletzung durch das Fehlen der Abwehrspannung, des Druckschmerzes und anderes erschwert. Der Ausschluß einer Blutung in die Bauchhöhle muß aus vitaler Indikation den ersten Platz einnehmen. Je bedrohlicher der Zustand des Patienten ist, um so mehr muß eine Beschränkung auf ein diagnostisches Minimalprogramm erfolgen. *Heberer* wies darauf hin, daß Patienten mit erfolgreich operierter Aortenruptur an einer vergleichsweise harmlosen Leberruptur verblutet sind. Beim Mehrfachverletzten ist der Anteil der Todesfälle mit nicht versorgter intraabdomineller Blutung besonders hoch.

Prellmarken, Abschürfungen u. ä. geben Hinweise auf intraabdominelle Verletzungen. Klinische, laborchemische und röntgenologische Befunde erwiesen sich bei der Beurteilung als unzuverlässig. Eine vorrangige Bedeutung hat deshalb in den letzten Jahren die *diagnostische Punktion und Spülung* der Bauchhöhle erlangt. Sie sollte stets an 1. Stelle – ungeachtet aller sonstigen verfügbaren Mittel – stehen (1, 19). Wir verzichten lediglich darauf, wenn bereits eine klare Operationsindikation besteht. Über das technische Vorgehen im einzelnen wurde bereits mehrfach berichtet. Bestehen Narben durch Voroperationen, punktieren wir im rechten Oberbauch oder führen den Katheter über eine kleine Incision unter Sicht in die Bauchhöhle ein. Die Komplikationsrate bei über 860 Peritoneallavagen seit 1972 bis Januar 82 liegt bei unter einem Prozent. Die Trefferquote beträgt nahezu 99 %. Ist die Punktion positiv, erfolgt die sofortige Laparotomie. Bei positiver Spülung wird die Operation ebenfalls angeschlossen. Fällt die Spülung schwach positiv aus, wird der Patient beobachtet, bei Verschlechterung eine 2. Punktion angeschlossen oder das diagnostische Programm erweitert.

Zwei Situationen können falsche Ergebnisse vortäuschen. Ein *falsch positives Ergebnis* ist durch Punktion eines retro- oder präperitonealen Hämatoms (z. B. nach Beckenfraktur) möglich. Die Fehldeutung läßt sich durch Punktion im rechten Oberbauch vermeiden. Ein *falsch negatives Ergebnis* ist bei Zwerchfellruptur mit intrathorakaler Verlagerung der Blutungsquelle (z. B. rupturierte Milz) möglich.

Die Prognose hängt beim Mehrfachverletzten wesentlich von der rechtsseitig durchgeführten Laparotomie ab. Wichtig erscheinen uns einfache diagnostische Verfahren, die eine klare Indikation zur Operation erlauben, wobei eine Organdiagnose von untergeordneter Bedeutung ist. Nach *Buff* hüte man sich besonders vor einem „Diagnosefimmel".

Von großem Aussagewert für die akute Diagnostik ist die *Sonographie.* Diese Untersuchung läßt sich rasch und schonend durchführen, ein entsprechend versierter Untersucher muß allerdings permanent verfügbar sein. Die *Laparoskopie* erfordert größeren Aufwand und ist belastender für den Patienten (Narkose, Umlagerung, Gasinstillation u. ä.). Die Untersuchung ermöglicht jedoch eine präzise Aussage über das Ausmaß und die Lage der Blutungsquelle. Die *Computertomographie* ist nicht überall verfügbar. Nach Stabilisierung der Vitalfunktionen können *Röntgenuntersuchungen* vorgenommen werden. Bei besonderen Fragestellungen (Magen-Darmruptur, Zwerchfellruptur) ist eine Gastrografindarstellung über die Magensonde möglich. Die selektive oder Übersichtsaortographie gibt wertvolle Aufschlüsse, insbesondere zur Beurteilung von Nierenverletzungen. Zusätzliche Bedeutung gewann die Angiographie in den letzten Jahren vor allem durch die Möglichkeit zur gezielten Embolisation. Die explorative Laparotomie stellt für den Mehrfachverletzten eine erhebliche Gefährdung dar; unseres Erachtens muß die diagnostische Laparotomie ohne vorangegangene Lavage als Fehler angesehen werden!

Als Zugang wählen wir bei Mehrfachverletzten eine ausreichend große mediane Laparotomie. Stets muß das gesamte Abdomen revidiert werden. Oftmals bestehen Verletzungen mehrerer Organsysteme, wobei die Zwerchfellrupturen, Darm-, Pankreas- und Duodenalläsionen nicht selten übersehen werden. Die intraoperative maschinelle Autotransfusion hat sich auch in unserer Klinik bewährt. Bei schweren, nicht lokalisierbaren Blutungen sollte die Aorta im Hiatus oder subdiaphragmal abgeklemmt werden. Nach *Allgöwer* vertragen alle Abdominalorgane eine vollständige Ischämie von einer Stunde.

Milzverletzungen werden am häufigsten (30 bis 40 %) angetroffen. Bei Mehrfachverletzten bevorzugen wir wie andere Autoren die Splenektomie. Milzerhaltende Maßnahmen (z. B. die konservative Therapie mittels szintigraphischer Verlaufskontrolle, Teilresektionen, Infrarotkoagulation sowie Übernähungen und Verklebungen) treten hier in den Hintergrund. Wir drainierten früher das Milzlager, sind jedoch jetzt mit diesem Vorgehen zurückhaltend und lassen die Drainage nicht länger als 24 bis 48 Stunden liegen. Um eine Nachblutung aus dem Milzlager nachzuweisen, erwies sich die Drainage stets als ungeeignet.

Bei *Leberverletzungen* werden schwerste Blutungen beobachtet. Die Letalität liegt bei über 50 %, wenn mehr als 4 Organsysteme beim Polytraumatisierten betroffen sind. Eine temporäre Blutstillung läßt sich zunächst durch manuelle Kompression der Leberwunde erzielen. Die Abklemmung des Lig. hepatoduodenale kann für 30 bis 60 Minuten (2) erfolgen. Tritt nach dieser Maßnahme keine Blutstillung ein und liegt eine erhebliche Parenchymschädigung vor, ist die Ligatur der Arteria hepatica dextra oder sinistra oder Hepatica communis von einigen Autoren empfohlen worden. Die A. hepatica propria (6) sollte möglichst nicht unterbunden werden. Voraussetzung für diese Verzweiflungstat ist ein ausreichender Fluß in der Pfortader, keine Lebercirrhose sowie eine stabile Kreislaufsituation. Einzelne Erfolgsberichte liegen vor; wir haben in 2 Fällen mit diesem Vorgehen schlechte Erfahrungen gemacht. Durch die Streifentamponade läßt sich in vielen Fällen eine Blutstillung erzielen. Sie ist umständlichen und erfolglosen Versuchen einer Leberparenchymnaht oder gar Resektion auf jeden Fall vorzuziehen (2, 21). Die Tamponade wird nach Stabilisierung des Kreislaufes und Normalisierung der Blutgerinnung 3 bis 7 Tage später entfernt. Das schwierigste Problem stellt die Versorgung einer Lebervenen- bzw. Vena cava-Blutung dar. Verletzte Lebervenen können ligiert werden, die Verletzungsstelle der Cava wird vernäht (3). Über verschiedenste Methoden zur Kanülierung und Ausschaltung des retrohepatischen Cavaabschnittes durch Katheter wurde wiederholt berichtet. Es gibt jedoch über dieses Vorgehen sicher mehr Publikationen als überlebende Patienten (21). Die traumatisierte Leber wird ausgiebig drainiert, auf eine T-Drainage verzichten wir stets.

Nicht pulsierende Hämatome im Unterbauch sollten nicht eröffnet werden. Liegt jedoch ein retroperitoneales Hämatom im Oberbauch vor, muß an eine *Pankreasverletzung* gedacht werden. In diesen Fällen sollte die Bauchspeicheldrüse notfallmäßig drainiert werden, während vor großen Resektionen eher zu warnen ist (11, 19).

Dünndarmverletzungen werden, wenn sie nicht mehr als die Hälfte der Circumferenz betreffen, durch Naht versorgt. Andernfalls oder im Zweifelsfall sollte dagegen eine Resektion erfolgen.

Zur Versorgung von *Colonverletzungen* kommt die Übernähung der Verletzungsstelle mit Vorverlagerung des geschädigten Darmsegmentes als risikoarmes Verfahren in Betracht. Jede Dickdarmnaht sollte durch proximale Colostomie entlastet werden.

Zur Versorgung Schwerverletzter sind häufig zahlreiche Organspezialisten erforderlich. Der Schwerverletzte braucht in allererster Linie einen Arzt der Prioritäten setzt, Unwesentliches von Wesentlichem unterscheidet, in bestimmten Fällen sofort handelt oder zuwartet. Mit anderen Worten: Er benötigt einen Arzt, der sich verantwortlich fühlt.

Literatur:

1. Allgöwer, M.: Helv. Chir. Acta 44, 63 (1977)
2. Berchthold, R., F. Wagner, P. Casey, U. W. Flückinger, H.-U. Stäubli: Helv. Chir. Acta 44 (1977)
3. Depinto, J. D., J. Mucha, P. C. Powers: Ann. Surg. 183, 243 (1976)
4. Encke, A., H. Lülling, F. Ullrich: Unfallchirurgie 4, 23 (1978)
5. Felix, W. R.: J. Trauma 16, 873 (1976)
6. Flint, L. M., H. C. Polk: J. Trauma 19, 319 (1979)
7. Frowein, R. A., W. Reichmann, D. Terhag, J. Rosenberger: Chirurg. 49, 663 (1978)
8. Gay, B., R. Arbogast, B. Höcht: Unfallhk. 83, 146 (1980)
9. Glinz, W.: Thoraxverletzungen. Springer, Berlin – Heidelberg – New York 1979
10. Heberer, G.: Langenbecks Arch. klin. Chir. 322, 268 (1968)
11. Kern, E., P. Klaue: Langenbecks Arch. klin. Chir. 352, 243 (1980)
12. Kremer, K., H. Nier, R. Sailer, J. Rivas-Martin: Unfallchirurgie 4, 30 (1978)
13. Marguth, F., W. Lanksch: Langenbecks Arch. klin. Chir. 352, 231 (1980)
14. Millikan, J. S.: Amer. J. Surg. 140, 738 (1980)
15. Muhr, G., H. Tscherne: Chirurg 49, 593 (1978)
16. Pia, H. W.: Unfallchirurgie 7, 86 (1981)
17. Rutherford, R. B.: Emergency medicine, common emergencies in daily practice 6, 361 (1974)
18. Spelsberg, F.: Unfallmed. Tg., Heft 38, 65
19. Trede, M., K.-H. Kersting: Chirurg 49, 672 (1978)
20. Vollmar, J. F.: Klinikarzt 10, 1 189 (1981)
21. Walt, A. J.: Amer. J. Surg. 135, 12 (1978)
22. Wolff, G. M., M. Dittmann, K. E. Frede: Chirurg 49, 737 (1978)

Operative Versorgung bei Schädel-Hirn-Trauma und Mehrfachverletzungen: Chirurgische Aspekte bei Verletzungen des Bewegungsapparates

H. Tscherne, H.-J. Oestern und J. Sturm

Blutverlust, Gewebszertrümmerung und direkte Organläsion führen zum Schock-Syndrom des Polytraumatisierten mit ungenügender Kapillarfusion, respiratorischer Insuffizienz und metabolischen Störungen. Abgesehen von Schädelverletzungen tritt der Tod nach schwerem Trauma akut durch progressives Herz-Lungen-Versagen und später durch multiples Organversagen in Kombination mit Sepsis ein. Mit unseren heutigen Therapiemöglichkeiten sehen wir einen tödlichen Ausgang durch progressives Herz-Lungen-Versagen in den ersten 2 Wochen nach Polytrauma nur bei Patienten, die verzögert behandelt oder wiederbelebt wurden und nur bei sehr wenigen, die tatsächlich schwerste Verletzungen erlitten. Ursache des therapiefreien Intervalls sind verspätete Entdeckung des Unfalles oder verlängerte Bergungszeit, weitaus am häufigsten aber Fehlbeurteilung oder unzureichende Behandlung der schockspezifischen cardio-pulmonalen Veränderungen.

Oberste Behandlungsziele sind die frühestmögliche Wiederherstellung einer ausreichenden Perfusion aller lebenswichtigen Organe und die Beseitigung einer Gewebshypoxie. Indikationsprioritäten und Versorgungstaktik des Polytraumatisierten lassen sich von dieser pathophysiologischen Basis her konsequent ableiten – und jede Mißachtung dieser Prinzipien endet auch bei subtilster chirurgischer Versorgung der Einzelverletzungen mit Sicherheit im schweren schockbedingten Organversagen, häufig mit letalem Ausgang. Andererseits dürfen die für die Einzelverletzungen gültigen und bewährten Behandlungsprinzipien mit dem Endziel einer völligen restitutio ad integrum bei einem Polytraumatisierten nicht einfach preisgegeben werden, sondern müssen modifiziert in den Gesamttherapieplan eingebunden werden. Dies gilt insbesondere für die Mehrfachverletzungen des Bewegungsapparates.

Organisatorische Voraussetzungen für die Behandlung eines Schwerverletzten

Die pathophysiologische Reaktion des Organismus auf das Trauma und die verschiedenen Verletzungen sind nur dann ausreichend behandelt, wenn einerseits ein

Mindestmaß an personellen, räumlichen und apparativen Voraussetzungen gegeben ist, andererseits ein klares Diagnostik- und Behandlungskonzept für das gesamte Trauma-Team besteht. Die Behandlung eines Schwerverletzten ist eben an Voraussetzungen gebunden, über die nicht jedes Krankenhaus verfügen kann. An keinen Herzchirurgen würden wir das Ansinnen stellen, selbst die einfachste Operation ohne die entsprechende personelle und apparative Ausrüstung vorzunehmen. Es ist nur recht und billig, wenn wir für den polytraumatisierten Patienten mit der Vielfalt der Verletzungen und Organbeteiligungen die gleiche Sicherheit fordern, nicht zuletzt auch im Hinblick auf die volkswirtschaftliche Bedeutung. Polytraumatisierte sind in der Regel gesunde Menschen, am Anfang oder in der Mitte ihres Berufslebens. Mit wenigen Ausnahmen ist der traumatische Schock beherrschbar und jede Einzelverletzung heilbar. Die Prognose hinsichtlich einer völligen Wiedereingliederung ins Berufsleben ist ausgesprochen günstig.

Das Management eines Schwerverletzten kann in Anlehnung an *Tscherne* (1) und *Wolff* (2) in verschiedene Zeitperioden unterteilt werden (Tab. 1). Diese Therapiekette ist so stark wie ihr schwächstes Glied, d. h., wir müssen in jeder einzelnen Phase für einen optimalen Behandlungsablauf sorgen. Es ist eine unbestrittene Tatsache, daß alle pathophysiologischen Abläufe im Schockgeschehen direkt durch den Zeitfaktor beeinflußt werden.

Präklinische Phase	Klinische Phase
↓	↓
Alarmierungsphase	Reanimationsphase
Reanimationsphase	1. Op Phase
Bergungsphase	Stabilisierungsphase
Transportphase	2. Op Phase
	Regenerationsphase
	3. Op Phase
	Rehabilitationsphase

Tab. 1: Zeitperioden für das Management beim Schwerverletzten

Gerade in großen Kliniken mit ihrer personellen Vielfalt kann nur ein vollendetes Management den Erfolg in der Behandlung Schwerverletzter garantieren. Die fast überperfektionierte Reglementierung in vielen Bereichen unserer technisierten Welt muß gerade beim Schwerverletzten mit seiner Multiorganbeteiligung Anwendung finden. Unmittelbar nach Einlieferung eines Schwerverletzten müssen in der Reanimationsphase alle Maßnahmen so selbstverständlich systematisiert ablaufen, wie der Check up im Cockpit eines Flugzeuges. Perfekte Organisation muß das erste Gebot in der Behandlung Schwerverletzter sein.

Zur Erstbehandlung eines Schwerverletzten sind 8 Dienste eingeteilt. Wird ein Polytrauma angekündigt, so begeben sich die dafür vorgesehenen Dienste unverzüglich in den Reanimations- und Schockraum, entnehmen ihr Dienstschild und bereiten die Erstmaßnahmen vor. Ist diese Diensttafel leer, so dürfen weitere Personen den Raum nicht betreten. Diese Mannschaft besteht aus dem unfallchirurgischen Oberarzt, 3 chirurgischen Diensten, 2 Poliklinikschwestern, 1 Anästhesisten und 1 Anästhesiepfleger.

Präklinische Periode

Wesentliche Akzente in der Behandlung werden bereits an der Unfallstelle gesetzt. Ziel der Therapie ist die Beseitigung der Hypovolämie durch aggressive Volumensubstitution bzw. durch temporäre Blutstillung bei Extremitätenverletzungen, Feststellung einer adäquaten Oxygenierung (Intubation), Beseitigung von Schmerzen, Schienung von Frakturen sowie eine rasche Diagnostizierung der wesentlichen Verletzungen. Dadurch kann bereits das entsprechende Team in der Klinik benachrichtigt und Konsiliarärzte (Neurochirugie, HNO, Augen) informiert werden. Damit ist bereits beim Eintreffen des Patienten jeweils der behandelnde Arzt anwesend, es entsteht somit kein weiterer Zeitverlust.

Die Reanimationsphase ist charakterisiert durch die Wiederherstellung der physiologisch-respiratorischen und hämodynamischen Verhältnisse. Diese Periode kann unmittelbar übergehen in die *erste Operationsphase, lebenserhaltende* Sofortoperationen. Hier sind ausschließlich lebenserhaltende Eingriffe erlaubt (Tab. 2, Abb. 1).

Alle nicht vital indizierten Operationen sollten erst durchgeführt werden, wenn das Operationsrisiko durch eine weitere Behandlung nicht mehr vermindert werden kann. Diese Periode wird am besten als *Stabilisierungsphase* bezeichnet. Hier ist eine intensive Diagnostik notwendig. Sie muß *rasch, sorgfältig* und *umfassend* sein. In der

1. Unkontrollierbare äußere Blutung
2. Innere Massenblutung
3. Verlegung oberer Luftwege (Tracheotomie)
4. Akuter Hirndruck
5. Verletzung peripherer Stammgefäße mit Möglichkeit der Extremitätenerhaltung

Tab. 2: Lebenserhaltende Sofortoperationen, die in der ersten Operationsphase durchgeführt werden

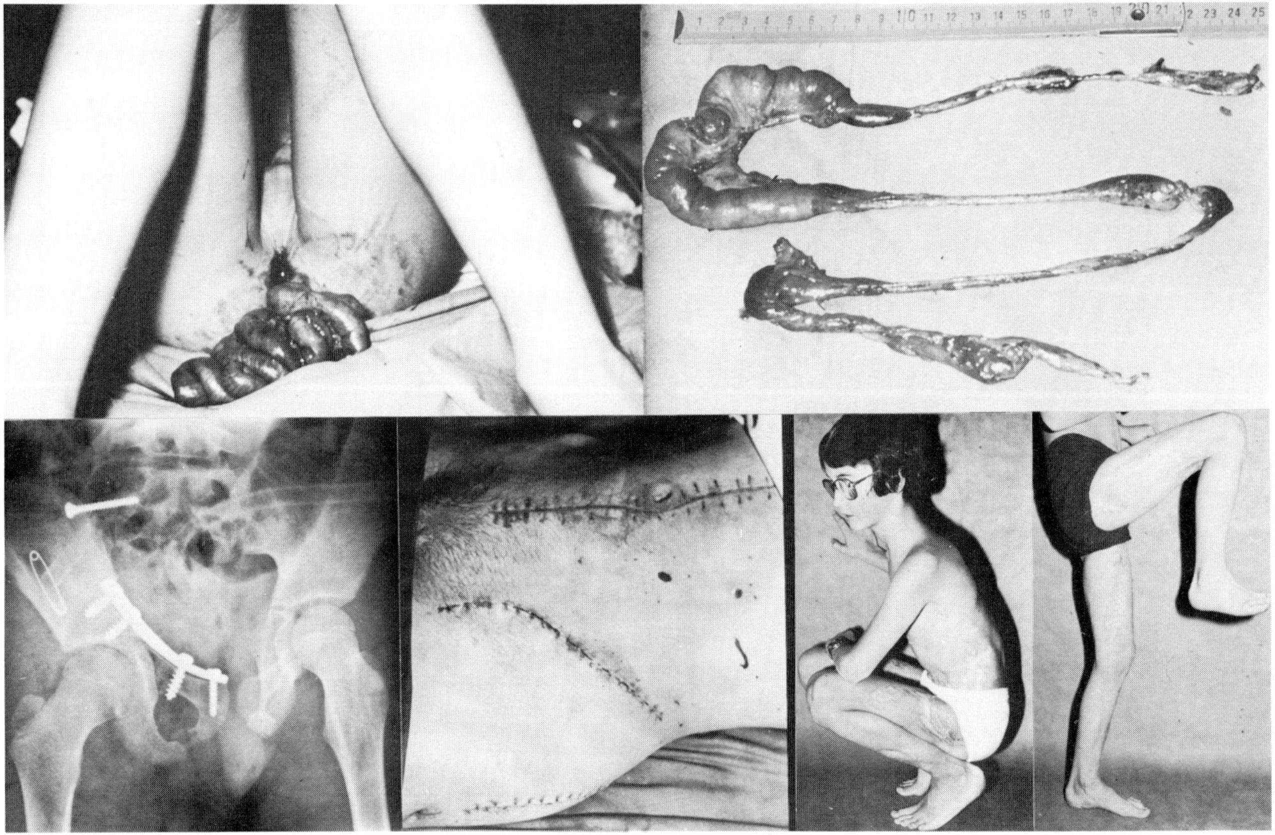

Abb. 1: Obere Bildreihe: 10jähriger Junge mit Überrolltrauma. Offene Beckenfraktur, der Dünndarm prolabierte durch den Anus. Schwerer traumatischer Schock mit Decollement des Oberschenkels und Ruptur von 3 großen Beckengefäßen. Sofortige Operation, Resektion des Dünndarms. Untere Bildreihe: In gleicher Sitzung Stabilisierung des Beckens. Postoperative Narbenverhältnisse und Funktionsaufnahmen 1 Jahr nach dem Unfall.

Stabilisierungsphase muß es unser Ziel sein, den Schwerverletzten – mit gestörten Organfunktionen – in eine stabile Balance aller wichtigen Funktionen seiner Organsysteme zu bringen. Die Überwachung dieser Funktionen durch ein aufwendiges Monitoring muß lückenlos erfolgen und darf in keiner Phase bis zum Abschluß der Intensivbehandlung durch irgendeine diagnostische oder therapeutische Maßnahme unterbrochen werden.

Sobald die Störungen von Hämodynamik und Respiration ausgeglichen sind, gibt es vom physiologischen Standpunkt aus keine Gegenindikation für ausgedehnte operative Eingriffe. In dieser Stufe sollten die in der Tabelle 3 angeführten Verletzungen operiert werden.

1. Viszeralverletzungen (z.B. Zwerchfell,Hohlorgane)
2. Zunehmende Rückenmarkskompression
3. Offene Hirnverletzungen
4. Schwere Augenverletzungen
5. Offene Gelenkfrakturen, offene Frakturen, KS, ausgedehnte Weichteilverletzungen
6. Geschlossene Luxationen und Frakturen

Tab. 3: Übersicht über Operationen, die in der zweiten Operationsstufe durchgeführt werden sollten

Der Bewegungsapparat ist von allen Verletzungen am häufigsten betroffen und steht deshalb im Vordergrund der Überlegungen. Es besteht heute kein Zweifel, daß Frakturen bei Mehrfachverletzungen einer großzügigen Operationsindikation bedürfen. Prinzipiell ist immer eine stabile Osteosynthese anzustreben, die es uns ermöglicht, den Polytraumatisierten gips- und extensionsfrei funktionell zu behandeln.

Der Wert von stabilen Fixationen, vor allem von Schaftbrüchen an Femur und Tibia ist heute unbestritten. Dies gilt besonders auch für die offenen Frakturen, die wir im Schaftbereich mit Platten, selten mit Marknagel, fixieren. Wir verwenden den äußeren Spanner nur am Unterschenkel, häufig in Kombination mit anderen Methoden. Ausschließlich äußere Spanner sollten an der Tibia zur Anwendung kommen bei Gefäßverletzungen, Segmentbrüchen, Crush-Verletzung, Schußfrakturen und ausgedehnten Weichteiltraumen.

Ein wichtiger Punkt bei der offenen Fraktur des Polytraumatisierten ist der Wundverschluß. Die offene Fraktur beim Schwerverletzten mit noch nicht voller Kompensation aller vitalen Systeme, ist nicht geeignet für einen primären Wundverschluß. Die verminderte Sauerstoffzufuhr zur Wunde führt zu einer Verzögerung der

Wundheilung und zu einer erhöhten Infektanfälligkeit unter der Bedingung der relativen Hypoxie. Man sollte daher gerade beim Polytraumatisierten einem verzögerten Wundverschluß den Vorzug geben.

Bestehen Kontraindikationen gegen Osteosynthesen bei Schwerverletzten, ist es notwendig, konservative und operative Methoden sinnvoll zu kombinieren, um die Vorteile beider Verfahren am besten zu nutzen. Bei Kettenfrakturen an den Extremitäten starten wir mit der operativen Versorgung proximal und gehen nach distal um zu vermeiden, daß eine stabil fixierte Fraktur in Gips gelegt wird. Wir machen auch Gebrauch von der Simultanoperation, vor allem bei der Kombination von Kopf- und peripheren Verletzungen. Neben den offenen Frakturen sollten in dieser Behandlungsstufe auch die geschlossenen Oberschenkelschaftbrüche operiert werden. Beim Mehrfachverletzten können Femurschaftbrüche nicht ausreichend durch Streckverbände immobilisiert werden. Femurschaftbrüche sind daher eine dringende Indikation zur Osteosynthese, und die Operation sollte so früh wie möglich durchgeführt werden. Aufgrund der verminderten Immunreaktion, der atmungsbedingten pulmonalen Gefährdung und des spezifischen Hospitalismus auf Intensivstation erhöht jede unnötige Verzögerung das Infektrisiko. Ein stabiler hämodynamischer und respiratorischer Status ist aber Voraussetzung. Wir haben entsprechende Grenzwerte festgelegt, welche die Operabilität beeinflussen (Tab. 4).

Die große Bedeutung der Oberschenkelschaftbrüche beim Polytraumatisierten erfordert eine detaillierte Betrachtung dieser Verletzungen. Im Gegensatz zu Solitärfrakturen besteht ein erhöhtes Risiko während der geschlossenen Marknagelung am Extensionstisch im Hinblick auf respiratorische Komplikationen durch lagerungsbedingte Atelektasenbildung. Andererseits ist eine korrekte Lagerung auf dem Exten-

1.	Systolischer Blutdruck	> 120mm Hg
2.	Puls	< 100/min
3.	Zentraler Venendruck	> 15 mm Hg
4.	Thrombozyten	> 100.000
5.	Hämatokrit	> 25 %
6.	Arterielle Sauerstoffspannung	> 70
7.	Pulmonalarteriendruck	< 30 mm Hg
8.	Pulmonaler Kapillardruck	< 20 mm Hg
9.	Herzindex	> $3 l/min/m^2$
10.	Lungenwasser	< 6 ml/kgKG

Tab. 4: Grenzwerte für die Operabilität eines Schwerverletzten für die zweite OP-Periode

sionstisch wegen begleitender Verletzungen oft unmöglich. Besteht keine eindeutige Indikation für eine Plattenosteosynthese im proximalen und distalen Schaftbereich oder bei schwerer Weichteilschädigung, bevorzugen wir die offene Marknagelung unter Fixation großer Fragmente mit Cerclagen. Diese Methode erlaubt eine frühzeitige volle Belastung, die Gefahr der Devitalisierung der Fragmente und daher das Risiko einer verzögerten Heilung ist geringer. Eine primäre autogene Knochentransplantation muß wegen des damit verbundenen erhöhten Blutverlustes sorgfältig überlegt werden. Eine verzögerte autogene Spongiosaplastik kann mit viel geringerem Risiko für den Patienten 2 oder 3 Wochen später vorgenommen werden. Eine Alternative ist die primär allogene Transplantation.

Die *zweite Operationsphase* hat ihr größtes Problem im richtigen Timing. Sie beginnt mit dem sicheren Eintritt in die Stabilisierungsphase und kann bis zum 3. oder 4. Tag angesetzt werden. Die Periode der verzögerten Primäroperation kann in mehreren Stufen ablaufen, indem bei mehreren operationspflichtigen Verletzungen zwischen die einzelnen Operationen Erholungsphasen geschaltet werden.

Das richtige Timing soll an einem Beispiel demonstriert werden (Abb. 2): 22jähriger Polizeibeamter, der auf einer Dienstfahrt mit seinem VW-Bulli bei 100 km/h aufgrund eines Lenksäulendefektes frontal mit einem entgegenkommenden Pkw kollidierte. Der Patient war ca. 30 Minuten eingeklemmt. Die Erstversorgung und der Transport erfolgte durch unseren Rettungshubschrauber. Der Verletzte hatte insgesamt 19 Knochenbrüche, und zwar 2.° offene Oberschenkelfraktur beiderseits, 2.° offene Unterschenkelfraktur beiderseits, Sprunggelenksluxationsfraktur beiderseits, distale Unterarmfraktur beiderseits, Metacarpale- und Metatarsalefrakturen.

Unsere operative Planung war von verschiedenen Gesichtspunkten bestimmt:

1. Von insgesamt 19 Frakturen waren 4 große Schaftbrüche zweitgradig offen, die eine dringliche chirurgische Versorgung erforderten.
2. Der Patient war durch intensive Schockbehandlung kreislaufstabil. Er hatte bei Einlieferung einen Blutdruck von 180/80 mm Hg, Puls 80/min., Hb 10,4 %, PO_2 118 mmHg.
3. Bei gegebener primärer Operabilität und Fraktur aller 4 großen Röhrenknochen sollte das Ziel der Versorgung darauf ausgerichtet sein, eine frühe volle Belastbarkeit zumindest einer der beiden unteren Extremitäten zu erreichen.

Zeitlicher Ablauf

Unfallzeit bis Alarmierung 6 Minuten, Alarmierung des Rettungshubschraubers und Start 2 Minuten, Hinflug (34 km) 12 Minuten, Schockbehandlung und Bergung am Unfallort 24 Minuten. Eintreffen in unserer Klinik 56 Minuten nach dem Unfall.

Die Reanimationsphase wurde somit an den Unfallort vorverlegt, in der Klinik in der Stabilisierungsphase entsprechende Diagnostik. 64 Minuten nach Einlieferung Beginn der ersten Operationsphase. Wundausschneidung aller offenen Frakturen, Reposition und Gipsen der beiderseitigen Unterarmfrakturen, Dauer 110 Minuten. Da der Allgemeinzustand intraoperativ unverändert gut blieb, wurde die rechte untere Extremität stabilisiert: Oberschenkelmarknagelung mit zusätzlichen Cerclagen und Unterschenkelmarknagelung sowie Versorgung der Sprunggelenksfraktur, alles rechts.

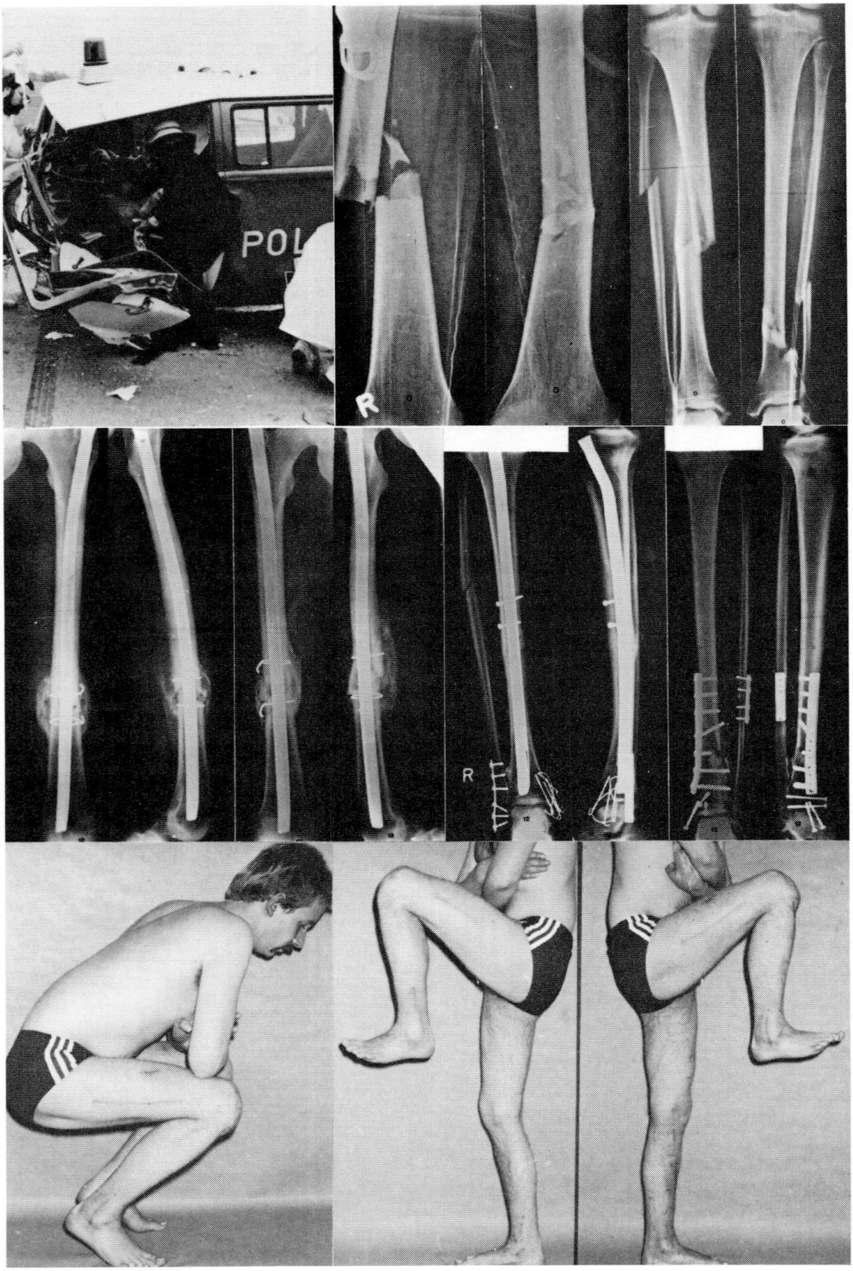
POL
R
R

Danach hatte sich die Hämodynamik etwas verschlechtert, so daß die übrigen Verletzungen konservativ mit Extension und Gips behandelt wurden. 10 Stunden nach der Operation kam der Patient auf die Intensivstation.

Nach einem weiteren Intervall von 13 Stunden *zweite Operationsphase.* Es wurden die Schaftbrüche an der linken unteren Extremität stabilisiert. Der Patient war zu keiner Zeit vital gefährdet.

Die *dritte Operationsphase* erst am 7. Tag nach dem Unfall, operative Versorgung der Frakturen an der oberen Extremität und sekundärer Hautverschluß der Wunden bei den offenen Frakturen.

Es muß nochmals betont werden, daß der Patient während der gesamten Intensivphase, beginnend mit der Reanimationsphase bis hinein in die Regenerationsphase lückenlos überwacht und adäquat therapiert werden muß.

Die *dritte Operationsphase* fällt in die Periode der Regeneration, in der sich die vitalen Funktionen endgültig stabilisiert haben. Für diese Stufe sind wenige dringliche Eingriffe, wie Osteosynthesen an der oberen Extremität und langwierige Gelenkrekonstruktionen vorgesehen.

Der schwerverletzte Patient mit der Summe von Einzelläsionen und den Störungen der physiologischen Balance ist nur dann entsprechend behandelt, wenn die aufgezeigten notwendigen diagnostischen und therapeutischen Prinzipien durch das Trauma-Team verwirklicht werden. Teamwork hat allererste Priorität.

Mit einer vernünftigen Philosophie in der Behandlung der Verletzungen des Bewegungsapparates hinsichtlich Indikation zur Operation, Operationszeitpunkt – primär, primär verzögert oder sekundär – kann man exzellente funktionelle Endresultate erzielen, ohne das Leben des Patienten zu gefährden. Die aufgezeigten Prinzipien erfordern vom Chirurgen ein hohes Maß an Wissen und Erfahrung über alle Probleme des Polytraumas.

Literatur:

1. Tscherne, H.: Kongreßbericht der Österreichischen Gesellschaft für Chirurgie, S. 151–156, 10. Tagung Graz 1969
2. Wolff, G., Dittmann, M., Frede, K. E.: Chirurg 49, 737–744 (1978)

◀ *Abb. 2: Frontalzusammenstoß. Obere Bildreihe: Der Fahrer des Polizeiwagens erlitt insgesamt 19 Frakturen u. a. zweitgradig offene Oberschenkelfrakturen beidseits und zweitgradig offene Unterschenkelfrakturen beidseits.*
Untere Bildreihe: Ergebnis der Frakturversorgung 12 Wochen nach Unfall mit freier Funktion.

Verletzungen der Schädelbasis aus der Sicht des Neurochirurgen

H. Dietz

Für die Beantwortung der Frage, welche Regionen der Schädelbasis durch Frakturen besonders gefährdet sind, haben die pathologisch-anatomischen Befunde sicher eine besondere Aussagekraft. Es soll deshalb zunächst eine Sektionsstatistik zeigen, daß bei Schädelbasisverletzungen die mittlere Schädelgrube sowohl allein als auch in Verbindung mit anderen Regionen der Basis am häufigsten von Frakturen betroffen ist. Danach folgt die vordere und an dritter Stelle die hintere Schädelgrube. (Tab. 1)

Verteilung der Basisfrakturen nach Obduktionsbefunden

(n=214. nach SCHIMA, 1961)

	allein	mitbeteiligt	gesamt
Vordere Schädelgrube	17,7 %	36,9 %	54,6 %
Mittlere Schädelgrube	22 %	45 %	67 %
Hintere Schädelgrube	11,6 %	27,5 %	39,2 %

Tab. 1

Kompressions-Experimente mit der Schädelbasis, wie z. B. die von *Russell und Schiller* (8), geben einen Eindruck davon, welche Kraftentfaltung erforderlich ist, um die Schädelbasis zum Bersten zu bringen. Solche Experimente lassen zugleich ermessen, welche Wucht nötig sein mag, um das gleiche Resultat bei Beschleunigungstraumen, d. h. bei frei beweglichem Kopf, zu erzielen und welchen Krafteinwirkungen dabei der Schädelinhalt ausgesetzt sein muß. Bei schweren gedeckten Schädel-Hirn-Verletzungen als Folge einer sagittal von vorn einwirkenden Gewalt weist die Obduktion in allen Fällen Basisfrakturen nach, und dabei sind nach *Mayer* (7) in 60 % der Fälle primär-traumatische Hirnschädigungen unmittelbare Todesursache. Gleichzeitig wird von pathologischer Seite (z. B. *Schleyer und Kersting*) (9), bei solchen

Unfällen, die schwer genug sind, Schädelfrakturen überhaupt zu verursachen, der Anteil der Basisfrakturen mit 80 % und mehr angegeben.

I. Verletzungen der vorderen Schädelbasis

Trotz der häufigeren Betroffenheit der mittleren Schädelbasis bei dem Frakturgeschehen steht doch im klinischen Alltag die vordere Schädelbasis im Hinblick auf Komplikationen und Schwere der Verletzungsfolgen an erster Stelle. Dies hat nicht zuletzt seinen Grund darin, daß der häufigste Entstehungsmodus frontobasaler Schädel-Hirn-Verletzungen der Verkehrsunfall ist (bis 75 %), wobei ein Aufschlag oder Anprall des Kopfes beim Zusammenstoß, ferner eine Perforation der frontoorbitalen Region oder eine Kompression des Schädels pathogenetisch bedeutsam sind.

Spatz hat schon 1937 darauf hingewiesen, daß bei sagittaler Gewalteinwirkung auf den Schädel sowohl Stoß- wie auch Gegenstoßherde im Bereich des Frontoorbitalhirns am häufigsten sind, und nach *Welte* (12) ist eine kontusionelle Schädigung des frontalen, frontobasalen und temporo-basalen Rindenfeldes bei einer Gewalteinwirkung von vorn in 40 % und von hinten sogar in 97 % zu beobachten.

Fendel und Werner machten 1966 darauf aufmerksam, daß je nachdem, ob die sagittale Gewalteinwirkung mehr von vorn oben, von horizontal vorn oder von unten auftrifft, die Weichteile des Mittelgesichts einerseits zur Milderung der Gewalt beitragen, daß aber andererseits durch Kompression der in den Nasennebenhöhlen eingeschlossenen Luft auch eine Sprengwirkung eintreten kann, durch welche Knochensplitter weit in das Frontoorbitalhirn und in Richtung Mittelhirn vorgetrieben werden können. Ähnlich etwa, wie es bei Bolzenschußverletzungen durch Einschießen der ausgestanzten Knochenteile geläufig ist.

Dies bedeutet aber, daß die Wahrscheinlichkeit einer Schädigung zentraler Strukturen bei den frontobasalen Verletzungen besonders groß ist. Entsprechend wird bei ca. 30 % der Verletzten das Bild vom Unfall weg beherrscht von der Schwere der erlittenen Hirnsubstanzschädigung: Je nach Heftigkeit der einwirkenden Gewalt kommt es zur Lazeration der Stirnhirnpole und der Stirnhirnbasis, zum Auftreten subduraler Kontusionshämatome, intrazerebraler Hämatome im Frontallappen, Perforationen des Vorderhorns zur frontalen Basis, bei Stückfraktur des Ethmoidaldaches zum Hirnprolaps in die Nasennebenhöhlen, zum Eindringen von Knochensplittern und Schleimhautanteilen der Nebenhöhlen oder von Fremdkörpern in den Intraduralraum und in die Hirnsubstanz mit allen Möglichkeiten nachfolgender Keimeinwanderung. Nicht selten läßt sich die Schwere der Hirnverletzung an einem Austritt von Hirnbrei aus der offenen Wunde oder aus der Nase ermessen.

Über die Häufigkeit und die Art der Komplikationen bei frontobasalen Schädel-Hirn-Verletzungen soll anhand eigener Beobachtungen Tabelle 2 Aufschluß geben: Unter 6 750 Schädel-Hirn-Verletzungen aller Schweregrade wurden 342 frontobasale Verletzungen, das sind 5 %, operativ versorgt. In fast der Hälfte der Fälle (48,5 %) bestand eine Rhinoliquorrhoe, davon 10 % beidseitig. Bei 8,5 % fand sich eine Pneumatocele und in 20 Fällen intrakraniell bzw. intrazerebral eingedrungene Fremdkörper. Getrennt aufgeführt ist die typische Komplikation der orbito-frontalen Perforation, die 18 mal vorkam. Versorgungsbedürftige Carotisverletzungen gab es 11, davon in 5 Fällen ein Exophthalmus pulsans als Ausdruck einer Carotis-Sinus cavernosus-Fistel. Die Infektionshäufigkeit durch Keimeinwanderung über die trau-

Komplikationen Frontobasaler Schädelhirnverletzungen		
Gesamtzahl ausgewerteter Fälle: 6.750 davon Frontobasale: 342 (5,07 %)		
Art der Schädigung	Fallzahl	%
Zeichen der traumatischen Kommunikation:	220	64,3
Rhinoliquorrhoe	166	48,5
Gehirnbrei aus der Nase	10	2,9
Intrakranieller Lufteintritt (Pneumatocele)	29	8,5
Fremdkörper intrakraniell	20	5,8
Orbitofrontale Perforation	18	5,2
Zeichen der Infektion:	82	24,0
Meningitis	72	21,0
Hirnabszeß	10	2,9
Zeichen intrakranieller Raumforderung:	27	7,9
Hämatome	22	6,4
Spätabszesse	5	1,4
Zeichen schwerer primärer Hirnschädigung	107	31,3
Augenmuskelnerven-Schädigung	21	6,1
Opticus-Schädigung	10	2,9
Verletzung der A.carotis interna	11	3,2
Diabetes insipidus	5	1,4
Psychoorganische Störungen (Orbitalhirnsyndrom)	21	6,1

Tab. 2

matische Kommunikation zwischen Intraduralraum und Außenwelt betrug 24 %; zum größten Teil (21 %) eitrige Meningitiden, 10 mal war es zu einem Hirnabszeß gekommen. Raumfordernde Hämatome, vor allem Kontusions-, aber auch epidurale Hämatome, bestanden zusätzlich in 22 Fällen, 5 mal war eine intrakranielle Raumforderung als Ausdruck eines frontalen Spätabszesses zu verzeichnen. In fast einem Drittel der Fälle lagen Zeichen schwerer primärer Gehirnschädigung vor.

Durch Eindringen von Fremdkörpern (bei Verkehrsunfällen sehr häufig Sekurit-Glaswürfel) kann eine offene frontobasale Verletzung verursacht sein, wobei die äußere Wunde nur klein und unansehnlich zu sein braucht, und das Fehlen sowohl eines Liquoraustritts als auch klinischer Hinweise auf eine tatsächlich vorhandene Frontalhirnverletzung, können dazu führen, daß Art und Schwere dieser Schädigung zunächst verkannt werden. Vor allem gilt dies für die schon erwähnte besondere Form, die orbito-frontalen perforierenden Verletzungen, bei denen durch Eindringen von scharfen, spitzen Gegenständen (Stock, Schirm, Messer, Projektile) in die Orbita unter Perforation des Orbitaldaches oder der angrenzenden Nasennebenhöhlen bzw.

der Lamina cribriformis, eine offene Frontalhirnverletzung resultiert, deren klinisches Bild zunächst völlig unauffällig sein kann und deren äußerer Eindruck die tatsächliche Schwere der intrakraniellen Schädigung nicht wiederzugeben braucht.

Die Rhinoliquorrhoe als das führende Symptom der traumatischen Kommunikation fehlt in gut der Hälfte aller Fälle durch Verlegung der inneren Pforte im Bereich der Duraverletzungsstelle (infolge Auflagerung oder Prolabieren von Hirngewebe, Interposition von Nebenhöhlenschleimhaut, Knochentrümmern, Fremdkörpern oder Ausbildung arachnoidaler Verklebungen). Ein Liquorfluß kann auch nur ganz kurzzeitig bestehen und deshalb nicht beobachtbar sein oder der Liquor kann, besonders bei bewußtseinsgetrübten Patienten, die auf dem Rücken liegen, unerkannt in den Rachen abfließen oder durch Blutbeimengung überdeckt sein. Sehr selten weisen Spiegelbildungen im Röntgenbild der Nebenhöhlen auf eine bestehende Fistel hin.

Das alles besagt jedoch, daß man bei diesen Verletzungen nach der Möglichkeit des Vorliegens einer traumatischen Kommunikation suchen muß. Deshalb sollte in allen Fällen, in denen der klinische Befund und die üblichen Schädelaufnahmen an einen intrakraniellen Dura-Knochen-Defekt denken lassen, eine eingehende radiologische und computertomographische Untersuchung veranlaßt werden. *Harder und Castrup* haben 1978 gezeigt, daß sie mit der Röntgentomographie doch immerhin 39 von 41 später operativ gesehenen Defekten der Stirnhöhlenhinterwand, des Siebbeindaches oder des Keilbeindaches präoperativ nachweisen konnten. Im eigenen Material fand sich, daß ein hoher Anteil der Verletzten multiple und beiderseitige Knochendefekte und Hirnverletzungen davontrug (Tab. 3). Auch in diesem Zusammenhang hat die craniale Computertomographie wesentliche neue Möglichkeiten gebracht.

Intraoperative Befunde

bei 342 Frontobasalen Schädelhirnverletzungen

Art der Schädigung	Unilat.	Bilateral	Gesamt
Knochendefekte der Frontobasis	228	55	283
Hirnprolaps in den Defekt	52	--	52
Lazeration des Frontalhirns	71	24	95
Frontalhirnperforation z.Ventrikel	12	--	12

Tab. 3

Häufig vermag nur der Röntgen- oder CT-Befund nachzuweisen, ob eine Basisfraktur oder Hirnverletzung überhaupt vorliegt, ob wirklich nur eine Seite (und dann welche) oder ob sicher beide Seiten betroffen sind. Dieser Nachweis ist mit eine wesentliche Voraussetzung für die Art und das Ausmaß des operativen Vorgehens und kann beim Fehlen anderer klinischer Hinweise allein die Indikation zu einer Operation abgeben.

Bei der Liquorrhoe ist die Seitenlokalisation des Fistelursprungs deshalb wichtig, weil die Seite des Liquoraustritts nicht der Seite der intrakraniellen Defektstelle entsprechen muß und weil auch eine sog. otogene Rhinoliquorrhoe nach laterobasalen Verletzungen vorkommt. Die Lokalisation der Fistelung gelingt durch nuklearmedizinische Methoden nicht immer. Wir nehmen hier gelegentlich die Hilfe der rhinochirurgischen Kollegen in Anspruch, um die Austrittsstelle intrathekal applizierter fluoreszierender Stoffe in den Nasenrachenraum rhinoskopisch zu lokalisieren.

Die eingehende Diagnostik bei einer Liquorfistel ist wegen der Gefahr der eitirgen Meningitis notwendig. Je nach Art des Beobachtungsmaterials wird die Häufigkeit der Meningitiden nach frontobasalen Verletzungen mit bis zu 62 % angegeben. Eine Infektion kann bereits in den ersten Tagen nach dem Trauma auftreten oder als Spätinfektion noch nach Monaten oder Jahren. Jede nachgewiesene posttraumatische Meningitis stellt eine absolute Indikation zum operativen Verschluß der intrakraniellen Dura-Knochen-Defektstelle dar. Vor allem im Bereich einer Trümmerzone des Orbitalhirns kann die Entzündung im Frühstadium auf die Hirnsubstanz übergreifen, es kann eine Markphlegmone oder eine eitrige Einschmelzung im Sinne eines Frühabszesses zustandekommen.

Ein Spätabszeß, dem in der Regel mehrere Meningitisschübe vorausgehen, kann sich noch Jahre nach dem Trauma ausbilden. Er macht sich häufiger durch Zeichen intrakranieller Raumforderung als durch entzündliche Erscheinungen bemerkbar.

Um das Risiko einer Frühmeningitis auszuschalten, das innerhalb der ersten 8–10 Tage nach dem Trauma am größten ist, wäre eine Frühoperation sinnvoll. In aller Regel jedoch verbietet der akute Zustand des Patienten eine Sofortoperation und erlaubt nur die aus vitaler Indikation notwendigen Erstversorgungsmaßnahmen. Für alle nicht die unmittelbare Lebenserhaltung betreffenden Eingriffe hat sich die 2. bis 3. Woche nach dem Trauma als geeigneter Operationszeitpunkt erwiesen, wenn nach Überwindung der primärtraumatischen Reaktionen des Gehirns die Ausgangslage günstiger ist. Erfahrungsgemäß sind die Komplikationsmöglichkeiten einer Frühoperation größer als das Risiko des Eintretens einer Frühmeningitis, weshalb der indizierte Eingriff als Operation mit aufgeschobener Dringlichkeit behandelt werden kann.

Eine antibiotische Prophylaxe ist wenig sinnvoll. Hierzu sei an die schon 1970 von *MacGee* und Mitarbeiter niedergelegten Erfahrungen erinnert: Von 246 Fällen mit Rhinoliquorrhoe bekamen unter Antibiotikaschutz 19 %, ohne Antibiotikaschutz nur 6 % eine Meningitis. Umgekehrt konnten *Klastersky* und Mitarbeiter 1975 in einer Doppelblindstudie zeigen, daß die Antibiotikaprophylaxe mit Penicillin bei Liquorfisteln offenbar doch einen positiven Effekt hat. Die Sensibilität der Keime ist jedoch nicht überall gleich: So ist z. B. Staphylococcus epidermidis und aureus nur selten Penicillin-sensibel.

Die operative Versorgung der frontobasalen Schädel-Hirn-Verletzungen ist ein besonderes neurochirurgisches Anliegen. Die Zuständigkeit des Neurochirurgen ist dann eindeutig, wenn Hinweise auf Hirnsubstanzschäden oder auf eine intrakranielle Raumforderung bestehen, wenn größere Dura-Knochen-Defekte vorliegen oder wenn entzündliche intrakranielle Komplikationen vorhanden sind bzw. waren. Nach aller Erfahrung ist dabei der transfrontale Zugangsweg die Methode der Wahl, wobei die intradurale Freilegung die bessere Übersicht und damit bessere Versorgungsmöglichkeiten bietet. Ob einseitig oder beidseitig trepaniert werden soll, richtet sich nach dem klinischen Befund. In allen Zweifelsfällen sollte die bifrontale Kraniotomie vorgezogen werden.

Nur die breite Übersicht des transfrontal-intraduralen Vorgehens ermöglicht eine ausreichende Inspektion des Gehirns und der vorderen Basis, eine Säuberung der Hirnwunden durch Beseitigung von Gewebstrümmern und Blutkoagel, eine Entfernung von Knochensplittern und Fremdkörpern, die Durchführung einer ausreichenden Blutstillung, die Eindämmung von Hirnnarbenbildungen und nicht zuletzt die Darstellung des Dura-Knochen-Defektes, die Versorgung eines Hirnprolaps in den Defekt und schließlich einen sicheren plastischen Verschluß. Für die Deckung des Defektes empfiehlt sich ein gestielter Galea-Periost-Lappen, der besonders dann günstig ist, wenn die bei der Kraniotomie oder durch die Verletzung selbst eröffneten Stirnhöhlen gegen den Epiduralraum verschlossen werden müssen.

Eine enge Zusammenarbeit mit dem Rhinochirurgen, dem Ophthalmologen und dem Kieferchirugen ist in vielen Fällen, z. B. bei einem Mittelgesichtstrauma, aus fachlicher Zuständigkeit sinnvoll. Eine solche Zusammenarbeit kann sich auch noch für spätere plastisch-rekonstruktive Maßnahmen im Stirn- und Gesichtsbereich ergeben, wenn Defektzustände korrigiert werden müssen.

II. Verletzungen der mittleren Schädelbasis

Bei den laterobasalen Verletzungen ist ein neurochirurgisches Eingreifen nur selten indiziert. Eine starke profuse, über mehr als 8 Tage persistierende Otoliquorrhoe sollte eine temporale intradurale Freilegung und eine plastische Deckung des Felsenbeinbereiches indizieren. In unserem Material mußten lediglich 12 Patienten, das sind rund 3,5 % der Otoliquorrhoe-Fälle, wegen einer persistierenden Fistel operiert werden. Unter den 6 750 Schädel-Hirn-Verletzungen konnten wir 488 laterobasale registrieren, von denen rund 70 % eine primäre Otoliquorrhoe zeigten, die zumeist innerhalb der ersten 3 Tage versiegte. Bei den laterobasalen Verletzungen werden Frakturspalten im kompakten Felsenbeinmassiv relativ rasch bindegewebig durchgebaut, verheilen also in aller Regel spontan – im Gegensatz zu den Frakturen der dünnen vorderen Schädelbasis, wo einmal entstandene Dura-Knochen-Lücken durch Resorptions- und Umbauvorgänge mit der Zeit eher größer werden, worauf schon *Tönnis* 1948 hingewiesen hat.

Von allen Regionen der Schädelbasis ist das Schläfenbein von Frakturen am häufigsten betroffen (in 51 % der Fälle), meist in Form einer Pyramidenlängsfraktur an der Vorderwand. Bei den Felsenbeinquerbrüchen durchsetzt in der Hälfte der Fälle die Fraktur das innere Knie des Facialiskanals. Seltene und besonders schwere Formen sind die Kombination von Längs- und Querbrüchen, die Absprengung der Pyramide oder die Aussprengung des Tegmen tympani. Die Eröffnung des Subduralraums erfolgt bei Längsbrüchen gelegentlich im Bereich des Tegmen tympani, bei Querbrüchen immer im inneren Gehörgang. Auch bei intaktem Trommelfell besteht die Möglichkeit einer Keimeinwanderung über die Tuba Eustachii. In den von uns beobachteten laterobasalen Verletzungen kam es 6 mal zu einer Meningitis. Gelegentlich macht auch die Ausbildung eines temporobasalen Hirnabszesses eine Kraniotomie erforderlich. Größer ist dagegen die Zahl der intrakraniellen temporopolar und temporobasal gelegenen Hämatome. Diese Lokalisation betraf 10 % aller beobachteten intrakraniellen Hämatome.

Sofern nicht Hirnsubstanzschäden, eine intrakranielle Raumforderung oder eine starke persistierende Otoliquorrhoe vorliegen, fällt die operative Behandlung der laterobasalen Verletzungen in das otochirurgische Fachgebiet. In der Abgrenzung der operativen Zuständigkeit bietet sich die basale Dura als natürliche Grenze an, wie auch *Boenninghaus* 1974 konzidierte.

III. Die Verletzungen der hinteren Schädelbasis

Die Verletzungsfolgen im Bereich der hinteren Schädelgrube lassen sich im Hinblick auf ihre neurochirurgische Bedeutung in praxi einengen auf die Kompressionssyndrome des Kleinhirns. Sektionsbefunde zeigen, daß der Anteil der hinteren Schädelgrube am gesamten Frakturgeschehen der Basis bei schweren, tödlich verlaufenen Traumen rund 40 % beträgt. Meist sind dies lineare Frakturen, die den Sinus überqueren. Durch frakturbedingtes Einreißen des Sinus kommt es zu epiduralen Hämatomen, deren Häufigkeit mit 1–7 % der jeweils beobachteten epiduralen Hämatome angegeben wird. Subdurale Hämatome sind seltener, noch seltener offene Verletzungen im Kleinhirnbereich.

Die wichtigsten Symptome der hämatombedingten extracerebellären Raumforderung zeigt Tabelle 4 in der Reihenfolge ihrer Häufigkeit nach Literaturangaben. Zusätzlich ist wichtig hervorzuheben, daß in rund 25 % der Fälle das klinische Bild durch das gleichzeitige Vorhandensein supratentorieller Hämatome (meist subdural im Gegenstoßbereich) überlagert ist. Durch die Computertomographie hat sich in den letzten Jahren die Diagnostik gerade in der Region der hinteren Schädelgrube

	%
Gewalteinwirkung auf die Hinterhauptregion	80—90
Fraktur der Occipitalschuppe	50—75
davon einen Sinus kreuzend	52
Occipital betonte Kopfschmerzen	75
Brechreiz, Erbrechen	75
Nackensteifigkeit	40—70
Lucides Intervall (12 Std bis 7 Tage)	60
Hyperreflexie mit Babinski	40—60
Hypotonie der Muskulatur	30—40
Hirnnervenausfälle	40
Nystagmus	20—40
Ataxie	10—40
Mydriasis unilateral	20—40
Hemiparese	10—35
Bei akuter Entwicklung oder längerem Verlauf:	
Bewußtseinsstörung übergehend in Koma	60
Atemstörungen bis Atemstillstand	50
Auftreten von Streckkrämpfen	40

Tab. 4: Häufigkeit klinischer Symptome bei traumatischen Hämatomen der hinteren Schädelgrube (akute und subakute epi- und subdurale Hämatome).

entscheidend verbessert. Die differential-diagnostische Klärung zwischen Ödem, contusioneller Läsion der Kleinhirnoberfläche, subarachnoidalen und zisternalen Einblutungen sowie echten raumbeschränkenden Hämatomen ist dadurch sehr viel leichter möglich und die Zeit des Angewiesenseins auf die in aller Regel vieldeutigen klinischen Zeichen liegt hinter uns.

Ganz zum Schluß soll noch eine zusammenfassende Übersicht über die Indikationen zu neurochirurgischem Eingreifen diese Darstellung abrunden (Tab. 5). Sie dürfte

I. Absolute Indikation:

1. *Direkt offene* Verletzungen
2. Bei *gedeckten* Schädel-Hirnverletzungen:
   a) intrakranielle Hämatome
   b) Gefäßverletzungen (A. carotis, Sinus cavernosus)
3. Bei *indirekt offenen* Verletzungen (traumatische Kommunikation):
   a) jede nachgewiesene Rhinoliquorrhoe
   b) über 8 Tage persistierende Otoliquorrhoe
   c) jede intrakranielle Luftansammlung (Pneumatocele)
   d) Infektionskomplikationen (Meningitis, Hirnabsceß, Osteomyelitis)
   e) Impressions-, Splitter-, Stückfrakturen der hirnnahen Nebenhöhlenwände, des Nasendaches und des Felsenbeins

II. Relative Indikation:

1. Lineare Frakturen mit Nasennebenhöhlenbeteiligung:
   a) ohne Rhinoliquorrhoe
   b) bei bestehender Nebenhöhleninfektion
2. Otoliquorrhoe bei bestehender Ohrinfektion
3. Opticus- und/oder Augenmuskelnervenausfälle
4. Plastische Korrekturen im Früh- und Spätstadium

Tab. 5: Operationsindikationen bei basalen Schädel-Hirnverletzungen

den Erfordernissen bei Verletzungen aller drei Basisbereiche gerecht werden. Es ist dabei berücksichtigt, besonders im Hinblick auf die frontobasalen Verletzungen, daß das wirkliche Ausmaß der intrakraniellen Schäden häufig größer ist als nach den präoperativen Befunden erwartet werden kann. Die Schwere des klinischen Bildes kann daher nur ein Gesichtspunkt für die Operationsindikation sein; ein anderer sollte gerade bei sog. „leichten“ oder „spontan geheilten“ Fällen die mögliche Spätgefährdung des Patienten sein und deshalb eine eher großzügige Handhabung der Operationsindikation nahelegen.

Literatur:

1. Boenninghaus, H. G.: Arch. Oto-Rhino-Laryng. 207, 1–228 (1974)
2. Dietz, H.: Die frontobasale Schädel-Hirn-Verletzung. Springer, Berlin – Heidelberg – New York 1970
3. Fendel, K., R. Werner: Z. Laryngol. Rhinol. Otol. 45, 631–639 (1966)
4. Harder, Th., W. Castrup: Fortschr. Röntgenstr. 128, 695–698 (1978)
5. Klastersky, J., M. Sadeghi, J. Brihaye: Surg. Neurol. 6, 111–114 (1976)
6. MacGee, E. E., J. C. Cauthen, C. E. Brackett: J. Neurosurg. 33, 312–316 (1970)
7. Mayer, Th.: Arch. Psychiatr. 210, 238–262 (1967)
8. Russell, W. R., F. Schiller: J. Neurol. Neurosurg. Psychiat. 12, 52–61 (1949)
9. Schleyer, F., G. Kersting: Bruns Beitr. 206, 410–423 (1963)
10. Spatz, H.: Z. ges. Neurol. Psychiat. 158, 208–232 (1937)
11. Tönnis, W.: Die Chirurgie des Gehirns und seiner Häute. Die Chirurgie Bd. III 2. Aufl., Hrsg.: Kirschner-Nordmann, S. 453–880, Urban u. Schwarzenberg, Wien (1948)
12. Welte, E.: Arch. Psychiat. Nervenkr. 118, 243–315 (1948)

Das Schädel-Hirn-Trauma aus Hals-Nasen-Ohren-ärztlicher Sicht

W. Kley und W. Ch. Richter

Die Tätigkeit des Hals-Nasen- und Ohrenarztes am Schädel-Hirnverletzten Patienten umfaßt die Diagnostik und Therapie zweier getrennter anatomischer Regionen: der frontalen und der lateralen Schädelbasis mit den angrenzenden extrakraniellen Räumen. Stellvertretend benützen wir die Termini Rhino- und Otobasis. Wir drücken damit aus, wie stark in den letzten Jahrzehnten die Behandlung der Nase mit ihren Nebenhöhlen, der knöchernen Orbita, des Mittel- und Innenohres an Bedeutung gewonnen haben. Der „interorbitale Raum" fügt sich zwischen Endokranium und den zahntragenden Anteilen des Oberkiefers ein. So ist uns seit vielen Jahren die Kooperation mit Neurochirurgen, Kieferchirurgen und Ophthalmologen zur Selbstverständlichkeit geworden. Die intensive Beratung mit dem Anästhesisten führen wir über den Zeitraum einer akuten Gefährdung durch.

Die knöcherne Schädelbasis ist Pforte für Nerven und Gefäße. Die frühzeitige Erkennung von Funktionsstörungen der Hirnnerven bleibt ein Hauptanliegen unserer Bemühungen. Arterielle Blutungen aus den Ästen der A. carotis externa, sowie aus den intrakraniellen Gefäßen der frontalen Schädelbasis, zwingen uns zum sofortigen Eingreifen.

Weichteilverletzungen liegen im Sichtbaren. Sie verlangen eine Behandlung, die den Regeln der plastisch-ästhetischen Chirurgie Rechnung trägt. Sekundärkorrekturen sind oftmals schwierig und ihre Aussichten auf Erfolg leiden stets unter dem Stigma einer unsachgemäßen Primärversorgung. Dies trifft zu für einfache Hautwunden wie für ausgedehnte Ablederungen. Besonders im Bereich der Augenlider ist die subtile primäre Wundversorgung eine entscheidende Voraussetzung für ein zufriedenstellendes Ergebnis (Abb. 1 und 2).

Von noch größerem Nachteil bleibt die alleinige Naht der deckenden Weichteile, ohne daß eine Revision der in der Tiefe liegenden Organe erfolgte. Das nicht enttrümmerte Siebbein etwa, birgt stets die Gefahr der aufsteigenden Infektion in sich. In den vergangenen Jahren hat sich das Bild der Gesichtsschädelverletzungen bezüglich Häufigkeit und Schweregrad gewandelt. Wir befaßten uns zunehmend mit *Zertrümmerungen* von Stirnbein, Nasenbein und Processus frontalis der Maxilla. Ein Vorgehen in zwei Etappen sowie auch die osteoklastische Aufdeckung führten nicht selten zu einem später kaum zu behebenden Telekanthus, zu Einsattelung und Verbreiterung der Nase, ja in Verbindung mit den schweren dislozierten LeFort-Frakturen zu dem entstellenden dish-face, dem Schüsselgesicht (Abb. 3 und 4).

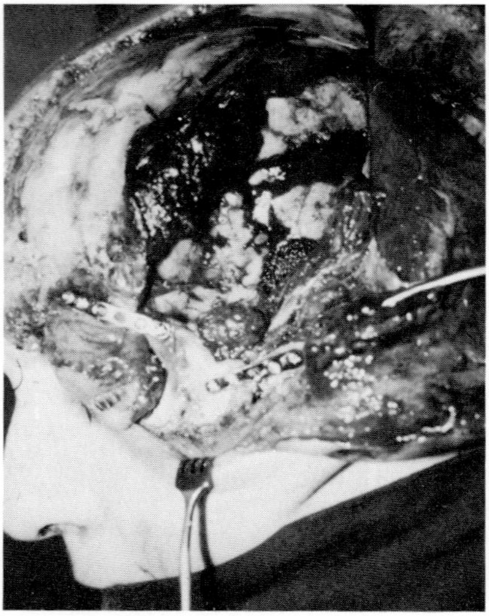

Abb. 1: 34jährige Patientin verunfallte nicht angeschnallt als Beifahrerin. Offenes Schädelhirntrauma, rhino-otobasale Fraktur links, Jochbeinzertrümmerung, ausgedehnte Ablederung der linken Kopfseite von frontal bis occipital, multiple Verletzungen von Ober- und Unterlid. Therapie: Duraplastik temporo-parietal, Rhinobasisrevision links, Jochbeinosteosynthese, Versorgung der Weichteile

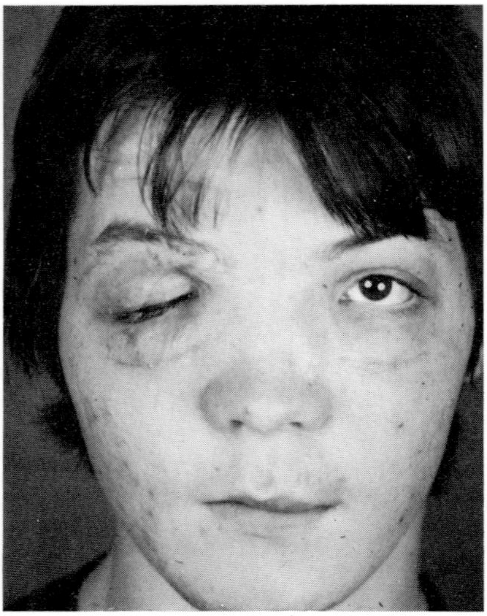

Abb. 3: 16jähriger Patient verunfallte mit einem Mofa. Rhinobasisfraktur und Mittelgesichtszertrümmerung, Amaurose rechts. Nach Osteosynthese beider Jochbeine besteht ein Telekanthus mit Interorbitaldistanz (IOD) von 52 mm, zusätzlich Verkürzung und Abflachung der Nase

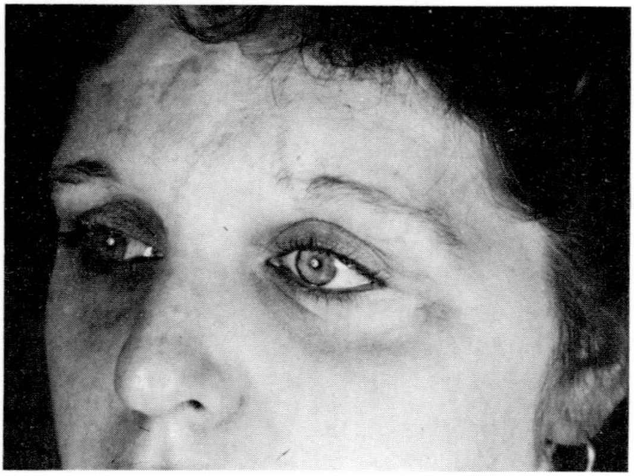

Abb. 2: Zustand 4 Monate postoperativ. Zufriedenstellende Narbenverhältnisse bei uneingeschränkter Funktion. Verlust des linken M. temporalis durch narbige Schrumpfung

Abb. 4: 19jährige Patientin erlitt eine offene rhinobasale Fraktur bei einem Autounfall. Nach operativer Versorgung und unzureichender Osteosynthese besteht ein rechtsseitiger Telekanthus (IOD 41 mm)

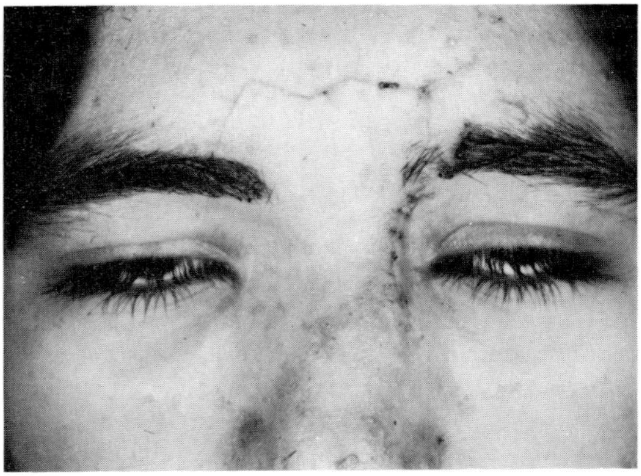

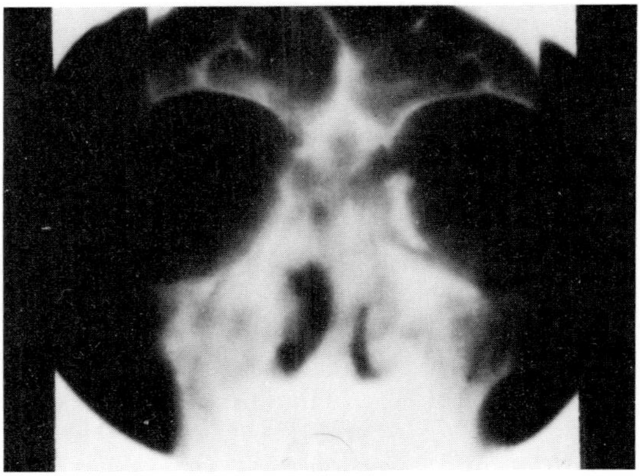

Abb. 5: Tomographie des „Interorbitalraumes". Stückbruch des Processus frontalis des linken Oberkiefers und des Tränenbeines. Linksseitiger Telekanthus mit Dislokation des medianen Kanthus nach lateral

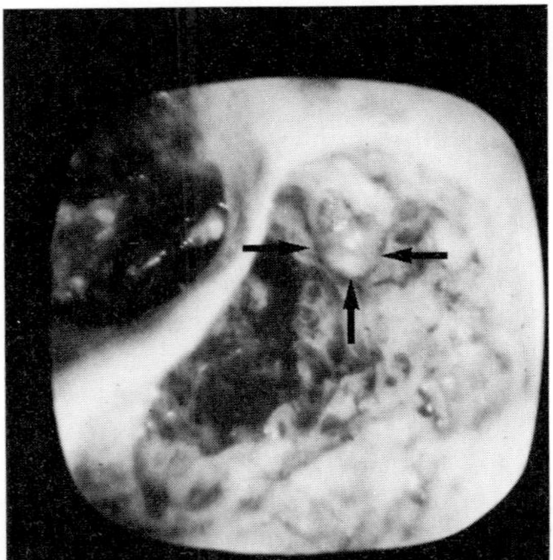

Abb. 6: Otobasale Fraktur links. Zustand nach Mastoidektomie mit Arachnoidalzyste im Kuppelraum und Antrum

Sahen wir vor Jahren unsere Hauptaufgabe etwa in dem Abdichten einer Rhinoliquorrhoe, so lenken wir heute unser Augenmerk *zusätzlich* auf die rekonstruktive Chirurgie der knöchernen Strukturen, die wir früher auf dem Wege dorthin entfernten oder stark in ihrer Stabilität schwächten. Wir streben jetzt eine Primärversorgung an, sobald es der Allgemeinzustand des Patienten erlaubt.

Anders liegen die Verhältnisse an der Otobasis. Es gibt drei wesentliche Gründe, warum wir uns hier konservativer verhalten dürfen und müssen (Abb. 6):

1. Die Zersplitterungen und Dislokationen an der Basis der mittleren Schädelgrube sind niemals so ausgeprägt wie an der Rhinobasis.
2. Häufig versiegt der Liquorfluß rasch. Darüber hinaus ist die Gefahr einer aufsteigenden Infektion geringer, da die Otitis media im Erwachsenenalter seltener auftritt als die Rhino-Sinusitis.
3. Ein zusätzliches operatives Trauma im Bereich der Schalleitungskette des Mittelohres beinhaltet eine große Gefahr für die Leistung des Innenohres. Gute Spontanheilungen sind hier häufig. Zurückhaltung ist geboten. Den Plan zu einem gehörverbessernden Eingriff fassen wir nicht vor Ablauf eines halben Jahres nach dem Unfall.

Wir orientieren uns auch heute noch weitgehend an den von *Kley* 1968 aufgestellten Kriterien zur operativen Versorgung frontobasaler und laterobasaler Frakturen. Einige der absoluten Indikationen können bezüglich Zeitpunkt und Reihenfolge der Eingriffe zum Gegenstand einer interdisziplinären Diskussion werden (Tab. 1 und 2).

Diagnostik und Untersuchungsmethoden

Für den rhinochirurgisch tätigen Traumatologen gelten die Regeln eines allgemeinchirurgischen Untersuchungsablaufes, um sich einen Überblick über den Gesamtstatus der Verletzung zu verschaffen. Darüber hinaus vermitteln einige spezifische Befunde den deutlichen Hinweis auf eine Verletzung der Schädelbasis.

Inspektion und Palpation

Das Brillen- oder Monokelhämatom unterscheiden wir vom „periorbitalen Hämatom“. Ersteres zeigt sich als Symptom einer Basisfraktur oder einer Verletzung in der Tiefe des Orbitatrichters und ist charakterisiert durch ein „freies Intervall“ und durch die scharfe Abgrenzung zur Wange. Stets zu beachten bleibt der Bluterguß an der Rachenhinterwand als Zeichen einer Keilbeinhöhlenfraktur (Seiferth'sches Zeichen). Nicht zu übersehen ist das Hämatom über dem Warzenfortsatz, während die Untersuchung der Trommelfelle heute der mikroskopischen Betrachtung vorbehalten sein sollte.

Bei der Palpation des Gesichtsschädels ist neben Krepitation und abnormer Beweglichkeit das Erkennen eines Lidemphysems (Fraktur der Lamina papyracea, Siebbeinfraktur) von klinischer Bedeutung.

Die Inspektion der Wunden erfolgt unter Operationsbereitschaft da gerade im Glabella- und Ethmoidbereich verklebte Gefäße zu heftigen Rezidivblutungen Anlaß geben. Hautwunden sagen nichts über die Zerstörung in der Tiefe aus. Auch ohne stärkere äußere Verletzungen können massive Veränderungen an Knochen, Dura und Gehirn vorhanden sein, Durazerreißungen und Hirnprolaps erkennen wir erst nach der Aufdeckung und großzügigen Freilegung der oberen Nasennebenhöhlen.

Metrische Maße

Von besonderer Bedeutung für die ästhetische Rehabilitation des Gesichtes ist die Rekonstruktion des medianen Kanthus in Form und Lage. Eine Vergrößerung der „Intercanthalen Distanz (ICD)" bezeichnet man als Telekanthus (Abb. 4 und 5). Als

Tab. 1

INDIKATION ZUR OPERATIVEN VERSORGUNG
FRONTOBASALER VERLETZUNGEN

A. Vitale Indikationen:
1. Lebensbedrohliche Hirndrucksteigerung (z. B. epidurales Hämatom)
2. Heftige Blutung aus dem Nasennebenhöhlenbereich
3. Heftige Blutung nach außen bei offener Schädel-Hirnverletzung

B. Absolute Indikationen:
1. Offene Hirnverletzung
2. Durazerreissung bei indirekt offener Schädel-Hirnverletzung
3. Eingedrungene Fremdkörper und tiefe Pfählungsverletzung
4. Zertrümmerung des canalis opticus (Opticusdekompression)
5. Interorbitale Trümmerfraktur (mit der Wahrscheinlichkeit einer (Durazerreissung)
6. Traumatisch infektiöse Frühkomplikation (Meningitis, Enzephalitis, Hirnabszess)
7. Rhino-sinugene Spätkomplikation (Meningitis, Hirnabszess, Osteomyelitis)
8. Orbitale Komplikationen

Tab. 2

INDIKATION ZUR OPERATIVEN VERSORGUNG
LATEROBASALER VERLETZUNGEN

A. Vitale Indikationen:
1. Lebensbedrohliche Hirndrucksteigerung (z. B. epidurales Hämatom)
2. Heftige Blutungen aus dem Ohrbereich
3. Heftige Blutungen nach außen bei offener Schädel-Hirnverletzung

B. Absolute Indikationen:
1. Offene Hirnverletzung
2. Durazerreissung (bei bestehender akuter oder chronischer Otitis media)
3. Eingedrungene Fremdkörper
4. Traumatisierung des Falloppi'schen Kanals (Fazialisdekompression, Nervennaht)
5. Traumatisch infektiöse Frühkomplikation (Meningitis, Hirnabszess)
6. Otogene Spätkomplikation (Meningitis, Hirnabszess)
7. Posttraumatische Mastoiditis

metrisches Maß dient die „interorbitale Distanz“, welche als Entfernung der Cristae lacrimaliae anteriores angegeben wird. Zusätzlich halten wir den Pupillenabstand, die Strecke zwischen den lateralen Lidkommissuren und den Abstand zwischen lateraler Lidkommissur und Porus acusticus externus fest.

Funktionsstörungen

Unerläßlich ist die orientierende Riechprüfung beim ansprechbaren Patienten. Eine einseitige Anosmie erlaubt es, mit gewissen Vorbehalten Rückschlüsse auf die Seite der Verletzung zu ziehen. Dies gilt besonders für Frakturen der Lamina cribrosa.

Die amaurotische Pupillenstarre ist zu differenzieren von der Mydriasis als Folge einer Schädigung des Nervus oculomotorius in der Tiefe des Orbitatrichters. Die totale posttraumatische Ophthalmoplegie umfaßt zusätzlich den 4. und 6. Hirnnerven und stellt sich bei den schweren Splitterbrüchen im Bereich der Fissura orbitalis cerebralis ein. Die Diskussion über Zweckmäßigkeit und Zeitpunkt der Dekompression eines verletzten Sehnerven ist nicht abgeschlossen.

Die Regenerationskraft der Äste des N. trigeminus ist erheblich. Doch muß Sorge getragen werden, die extrakraniellen Verläufe von Knochenfragmenten zu entsplittern und zu dekomprimieren, um posttraumatischen Paraesthesien vorzubeugen.

Die Funktionsstörungen des Gesichts-, Hör- und Gleichgewichtsnerven leiten über zu den Verletzungen des Ohrschädels. Das Trauma des N. fazialis, als Axonotmesis oder Neuropraxie, wird begreiflicherweise am bewußtlosen Patienten mit Schwellung und Hämatom der Gesichtsweichteile spät gestellt oder anfänglich gar übersehen. Sobald die Diagnose festliegt, hat die Rekonstruktion des Nerven zu erfolgen, wohl in den häufigsten Fällen von totaler Durchtrennung als sogenanntes „re-routing“ oder als Interposition eines freien Nerventransplantates.

Die Diagnose der Ertaubung ist am bewußtlosen Patienten nicht zu stellen. Inwieweit der Einsatz der objektiven Hörprüfung, der Hirnstammaudiometrie, Berechtigung finden wird, können wir heute noch nicht überblicken. Somit bleiben die wichtigsten Requisiten am Krankenbett des kooperativen Patienten das Otoskop, die Stimmgabel und die Frenzelbrille. Wir achten auf ein Hämatotympanon, auf Trommelfellzerreißungen mit Stufenbildungen im Gehörgang, auf Blutungen und Liquorfluß, auf Spontannystagmus. Röntgenologisch versuchen wir Frakturlinien als Längs- oder Querbrüche des Felsenbeines einzuordnen. Stets fertigen wir Tomogramme an. Die Prognose der traumatischen Ertaubung ist auch heute noch infaust.

Rhino-Otoliquorrhoe

Der Nachweis einer Liquorrhoe, aber insbesondere ihre Lokalisation, kann sehr schwierig sein. Beim frischverletzten, blutenden Patienten ist der wässrige Hof auf einer Kompresse ein wichtiger Hinweis. Das Anfeuchten eines Glukosestreifens mit Liquor ergibt eine Färbung des Papiers. Die Injektion von Farbstofflösungen kann helfen, die Duralücke zu orten, ist aber nicht ungefährlich. Insbesondere vor der Anwendung von Methylenblau wurde mehrfach gewarnt.

Von *Kirchner* und *Proud* stammt die Fluoreszenzmethode der Nase. *Messerklinger* verfeinerte das Verfahren. Heute wird seine Blaulichtendoskopie der Nase vielerorts angewandt. Es soll jedoch nicht übersehen werden, daß Fluorescein bislang für die intrathekale Anwendung in der Bundesrepublik nicht vorgesehen ist. Es wurden bedrohliche Komplikationen in Einzelfällen beschrieben. Die Aufklärung des Patienten muß diesen Aspekt „des Versuchsstadiums" jedenfalls berücksichtigen. Doch ist die Fluoreszenzmethode ohne Zweifel ein Verfahren, welches uns mit geringer Einschränkung eine topologische Diagnostik ermöglicht. Leider hielt die Liquorszintigraphie nicht das, was man sich ursprünglich erwartete. Sie bleibt in ihrem diagnostischen Wert umstritten.

Röntgen

Einen hohen Stellenwert in der Diagnostik nimmt nach wie vor die Röntgenuntersuchung ein. Für die Darstellung der Rhinobasis eignen sich neben den Übersichtsaufnahmen in vier Ebenen besonders die Projektionen nach *Welin* zur Abbildung der Stirnhöhlenhinterwand und die nach *Rhese* zur Darstellung des Siebbeindaches und der Region des kleinen Keilbeinflügels um den Canalis opticus. Bei Trümmerfrakturen und bei Liquorfluß möchten wir auf die Tomographie nicht verzichten (Abb. 5). Das Computertomogramm ist besonders gut geeignet, Emphyseme und Hämatome auch im hinteren Orbitatrichter aufzudecken.

Therapie

Das ästhetische und auch funktionelle Ergebnis einer Operation an der frontalen Schädelbasis ist ganz entscheidend bestimmt von der Aufdeckung dieser Region. In gewisser Vereinfachung lassen sich zwei unterschiedliche Ausgangspunkte annehmen:

1. Eine Aufdeckung, die dem Verfahren nach *Ritter-Jansen* entspricht. Es verbleibt eine intakte supraorbitale Knochenspange, die ausreichend ist, die individuelle Konfiguration des Obergesichtes zu bewahren. Wir wählen diese „Exposition" in all denjenigen Fällen, bei denen Stirnhöhlenvorderwand, die glabellären Strukturen und der periorbitale Knochenrahmen nahezu intakt sind und wir lediglich im Bereich der Basis operieren und rekonstruieren.

2. Ein wesentlich intensiveres Problem für die ästhetische Rehabilitation stellen die schweren *Zertrümmerungen* dar. In all diesen Fällen sollte möglichst kein Knochen geopfert werden. Hier haben wir die osteoklastischen Methoden durch osteoplastische Operationen unter Zuhilfenahme von Miniosteosyntheseplatten ersetzt. Wie wesentlich die Erhaltung gerade periostgestielter Fragmente ist, zeigt sich an der Region des medianen Kanthus, mit den Ansatzsehnen des M. orbicularis oculi, bzw. seiner prätarsalen Portion. Eine radikale Exposition mit Lösung der bindegewebig-knöchernen Verbindung führt unweigerlich zu dem Bild des posttraumatischen Telekanthus, was früher als „Pseudohypertelorismus" oder „sekundärtraumatischer Hypertelorismus" bezeichnet wurde.

Die Frage der Deckung einer Duralücke, intradural durch den Neurochirurgen oder extradural durch den Rhinochirurgen bleibt abhängig von ihrer Lokalisation und von Art, Schwere und Ausmaß der Begleitverletzungen. In die Entscheidung sollte auch eingehen, ob dem Patienten das Geruchsvermögen, zumindest einseitig, erhalten werden kann.

Welche Entwicklungen haben sich nun in den letzten Jahren bei den rhinochirurgischen Operationen bewährt, welche technischen Details und Neuerungen boten sich an.

a) Von *Osterwald* wurde die Mikrochirurgie auch auf die Nase und ihre Nebenhöhlen übertragen. Das Operieren mit dem Mikroskop erlaubt ein leichteres

Erkennen von Durarissen und von kleinen Hirnprolapsen. Hammer und Meißel wurden von Fräse und Diamantschleifer verdrängt. Das Operieren ist schonender, die Gefahren für den N. opticus sind geringer geworden.

b) Der extradurale Verschluß einer Duralücke wurde mit der Einführung des Human-Fibrinklebers wesentlich sicherer. Wir fürchteten stets die Fremdkörperreaktionen des Histacryl und verwandten es so sparsam wie möglich (Abb. 7, 8 und 9).

c) Eine weitere Hilfestellung zur Sicherung einer Duraplastik gaben uns die Neurochirurgen mit der Lumbaldrainage. Bei extrem starkem Liquorfluß, insbesondere bei Keilbeinhöhlenfrakturen mit Verbindung zu den Cisternen, aber auch beim Liquorfistelrezidiv, nehmen wir ihre Unterstützung dankend an.

d) Osteoplastische Knochenchirurgie setzt voraus, daß in Einzelfällen definierte Schnittlinien, etwa bei der Mobilisation der Stirnhöhlenvorderwand gelegt werden. Stichsägen, wie sie ursprünglich von *Feldmann* in die Ohrchirurgie eingeführt wurden, erleichtern die Arbeit.

e) Je stabiler die knöcherne Rekonstruktion in „spatium interorbitale“ gelingt, um so besser gestalten sich, dank einer exakten Ruhigstellung, die Einheilungschancen der Duraplastik, um so leichter gelingt die Abstützung des Oberkiefers an der Schädelbasis und um so überlegener sind das funktionelle und das ästhetische Resultat

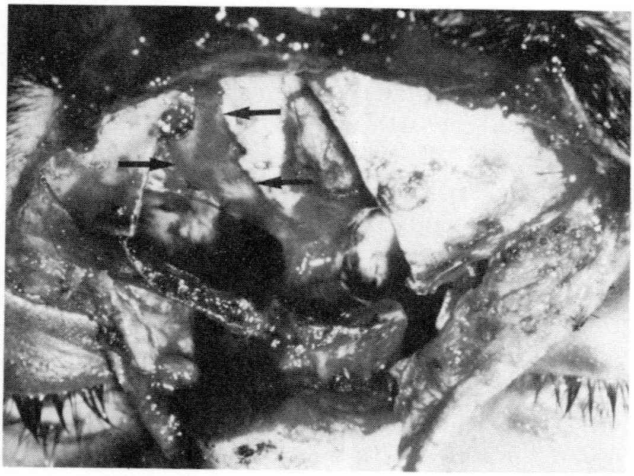

Abb. 7: 29jähriger Patient verunfallte mit dem Motorrad. Offene Rhinobasale Fraktur, Splitterbruch der Stirnhöhlenvorderwand, Impressionsfraktur der Glabella (Converse Typ II). Revision der Stirnhöhlenhinterwand, Duraplastik mit freiem Faszia-lata-Transplantat und Human-Fibrinkleber. Zusätzliche Verriegelung mit originärem Knochen

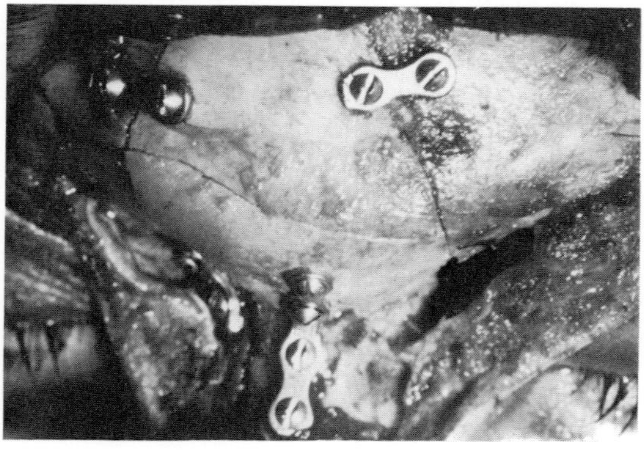

Abb. 8: Osteosynthese der Stirnhöhlenvorderwand, der Nasenwurzel und des Processus frontalis des Oberkiefers rechts

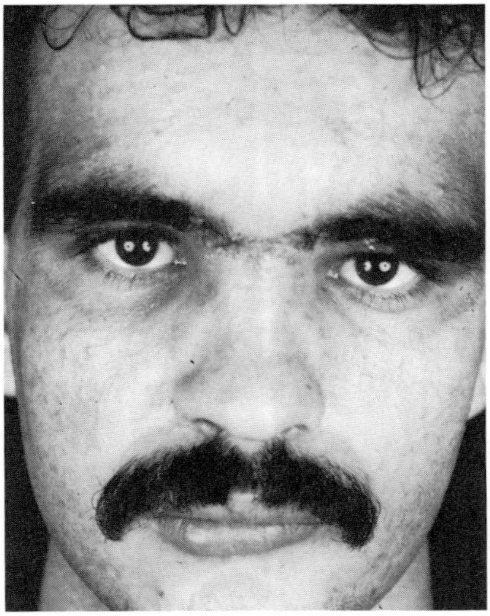

Abb. 9: Patient 6 Wochen postoperativ. Unauffällige Narbenverhältnisse, Interorbitale Distanz (IOD) mit 38 mm im Normbereich, obere Nasennebenhöhlen belüftet und gut sondierbar. Natürliche Kontur des Ober- und Mittelgesichtes

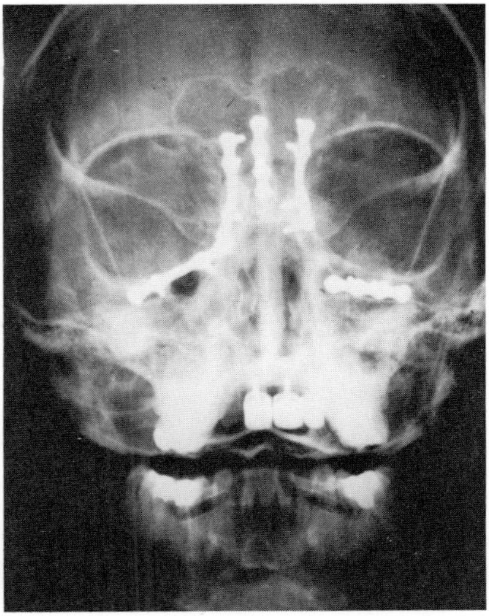

Abb. 10: Zustand nach Plattenosteosynthese (Methode Champy) der ventralen Begrenzung des „Interorbitalraumes"

(Abb. 10). Seit über einem Jahr benützen wir mit Erfolg das Miniosteosyntheseset nach *Champy*. An unserer Klinik publizierte *Richter* vor kurzem über die guten Möglichkeiten der totalen periorbitalen Rekonstruktion (Abb. 10).

f) Die Grundzüge in der Behandlung otobasaler Frakturen erwähnten wir einleitend im Zusammenhang mit den Indikationen zu diesen Eingriffen. An der Basis der mittleren Schädelgrube transplantieren wir neben freier Faszie einen periostgestielten Lappen aus dem M. temporalis, welcher eingeschwenkt die Duralücke abdichtet.

Abschließend ein kurzes Resumé. Es ist nicht zu übersehen, wie technische Fortentwicklungen der vergangenen Jahre entscheidend die Konzeption der rhino- und otochirurgischen Traumatologie beeinflußten. Es wäre wohl falsch, in deren Anwendung und gedanklicher Verwirklichung das wesentliche Merkmal unserer operativen Intention zu sehen. Vielmehr erwächst diese aus der individuell geprägten Beratung, Abstimmung und Planung mit den Nachbardisziplinen unter der steten Zielsetzung des schonendsten und risikoärmsten Eingriffes für einen bedrohlich verletzten Patienten. Wie notwendig und fruchtbar die Zuwendung zur Kooperation, die Abkehr vom ehemals so gepriesenen Prestigedenken ist, spiegelt sich überzeugend in Verwirklichung und Zusammensetzung dieses Symposiums.

Verletzungen der Schädelbasis und des Gesichtsschädels aus der Sicht des Kieferchirurgen

J. Reuther

Besonders in der Traumatologie erfordert die direkte anatomische Beziehung von Hirnschädel und Gesichtsschädel die enge Zusammenarbeit von Neurochirurgen, HNO-Arzt, Ophthalmologen und Kieferchirurgen. Von seiten unseres Fachgebietes werden dabei speziell die Verletzungen des Mittel- und des Untergesichtes versorgt. Im Rahmen dieses Symposiums sind dabei die Verletzungen des Mittelgesichtes von besonderer Bedeutung, denn ausgenommen die zentrale Luxation des Kiefergelenkes in die mittlere Schädelgrube, ist nur bei diesen Frakturen die Beteiligung der Schädelbasis gegeben.

Der Aufbau des Mittelgesichtes ist gekennzeichnet durch das komplizierte Hohlraumsystem der Augenhöhlen, der Nasenhöhlen und der Nasennebenhöhlen, die durch ein Rahmenwerk aus kräftigen Knochenpfeilern mit dazwischengeschalteten dünnen Knochenlamellen begrenzt werden. Die knöchernen Elemente bilden eine architektonische Einheit aus morphologisch und funktionell ungleichen Teilen, die für die Widerstandskraft un den Bruchlinienverlauf bestimmend sind.

Bei Mittelgesichtsfrakturen sind bestimmte Frakturlinien immer wieder zu beobachten. Die Systematik und die Gesetzmäßigkeit dieser Bruchlinienverläufe wurden bereits im Jahre 1900 von *Le Fort* experimentell erarbeitet. Unter Berücksichtigung seiner traditionellen Einteilung können wir heute die Frakturen des Mittelgesichtes in infrazygomatikale Frakturen oder Frakturen des dentoalveolären Komplexes, in zentrale bzw. pyramidale Frakturen oder Frakturen des nasomaxillären Komplexes, in zentrolaterale Frakturen oder Frakturen des nasoethmoidalen Komplexes und in laterale Frakturen oder Frakturen des zygomatikoorbitalen Komplexes einteilen (Abb. 1). Nicht zu klassifizieren sind Trümmerfrakturen oder Defektfrakturen wie z. B. nach Schuß oder Pfählungsverletzungen.

Ätiologie und Bruchmechanismus

Als Ursache für Schädelverletzungen stehen die Verkehrsunfälle an vorderster Stelle. Daneben spielen Betriebs- und Sportverletzungen sowie Faustschläge eine untergeordnete Rolle. Nach Untersuchungen von *Gögler* ist beim PKW-Zusammenstoß eine bestimmte Schleuderbewegung der vorderen Insassen zu beobachten. Knie

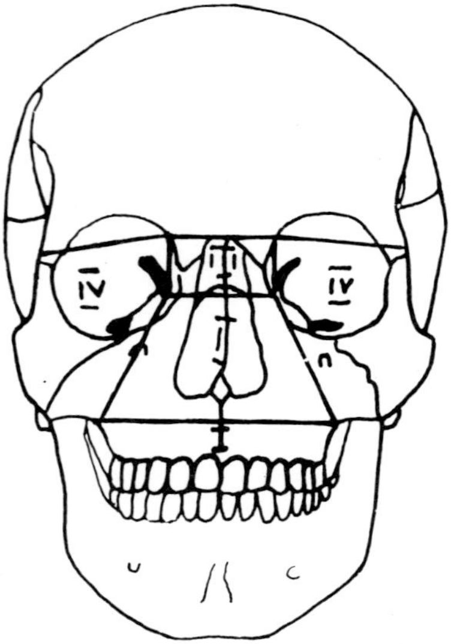

Abb. 1: Einteilung der Mittelgesichtsfrakturen:
I infrazygomatikale Frakturen oder Frakturen des dentoalveolären Komplexes,
II pyramidale Frakturen oder Frakturen des nasomaxillären Komplexes
III zentrolaterale Frakturen oder Frakturen des nasoethmoidalen Komplexes
IV laterale Frakturen oder Frakturen des zygomatikoorbitalen Komplexes

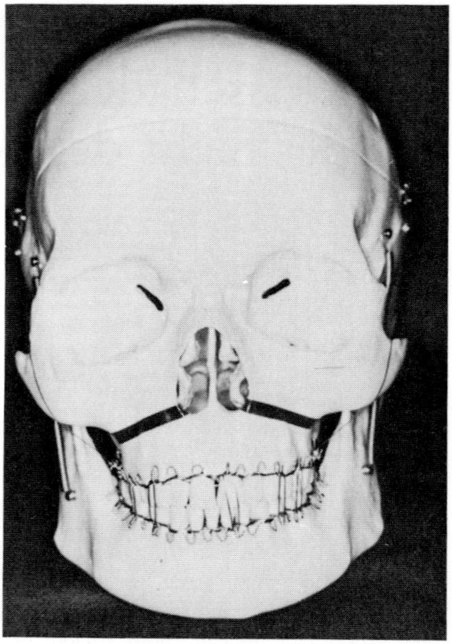

Abb. 2: Basale Absprengung, Frakturtyp Le Fort I; Frakturlinie verläuft in Höhe der Kieferhöhle

und Oberschenkel prallen gegen das Armaturenbrett, der Fahrer und Beifahrer wird in der Körperachse um etwa 45° abgewinkelt und der Rumpf mit dem Kopf entweder gegen die Windschutzscheibe, das Lenkrad oder das Armaturenbrett geschleudert. Der knöcherne Schädel bricht nach einer Verformung von 1 cm unter einer verformenden Kraft von ca. 800 bis 1 000 kp. Trifft nun das Mittelgesicht mit einer solchen Wucht auf, kann sich der Gesichtsschädel je nach Lokalisation der einwirkenden Gewalt in verschiedenen Ebenen vom Gehirnschädel vollständig abtrennen.

Bei Auftreffen des Gesichtsschädels im Bereich der Spina nasalis anterior bzw. der facialen Kieferhöhlenwand kommt es zu einer basalen Absprengung, Frakturtyp Le Fort I (Abb. 2). Dabei ist die basale Hälfte des Oberkiefers oberhalb der Gaumenplatte in annähernd horizontaler Ebene von der Maxilla abgesprengt. Die Frakturlinie verläuft von der Apertura piriformis über die faciale Kieferhöhlenwand, die Crista zygomatiko alveolaris und durch das Tuber maxillae. Die mediale Kieferhöhlenwand

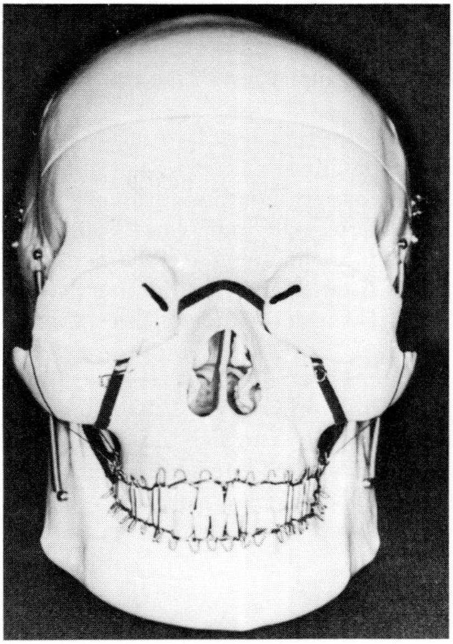

Abb. 3: Pyramidalfraktur, Frakturtyp Le Fort II; Frakturlinie verläuft durch Nase, Orbita und Kieferhöhle

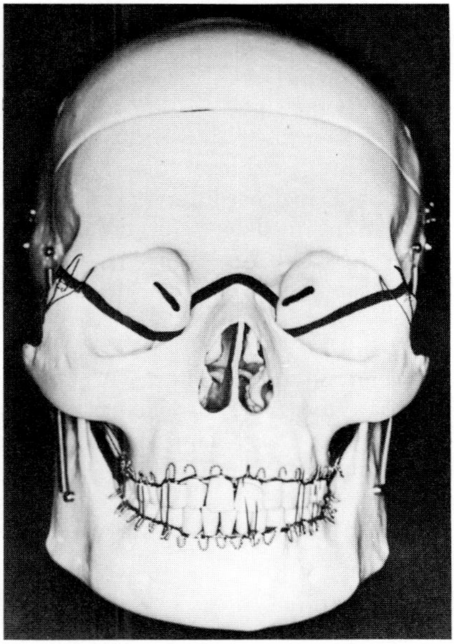

Abb. 4: Hohe Absprengung, Frakturtyp Le Fort III; Frakturlinie verläuft durch Nase, Orbita und Jochbogen

und der Vomer sind in Höhe des unteren Nasenganges frakturiert, während das knorpelige Nasenseptum häufig nur aus seiner basalen Verankerung luxiert wird. Zum Teil wird der Flügelfortsatz nicht in die Fraktur einbezogen, sondern aus seinem Verband von der hinteren Kieferhöhlenwand gelöst.

Bei Auftreffen des Gesichtsschädels im Bereich des knöchernen Nasengrüstes kommt es zur Pyramidalfraktur, Frakturtyp Le Fort II (Abb. 3). Die Bruchlinie einer Le Fort II Fraktur durchtrennt die Nasenwurzel entweder an oder wenige Millimeter unterhalb der frontonasalen bzw. frontomaxillären Sutur, zieht über die mediale Orbitawand zum Orbitaboden und zum mittleren Anteil des Infraorbitalrandes. Von dort verläuft der Bruch über die faciale Kieferhöhlenwand zur Crista zygomatiko alveolaris und zur Hinterwand der Kieferhöhle, wobei der Flügelfortsatz in mittlerer Höhe durchtrennt wird. Über die Flügelgaumengrube und Fissura orbitalis inferior gewinnt die Bruchlinie wieder Anschluß an den Orbitaboden.

Durch großflächige Traumen, die die gesamte Vorderfläche des Gesichtes einschl. Jochbein, Maxilla und Nase treffen wird die hohe Absprengung Frakturtyp Le Fort III (Abb. 4) hervorgerufen. Dabei wird der gesamte Gesichtsschädel vom Gehirnschädel abgetrennt. Die Bruchlinien verlaufen durch die frontonasale und frontomaxilläre Sutur, über das Tränenbein und die mediale Orbitawand unter Umgehung des Foramen opticum zum hinteren Anteil der Orbitafissur. Hier teilen sich die Bruchlinien. Eine zieht durch die Flügelgaumengrube zur Basis des Flügelfortsatzes, der an dieser Stelle durchtrennt wird. Die andere nimmt einen Verlauf vom vorderen

Ende der unteren Orbitafissur entlang der Sutura zygomatico sphenoidalis nach cranial, um in Höhe der Sutura zygomatico frontalis den lateralen Orbitarand zu durchtrennen. Der Abriß des Viszerokraniums wird komplettiert durch eine Fraktur des Jochbogens und des knöchernen Nasenseptums.

Bei Einwirkung der Kraft auf die Mitte des Oberkieferalveolarfortsatzes oder durch kräftige Schläge von unten auf das Kinn kommt es zur sog. Sagittalfraktur (Abb. 5). Dabei wird die Maxilla in zwei Hälften separiert. Die Frakturlinie verläuft nicht streng median durch die Gaumensutur, sondern rechts oder links von ihr in einem Abstand von wenigen Millimetern. Häufig bricht auf derselben Seite das knöcherne Nasengerüst in gleicher Richtung. Die Sagittalfrakturen kommen selten isoliert vor und können mit jeder anderen Abrißfraktur des Mittelgesichtes kombiniert sein.

Die unmittelbare Nähe der Bruchlinien einer Le Fort II und Le Fort III Fraktur zur Lamina cribrosa der Schädelbasis erklärt die häufige Eröffnung der Schädelbasis an dieser Stelle. Die Gefahr ist immer dann besonders groß, wenn sich die Belastungsenergie nicht mit der Fraktur des Mittelgesichtsknochens erschöpft, sondern sich über die angrenzenden Fragmente auf die vordere Schädelbasis fortsetzt. Die fest an der Lamina cribrosa fixierte Dura mater cerebri reißt ein und ermöglicht den Austritt von Liquor cerebrospinalis.

Diagnostik

Die Klinik der Mittelgesichtsfrakturen zeigt häufig wiederkehrende Symptome. Bei den akuten Verletzungen steht meist eine stärkere Blutung aus der Nase und dem Nasenrachenraum, die durch eine Verletzung des Plexus pterygoideus und einen Einriß der Nasenschleimhaut hervorgerufen wird. Bei extremer Dislokation kann es auch zum Einreißen der Arteria maxillaris im Bereich des Prozessus pterygoideus kommen. Weitere Blutungen finden sich in der Orbita, welche zu massiven Lidhämatomen führen. In extremen Fällen kann sich ein retrobulbäres Hämatom mit einer entsprechenden Druckschädigung des Nervus opticus einstellen (Abb. 6a).

Durch die einwirkende Gewalt, die eigene Schwere des Oberkiefers und insbesondere die am Flügelfortsatz ansetzende Muskulatur des Muskulus pterygoideus

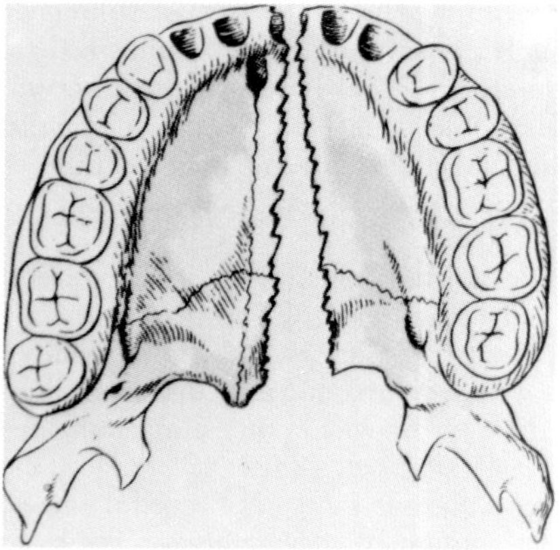

Abb. 5: Sagittalfraktur des Oberkiefers bei starker Krafteinwirkung von frontal oder kaudal

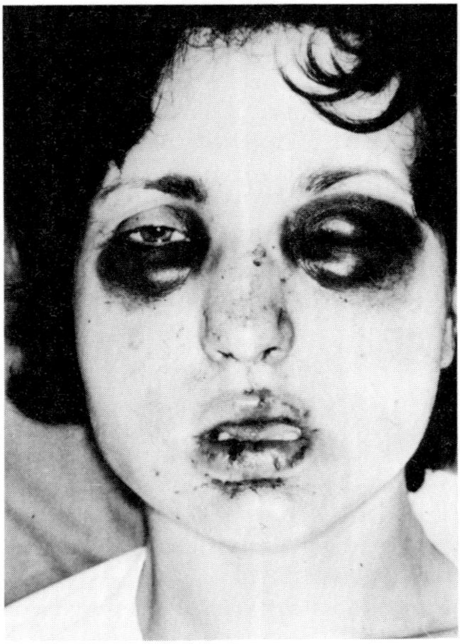

6 a

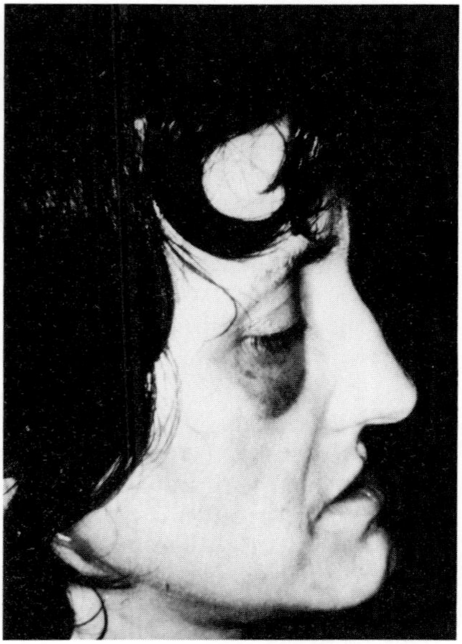

6 c

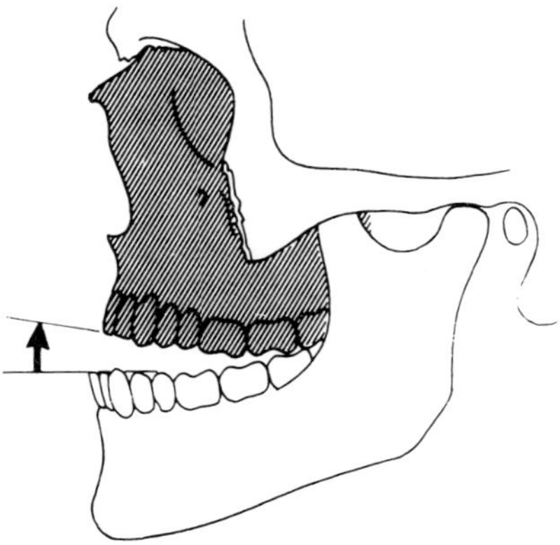

6 b

Abb. 6a, b, c: Die klinischen Symptome der Mittelgesichtsfraktur; a) ausgeprägte Lidhämatome, Weichteilschwellung, Nasenbluten; b) typische Okklusionsstörung mit Pseudoprogenie und frontal offenem Biß; c) häufig erst nach Abschwellung ist das typische „dish-face" zu erkennen

medialis und lateralis kommt es zu einer meist typischen Dislokation des Oberkiefers. Der Oberkiefer wird nach hinten unten gezogen, so daß es zu einem frontal offenem Biß mit Rückverlagerung des gesamten Oberkiefers kommt. Durch diese Dislokation des Oberkiefers ist das Mittelgesicht abgeflacht, und führt zum sog. Dish face (Abb. 6b + c).

Der Oberkiefer kann klinisch extrem mobil sein, er kann jedoch auch im Verband der benachbarten Schädelknochen verhakt sein, so daß er die charakteristische abnorme Beweglichkeit vermissen läßt. Wegen der häufig ausgeprägten Weichteilschwellung ist die exakte Festlegung des Bruchlinienverlaufes mit klinischen Maßnahmen häufig erschwert.

Röntgenologisch stellen sich die Strukturen des Mittelgesichtes am besten in der halbaxialen Aufnahme, der sog. Nebenhöhlenaufnahme dar. Ohne Überlagerung durch die Schädelbasis ist der Frakturverlauf an der Apertura piriformis, der Nasenwurzel, an der gesamten Orbitaumrandung, den Jochbögen und an der crista zygomatico-alveolaris zu beurteilen (Abb. 7). Die Kieferhöhlen, und bei höheren Frakturen die Siebbeinzellen, sind meist aufgrund eines Hämatoms verschattet. Die Sagittalfrakturen lassen sich am besten durch eine Oberkieferaufbißaufnahme darstellen. Die Schichtuntersuchung des Schädels ist nur bei unklaren Frakturen, bzw. bei Mitbeteiligung der Schädelbasis erforderlich.

Therapie

Das Problem der Versorgung der Mittelgesichtsfrakturen besteht in der Reposition der Fragmente und damit in der Wiederherstellung der normalen Gesichtsschädelkonfiguration sowie der Einstellung der regelrechten Okklusion zur Verhinderung von Störungen der Kaufunktion. Daneben ist die Fixierung der aus dem Verband der Schädelknochen herausgelösten Kieferfragmente das zweite Ziel.

Die Versorgung der Mittelgesichtsfrakturen sollte möglichst frühzeitig erfolgen, da bereits nach 10 bis 14 Tagen eine bindegewebige Fixierung des dislozierten Mittelgesichtes erfolgt. Auf der anderen Seite kann jedoch mit der Versorgung bis zum Abschwellen der Gesichtsweichteile bis etwa 8 Tage nach dem Trauma gewartet werden. Bei starken Blutungen aus dem Nasenrachenraum muß jedoch häufig eine

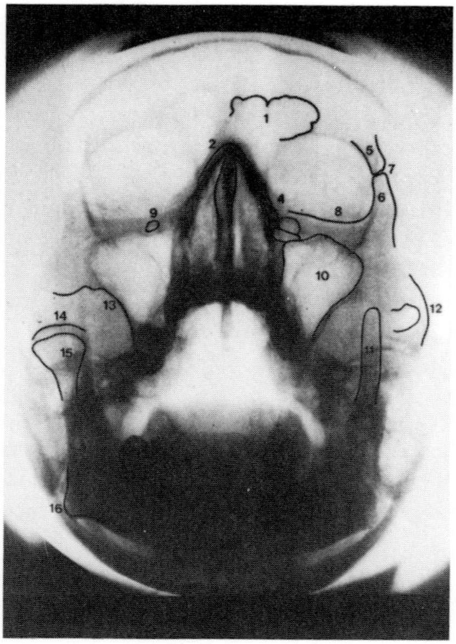

Abb. 7: Beurteilung des Mittelgesichts im Röntgenbild. Erläuterung im Text

primäre Stabilisierung des Mittelgesichtes erfolgen, da Maßnahmen wie die Ausstopfung der Nase von vorne und hinten in Form einer Balloquetamponade alleine zur Blutstillung nicht vollkommen ausreichen. Der mobile Oberkiefer wird bei der Okklusion an die Schädelbasis gedrückt und bei der Mundöffnung sinkt er durch die Eigenschwere und Muskelzug der Pterygoidei wieder ab, so daß ein Pumpmechanismus entsteht, der die Blutungen immer wieder provoziert.

Bei der Mitbeteiligung der vorderen Schädelbasis mit Rhinoliquorrhoe verfahren wir bezüglich des Zeitplanes so, daß wir bei einem leichten bis mäßigen Ausfluß von Liquor primär die kieferchirurgische Versorgung durchführen, und sekundär unter dem Gesichtspunkt der aufgeschobenen Dringlichkeit die Liquorfisteln neurochirurgisch oder hals-nasen-ohrenärztlich versorgen lassen. Bei massivem Liquorausfluß oder bei starker Zertrümmerung des Stirnbeines und der Siebbeinregion wird die Liquorfistel meist in einem gemeinsamen Eingriff vorgenommen, um eine aufsteigende Infektion mit Frühmenengitis zu vermeiden.

Die Reposition des nach distal abgesunkenen Mittelgesichtes kann auf verschiedenen Wegen erfolgen. Im Rahmen der chirurgischen Behandlung führen wir heute in der Regel die forcierte Mobilisation mit der von *Rowe* und *Killey* angegebenen Oberkieferrüttelzange durch. Dadurch kann auch ein verhakter Oberkiefer mobilisiert und in die regelrechte Position gebracht werden. Dabei muß besonders darauf geachtet werden, daß der Oberkiefer nicht nur nach ventral, sondern auch in seinem distalen Anteil schädelbasiswärts gekippt wird. Der forcierten Mobilisation steht die langsame Reposition mittels eines extraoralen Gummizuges gegenüber. Hierbei kann entweder über einen Kopf-Gipsverband der Gummizug an einer Oberkieferschiene angebracht oder durch eine Fixation direkt am Oberkieferknochen in Höhe der Apertura piriformis vorgenommen werden. Bei einer extremen Verlagerung des gesamten Mittelgesichtes müssen wir auch heute noch die von *Wassmund* 1927 angegebene Extension über einen Rollenzug vornehmen.

Die Fixation der Mittelgesichtsfrakturen erfolgte früher ausschließlich mittels kombinierter extra- und intraoraler Schienenverbände nach dem sog. verkehrten Kingsleyprinzip. Diese umständlichen und nicht sehr stabilen Behandlungsmethoden sind jedoch heute weitgehend verlassen, nachdem *William Adams* 1942 erstmals die sog. „internal wiring fixation“ für Mittelgesichtsfrakturen angegeben hat (Abb. 8). Das Prinzip dieser Behandlung besteht in der subcutanen Aufhängung des Mittelgesichtes an der Schädelbasis durch eine Drahtaufhängung an dem nächsthöheren fixierten Knochenfragment. Intraoral wird die Drahtumschlingung an einem Schienenverband fixiert. Für die Le Fort I und Le Fort II Fraktur benutzen wir dazu die fixierten Jochbögen, bei dem Typ Le Fort III muß die Aufhängung durch ein Bohrloch am Processus zygomaticus des Os frontale vorgenommen werden. Durch die Weiterentwicklung der Miniplattenosteosynthese sind wir heute in der Lage auch Oberkieferfrakturen funktionsstabil zu versorgen. Bei den klassischen Frakturverläufen ohne Zertrümmerung gelingt es, eine funktionsstabile Fixierung des zygomatikoorbitalen und dentoalveolären Komplexes zu erreichen. Dies hat besonders für die polytraumatisierten Patienten einen erheblichen Vorteil, da auf eine intermaxilläre Ruhigstellung verzichtet werden kann.

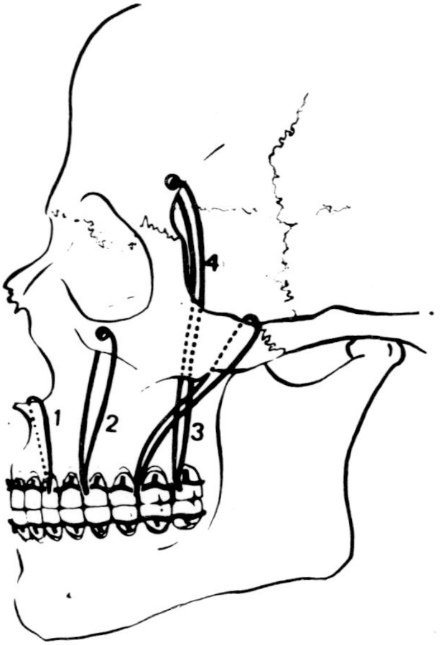

Abb. 8: Fixationsmöglichkeiten bei Mittelgesichtsfrakturen. Erläuterung im Text

Auf die routinemäßige Revision der Kieferhöhle verzichten wir bei Mittelgesichtsfrakturen, da eine posttraumatische Sinusitis sehr selten auftritt. Nur in besonderen Fällen ist die Eröffnung und die Revision der Kieferhöhle angezeigt:

1. Bei akuter Blutung aus der Arteria maxillaris,
2. bei offener Mittelgesichtsfraktur mit Eröffnung der Kieferhöhle durch die Wange,
3. bei offener Mittelgesichtsfraktur mit Eröffnung der Kieferhöhle zur Mundhöhle,
4. bei offener Mittelgesichtsfraktur mit Verdacht auf Fremdkörpereinsprengung und
5. bei geschlossenen Mittelgesichtsfrakturen mit röntgenologisch nachweisbarer ausgedehnter Zertrümmerung des Orbitabodens oder der Kieferhöhlenwände.

Auch die routinemäßige Dekompression des Nervus infraorbitalis ist bei sachgemäßer Frakturversorgung nicht erforderlich. Häufig bilden sich die neurologischen Ausfälle des Nervus infraorbitalis nach der exakten Reposition und Fixation von alleine zurück. Es gibt jedoch Frakturen, wie z. B. die sternförmige Zertrümmerung des Jochbeins mit Beteiligung des Infraorbitalrandes, bei denen eine ideale Reposition nicht möglich ist. Bei der Versorgung dieser Frakturen wird die Nervenaustrittsstelle sorgfältig revidiert und die Knochensplitter aus dem Bereich der Nerven entfernt.

Bei ausgedehnten Weichteilverletzungen im Rahmen von Mittelgesichtsfrakturen kann es auch zur Mitverletzung des Parotisausführungsganges und von peripheren Facialisästen kommen. Prinzipiell sollen diese kombinierten Knochen-Weichteilverletzungen nach den Angaben von *Ganzer* von innen nach außen versorgt werden, d. h. es muß zunächst das Knochengerüst reponiert und fixiert werden, bevor der Weichteilverschluß erfolgt. Dabei verzichten wir im Gesicht auf die Friedrich'sche Wundexcision, um funktionell und ästhetisch wichtige Gewebspartien im Gesicht zu erhalten.

Der Ausführungsgang der Ohrspeicheldrüse sollte immer während der Primärversorgung rekonstruiert werden, um eine Speichelfistel oder einen Speichelstau in der Wange zu vermeiden. Über einen von oral in den Ausführungsgang eingelegten Plastikkatheter wird der Gang mit Einzelknopfnähten adaptiert.

Bei Verletzung der Facialisäste führen wir bei der Primärversorgung eine Markierung der Nervenden im Wundgebiet durch. Erst sekundär werden dann durch mikrochirurgische autologe Nervtransplantation die peripheren Facialisäste wieder überbrückt. Nach unseren Erfahrungen hat sich dieses Vorgehen deshalb bewährt, da bei der Primärversorgung häufig das Operationsgebiet unübersichtlich und infektionsgefährdet ist. Zum anderen kann erstaunlicherweise auch bei Verlust von 50 % und mehr der peripheren Facialisäste postoperativ eine weitgehend normale motorische Gesichtsfunktion beobachtet werden.

Nasoethmoidale Frakturen

Eine besondere Problematik stellt die Zertrümmerung des Nasenbeins und des Processus frontalis bei den Mittelgesichtsfrakturen dar. Hierbei kommt es zur Aussprengung oder Zerreißung des inneren Lidbändchens, so daß der interkantale Abstand wesentlich größer wird. Hier sollte eine möglichst frühzeitige Reposition der Nasenfragmente durchgeführt werden, bevor ein Ödem oder Hämatom zur Obstruktion der Nase führt. Bei Trümmerfrakturen oder bei direkten Zerreißungen des inneren Lidbändchens ist dieses Verfahren jedoch nicht ausreichend, um den interkantalen Abstand in seiner normalen Entfernung wiederherzustellen. Deshalb muß hier eine chirurgische Reposition und Fixation erfolgen. Im Rahmen der hals-, nasen- und ohrenärztlichen Revision der Stirnhöhle oder bei reinen Frakturen des Mittelgesichtes von kieferchirurgischer Seite können die ausgesprengten Knochenfragmente mit dem inserierenden inneren Lidbändchen oder das eingerissene Lidbändchen selbst mit Drahtnähten transnasal fixiert werden.

Jochbeinfrakturen

Die zentralen Mittelgesichtsfrakturen stellen etwa 60 % unserer Mittelgesichtsverletzungen dar. Etwa 40 % aller Mittelgesichtsfrakturen sind die Verletzungen der sog. lateralen Region oder des zygomatikoorbitalen Komplexes. Diese Region beinhaltet als Zentrum das Jochbein, die lateralen Anteile der Orbita, den Orbitaboden, den Jochbogen und die oberen Anteile des aufsteigenden Unterkieferastes (Abb. 9).

Bei der Aussprengung des Jochbeinmassives steht die Dislokation mit typischer kaudaler Dislokation im Vordergrund. Dabei wird die Dislokation einmal durch die einwirkende Gewalt daneben aber auch durch die am Jochbein und Jochbogen ansetzende Massetermuskulatur bedingt. Wegen der primär geringen Symptomatologie werden die Jochbeinfrakturen häufig übersehen, insbesondere, da das vorherrschende Symptom, nämlich die Abflachung der Jochbeinregion anfänglich durch die Begleitschwellung ausgeglichen ist. Primär auftretendes Nasenbluten oder eine Sensibilitätsstörung im Ausbreitungsgebiet des Nervus infraorbitalis sollten dagegen frühzeitig auf eine Jochbeinfraktur aufmerksam machen. Bei starker Dislokation besonders im Bereich des Jochbogens kommt eine enge Beziehung von aufsteigendem Unterkieferast und Jochbogen zustande, die eine mechanische Behinderung der

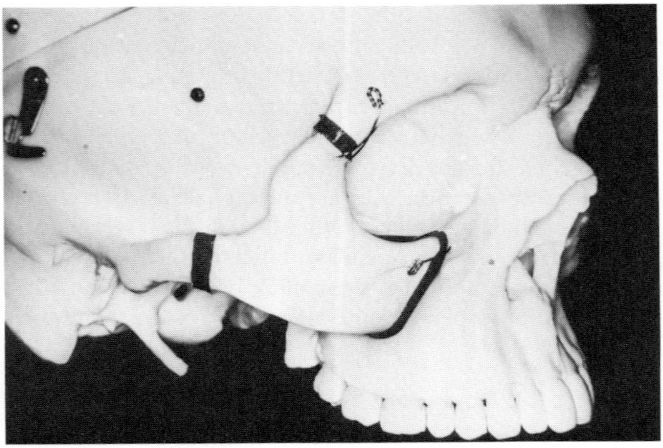

Abb. 9: Die Anatomie der zygomatikoorbitalen Region. Erläuterung im Text

Unterkieferöffnung bedingen. Bei starker Kaudalverlagerung des Jochbeinmassives und des lateralen Anteils der Orbita kann der Orbitainhalt mit dem Bulbus absinken, was sich klinisch mit einem einseitigen Bulbustiefstand, Enophthalmus und Diplopie bemerkbar macht.

Die Reposition des imprimierten Jochbeines kann auf verschiedensten Methoden und Zugangswegen erfolgen. Die häufigste von uns durchgeführte Methode ist die von *Strohmeier* angegebene Hakenreposition mittels eines Einzinkerhakens. Bei diesem einfachen Vorgehen wird das dislozierte Jochbein mit dem percutan eingeführten Einzinkerhaken durch einen kräftigen Zug nach ventral und oben reponiert. Bei frühzeitig reponierten Jochbeinfrakturen ist eine Fixation des Fragmentes meist nicht erforderlich. Kommt es jedoch durch den starken Masseterzug zu einer Redislokation, so ist das Fragment entweder über einen Extensionshaken mit

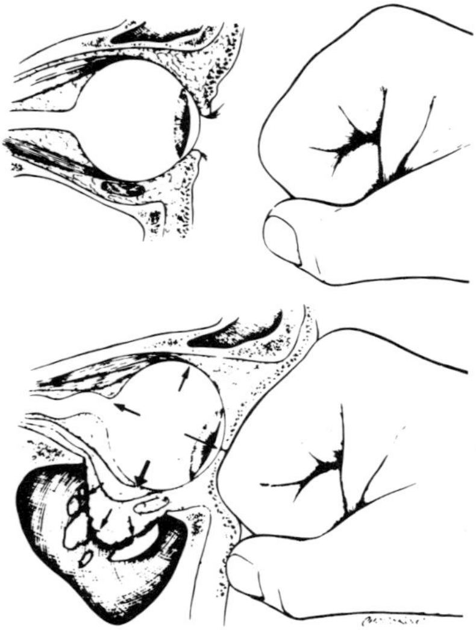

Abb. 10: Entstehungsmechanismus der Blow out-Fraktur. Erläuterung im Text

Kopfgipsverband oder eine Miniplattenosteosynthese zu fixieren. Der Vorteil der offenen Reposition liegt darin, daß eine exakte Einstellung und Adaptierung der Frakturenden erfolgen kann.

Orbitafrakturen

Zu den Frakturen des lateralen Mittelgesichtes zählen auch die klinisch bedeutsamen, isolierten Frakturen des Orbitabodens, zu denen wir einmal die Fraktur des Infraorbitalrandes kombiniert mit Anteilen des Orbitabodens und zum anderen die klassische „Blow out fracture" zählen. Die Fraktur des Infraorbitalrandes und des sich nach distal anschließenden Orbitabodens entsteht bei einer direkt auf den Infraorbitalrand lokalisiert auftretenden Gewalt. Die „Blow out fracture" (Abb. 10) resultiert durch einen kurz andauernden Überdruck in der Orbita bei direkter Gewalteinwirkung auf den Bulbus. Hierdurch kommt es zu einem Bruch des dünnen Orbitabodens, wodurch orbitales Fettgewebe in die Kieferhöhle absinkt. Gelegentlich ist auch der Musculus rectus inferior und der Obliquus inferior incarceriert. Klinisch macht sich diese folgenschwere Fraktur durch eine Bewegungseinschränkung des Bulbus, insbesondere beim Blick nach oben, einen Bulbustiefstand und durch Doppelbildsehen in verschiedenen Blickrichtungen bemerkbar.

Diese Fraktur sollte möglichst frühzeitig behandelt werden, wobei verschiedene Methoden angegeben werden, die entweder auf transantralem oder transorbitalen Zugangsweg erfolgen. Bei der transantralen Reposition wird die Kieferhöhle zunächst im Sinne von *Caldwell Luc* eröffnet und mittels eines Stieltupfers die orbitalen Weichteile reponiert. Jetzt wird entweder durch eine fest eingelegte Kieferhöhlentamponade der Orbitaboden in der richtigen Position gehalten oder durch einen aufblasbaren Ballonkatheter reponiert.

Bei dem transorbitalen Vorgehen wird von einem infraorbitalen Schnitt aus der Orbitaboden übersichtlich dargestellt. Die in die Kieferhöhle prolabierten Anteile des Bulbus können sorgfältig reponiert und insbesondere die in den Nervus infraorbitalis eingespießten Knochenfragmente entfernt werden. Die Überbrückung des knöchernen Defektes kann mit autologem, homologem oder alloplastischem Material erfolgen. Bei geringen Defekten hat sich die lyophilisierte Dura bewährt, die mittels Fibrinkleber an den noch stabilen Frakturrändern fixiert werden kann. Bei älteren Frakturen bzw. bei größeren Orbitabodendefekten muß der Aufbau des Orbitabodens mit einem festen Material erfolgen. Dabei haben sich neben dem autologen Rippenknorpel in den letzten Jahren der zyalitkonservierte Knorpel und heterologes Material wie Silastikscheibchen oder Aluminiumoxydkeramikscheiben besonders bewährt.

Mit diesen Beispielen habe ich versucht, einige Probleme der Mittelgesichtsfrakturen aus kieferchirurgischer Sicht darzustellen. Ich hoffe, daß es mir gelungen ist, zu zeigen, daß bei der Versorgung der schweren Schädel-Hirn-Traumen mit Beteiligung des Mittelgesichtes nur dann ein optimales Ergebnis zu erzielen ist, wenn eine konsequente interdisziplinäre Zusammenarbeit zwischen Neurochirurgen, Hals-Nasen- und Ohrenarzt, Ophthalmologen und Kieferchirurgen gegeben ist.

Literatur:

1. Becker, R., Austermann, K.-H.: Frakturen des Gesichtsschädels, in: Zahn-, Mund-Kieferheilkunde, Bd. 2, Spezielle Chirurgie, hrsg. von N. Schwenzer u. G. Grimm. Thieme, Stuttgart – New York 1981
2. Le Fort, R. L.: Rev. Chir. (Paris) H. 9 (1900), Jber. Fortschr. Chir. 3. Teil (1901), 441
3. Ganzer, H.: Die Kriegsverletzungen des Gesichts und Gesichtsschädels. Barth, Leipzig 1943
4. Gögler, E.: Unfallopfer im Straßenverkehr. Series chirurgica, Documenta Geigy 5. Basel 1962
5. Kazanjian, V. H., Converse, J. M.: Surgical Treatment of Facial Injuries. Williams u. Wilkins, Baltimore 1974
6. Pape, K.: Die Frakturen des zentralen Mittelgesichtes und ihre Behandlung, in: Traumatologie im Kiefer-Gesichts-Bereich, hrsg. von E. Reichenbach. Barth, München 1969
7. Spiessl, B., Schroll, K.: Bd. I/1 Gesichtsschädel, in: Hdb. Spezielle Frakturen- und Luxationslehre, hrsg. von H. Nigst. Thieme, Stuttgart 1972

Verlaufskontrolle und Prognose beim prolongierten Koma

R. A. Frowein, F. Schiltz, R. Firsching und U. Stammler

Sowohl in der täglichen Praxis der Behandlung wie auch in der späteren Begutachtung schwerer Hirntraumen interessieren besonders die Fragen: Wann läßt sich eine Prognose stellen? Wie lange ist eine Intensivbehandlung aussichtsreich?

Prognose-Faktoren

Die prognostische Beurteilung kann sich auf mehrere klinische Faktoren und Symptome stützen, die sich vor allem aus den Hirnfunktionsstörungen, aus dem Zeitfaktor, dem Alter des Patienten und aus posttraumatischen Komplikationen ergeben. Es sollen daher die Art und Dauer der Hirnfunktionsstörungen, das Lebensalter und Einflüsse von Komplikationen auf die Prognose analysiert werden.

Schwere der Hirnschädigung

Die Schwere einer Hirnschädigung wird bestimmt durch Art und Dauer der Hirnfunktionsstörung. Wir bedienen uns der vom Head-Injury Committee 1976 in Brüssel vorgeschlagenen Einteilung in 4 Koma-Grade:

Bei *Koma I,* das ist Bewußtlosigkeit ohne Pupillenstörung und ohne Paresen, erfolgt bei den Überlebenden die Aufhellung der Bewußtlosigkeit gewöhnlich nach einem bis wenigen Tagen.

Bei *Koma II* mit Bewußtlosigkeit und zusätzlichen Pupillenstörungen und/oder Paresen, dem Hemisphären-Syndrom, dauert die Erholung gewöhnlich mehrere Tage.

Nach *Koma III* mit Strecksynergismen kann das Koma tagelang bestehen und, besonders bei Kindern, doch überlebt werden.

Ein *Koma IV* mit beidseitig reaktionslos weiten Pupillen wurde bei Überlebenden nur in sehr wenigen Fällen und nur über wenige Stunden beobachtet.

Dagegen ist bei tödlichen Verläufen, außer den Patienten im Koma I bis III, auch Koma IV in allen Altersstufen vertreten.

Letalität bei verschiedenen Syndromen

In Tabelle 1 sind insgesamt 910 Verletzte der letzten 5 Jahre (1977 bis 1981) entsprechend ihrem vorhin definierten neurologischen Syndrom am Unfalltag oder, bei länger dauernden Störungen, nach 24 Stunden eingetragen. Dabei kam es unter denjenigen Verletzten, die nach kurzer Bewußtlosigkeit schon *am Unfalltag* wieder bewußtseinsklar (○) oder bewußtseinsgetrübt (◑) wurden, nur zu einer verhältnismäßig geringen Letalität von 1 bzw. 9 %, meist bei älteren Patienten und infolge schwerer Kombinationsverletzungen.

56 Verletzte mit Koma I bzw. II, aber nur 8 Patienten mit Koma III blieben weniger als 24 Stunden bewußtlos, da sie entweder nur leicht verletzt waren oder ein Hämatom rechtzeitig entfernt werden konnte.

181 Schwerst-Verletzte starben schon am Unfalltag, davon die Hälfte (98) aus Koma IV; ein Viertel davon oder 54 Verletzte mit rasch entwickeltem Hirntod-Syndrom. Diese große Zahl früher Todesfälle ergibt sich daraus, daß heute auch viele Schwerst-Verletzte noch den Transport überstehen. Eine Letalitätsberechnung für Koma I – III am Unfalltag würde täuschen, weil dann nur die leichtesten und die schwersten Verläufe verglichen würden.

Eine prognostische Beurteilung am *Unfall-Tag* ist daher nur möglich einerseits für Verletzte, die weniger als 24 Stunden bewußtlos bleiben und schon am Unfall-Tag aufklaren und andererseits für Verletzte mit Koma IV, das nur überlebt wurde, wenn es weniger als 10–12 Stunden anhielt, bei längerer Dauer aber stets infaust wurde.

Einen besseren Einblick in therapeutische und prognostische Probleme ergeben diejenigen 369 Verletzten – 212 Überlebende und 157 Verstorbene – die eine Bewußtlosigkeit von mehr als 24 Stunden Dauer aufwiesen. Je nach Koma-Grad ergibt sich folgende unterschiedliche Letalität: Bei Koma I 12 %, Koma II 39 %, Koma III 50 %, Koma IV 100 %. Die 212 Überlebenden mit Koma I – III von mehr als 24 Stunden Dauer werden in Tabelle 5 näher analysiert.

Diese erste allgemeine Verlaufs-Beurteilung enthält Patienten mit gedeckten und offenen Hirnverletzungen, mit Hämatomen und auch mit Mehrfachverletzungen, auf die nachher (in Tab. 2) noch eingegangen werden wird.

	◑/● < U'Tag		◑/● > 24 Std.			Σ		
Bewußtsein	↑	✝	↑	✝	%	N	✝	%
klar ○	115	1				116	1	1
getrübt ◑	166	3		14		183	17	9
KOMA I ●	30	7	55	8	12	100	15	15
KOMA II ●	26	12	99	64	39	201	76	37
KOMA III ●	8	6	58	59	50	131	65	50
KOMA IV ●	1	98		26	100	125	124	99
Σ KOMA I-III	64	25	212	131		432	156	
I-IV	65	123	212	157		557	280	
O-IV	346	127	212	171		856	298	
Hirntod		54				54	54	
Gesamt		181				910		

Tab. 1: Schädel-Hirn-Verletzungen Neurochirurgische Klinik Köln 1977–1981. Letalität der nur am Unfalltag und der länger als 24 Stunden Bewußtlosen

Koma-Grad und -Dauer (unter bzw. über 24 Stunden) ermöglichen jedenfalls eine erste Bewertung der Schwere der Hirnschädigung, ausgedrückt in der *globalen* Letalität (Tab. 1). Demgegenüber zeigt das *Computer-Tomogramm* nicht so einheitliche und systematische Veränderungen des Hirngewebes, wie schon aus den neuropathologischen Befunden zu erwarten war. In vielen Fällen kann mit der Besserung von Veränderungen des Hirnparenchyms und der Massenverschiebung im C. T. auch eine entsprechende Besserung der Bewußtseinslage festgestellt werden. Es kann aber auch bei deutlicher Rückbildung des Kontusionsherdes im C. T. trotzdem das Koma länger bestehen bleiben oder, trotz schwerer Hirnfunktionsstörungen mit tiefem Koma-Grad, gleichzeitig im C. T. ein wenig verändertes Hirnparenchym vorliegen. Unter den weiteren klinischen Faktoren, welche berücksichtigt werden müssen, um eine *individuelle* Prognose zu stellen, sind besonders Kombinationstraumen, Lebensalter und vollständige Dauer des Komas zu nennen.

Kombinationsverletzungen

Der Einfluß verschiedenartiger Kombinationsverletzungen wird deutlich bei einer zusammen mit *Reichmann* und *Firsching* durchgeführten Analyse von 228 Mehrfach-Verletzten, die in Tabelle 2 einzeln eingezeichnet sind nach Art der Kombination der Hirnverletzung mit einer Verletzung der Extremität, des Thorax und/oder des Abdomens. Alle 6 bewußtseinsklaren Patienten überlebten; alle Verletzten in Koma IV starben. Unter den Verletzten mit einem Aufnahmebefund Koma I bis III fand sich die höchste Letalität, 60 %, bei gleichzeitiger Thoraxverletzung und bei Drei-Höhlen-Verletzungen.

Lebensalter

Die bekanntlich große Bedeutung des Lebensalters für die Prognose wird auch bei einer Prüfung der Verläufe der letzten 5 Jahre in unserer Klinik deutlich. Dazu sind in

KOMBINATIONSVERLETZUNGEN < Überlebende 130 / Tödl. Verläufe 98 } 228

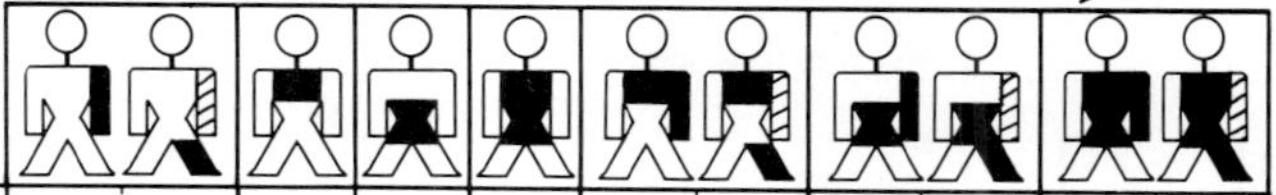

Bewußtsein bei AUFNAHME:																							S		%
○ klar	2		2		1				1														6		
◑ getrübt	11		16		3	1	1			1	2	1	3		2			1					38	4	10
● KOMA I	7		8	1	2	1	1		1		3	1						1					22	4	15
● KOMA II	5	7	22	7	6	15	1		2	1	6	2	2	8		1	2	1				2	46	41	47
● KOMA III	2	1	7	11	4	5	1				3	3		7			1	1					18	28	60
● KOMA IV		3		7		3				1		3		1						2		1		21	100
S KOMA I-III	14	8	37	19	12	18	3		3	1	12	6	2	15		1	3	3				2			
% Letalität		36		34		60		0		25		33		88				50				100			
												60													

Tab. 2: Prognose von Mehrfachverletzungen in bezug auf Verletzungsart und Bewußtseinsstörung

Tabelle 3 nur die Schädel-Hirn-Verletzten mit einem Koma I – III von mehr als 24 Stunden Dauer ausgewertet worden. Trotz kleiner Zahlen ergibt sich eine gute Übersicht:

Die Letalität beträgt bei den 60 bis 70 Jahre und älteren Verletzten 68 bis 89 %, bei den 30 bis 60jährigen 40 bis 50 %, bei den 20 bis 30jährigen 33 %; sie ist am geringsten bei den 10 bis 20jährigen mit 15 %. Auf die wieder ansteigende Letalität bei den kleineren Kindern auf 22 bis 33 % hatten auch *Lange-Cossak* und *Töpfer* (1973) hingewiesen. Einen größeren Unterschied der Letalität im Laufe der letzten Jahre gegenüber vor 10 Jahren konnten wir nicht feststellen.

Alter	Σ	Überlebende	†	%
>70	28	3	25	89
–70	28	9	19	68
–60	20	12	8	40
–50	42	21	21	50
–40	41	25	16	39
–30	49	33	16	33
–20	82	70	12	15
–10	29	21	8	28
– 7	18	14	4	22
– 3	6	4	2	33
	343	212	131	

Tab. 3: Letalität der Schädel-Hirn-Verletzten mit Koma I – III von mehr als 24 Stunden Dauer

Die Bedeutung des Koma-Grades und Lebensalters bei *Kombinationstraumen* ergibt sich aus der Darstellung von 104 Patienten mit Extremitäten-Verletzungen (ohne Thorax- oder Abdomen-Verletzung) (Tab. 4).

Alle 26 Bewußtseinsgetrübten überlebten. Dagegen finden sich in Koma I – III altersgebunden deutliche Unterschiede der Prognose: Von den wenigen (8) komatösen Verletzten im Alter über 60 Jahre hat nur einer mit Koma II und Oberarmfraktur überlebt; Letalität 87 %. Die bis 60 Jahre alten Verletzten hatten im Durchschnitt eine Letalität von 25 bis 30 %, wobei die kleine Gruppe der jungen Erwachsenen von 20 bis 30 Jahren die relativ geringste Letalität von 9 % aufwies.

Auch in den einzelnen Koma-Graden, besonders II und III, steigt die Letalität mit dem Alter an; zusammengefaßt ergibt sich folgendes: Die Letalität betrug in Koma III bis zum 30. Lebensjahr schon 50 %, danach mehr; in Koma II bis zum 30. Lebensjahr durchschnittlich 10 %, bis zum 60. Lebensjahr 45 %; bei älteren Verletzten die schon genannten 87 %. Von den 16 Verletzten mit Koma I starb ein 8 Jahre altes Kind mit Unterschenkelfraktur (260/76), entsprechend 6 %. Diese prognostischen Unterschiede sind von großer Bedeutung für die Indikation von Osteosynthese-Operationen.

Dauer der Bewußtlosigkeit

Neben der *Art* der Hirnschädigung, gegebenenfalls Kombinationsverletzung, und dem Lebens-*Alter* des Verletzten ist die *Dauer* der Hirnfunktionsstörung von

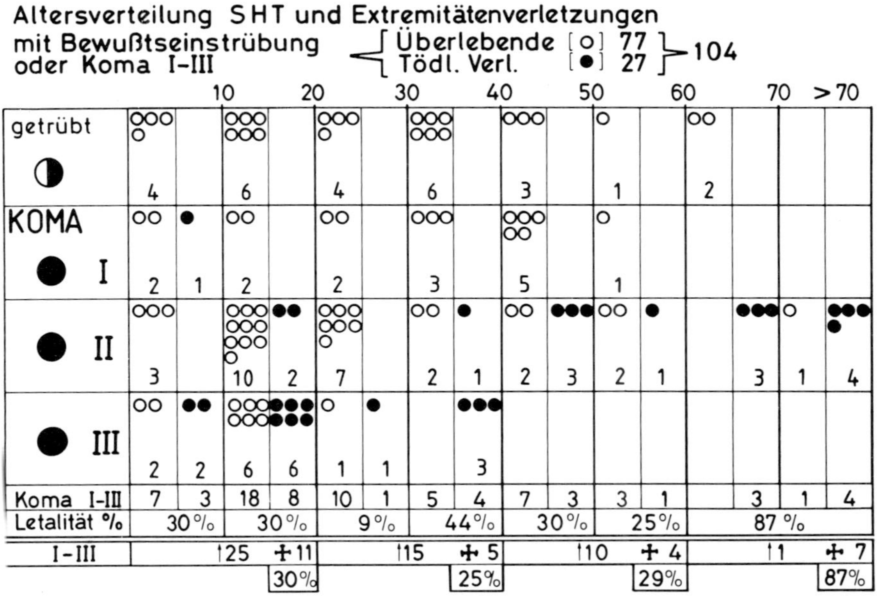

Tab. 4: Prognose von Schädel- und Extremitäten-Verletzungen in bezug auf das Lebensalter

prognostisch entscheidender Bedeutung. Es konnte schon in früheren Darstellungen gezeigt werden (*Frowein et al.* 1978–1980), daß für die allermeisten der Überlebenden, nämlich für 95%, die Dauer der überlebbaren Bewußtlosigkeit in einen gut definierbaren Bereich fällt. Die Grenze der Dauer der Bewußtlosigkeit, die nur noch von sehr wenigen Verläufen, nämlich 5%, überschritten wurde, ist folgendermaßen limitiert (Tab. 5):

bei den über 60jährigen Verletzten auf 5 Tage Bewußtlosigkeit, bei den 50 bis 60jährigen Verletzten auf 9 Tage Bewußtlosigkeit, bei den 30 bis 50jährigen auf 12 Tage Bewußtlosigkeit, bei den 20 bis 30jährigen auf 15 Tage Bewußtlosigkeit, bei den 10 bis 20jährigen auf 20 Tage Bewußtlosigkeit, also auf das Vierfache der Zeit für die über 60jährigen Verletzten.

In diese früher gefundene 5% Limite der Überlebenschance wurden hier die seit 1977 bis 1981 beobachteten 212 Überlebenden mit einem Koma von mehr als 24 Stunden Dauer neu eingezeichnet. Es zeigt sich, daß auch jetzt wiederum nur 7 Verletzte in denjenigen Bereich fallen, in welchem die Erholungschance nur noch 5% beträgt. Alle übrigen überlebenden Verletzten, auch mit Hämatomen und Polytraumen, ordnen sich in den skizzierten Bereich ein. Der Anteil von Koma III ist bei den jüngeren Jahrgängen am größten, besonders bei den am längsten dauernden Komata. Koma III wurde bei den älteren Verletzten absolut relativ immer seltener überlebt; der häufigste Schweregrad bei lang dauerndem Koma ist im mittleren Lebensalter Koma II, im höheren Alter auch Koma I.

Im Laufe von 10 Jahren wurden insgesamt 30 Überlebende beobachtet, deren Dauer der Bewußtlosigkeit die 5%-Grenze überschritt; nur 1 Verletzter mit auffallend ungestörtem vegetativem Verlauf hat sich vollständig erholt; 5 Verletzte wurden gering, 9 erheblich beschränkt arbeitsfähig; 15 Verletzte blieben arbeitsunfä-

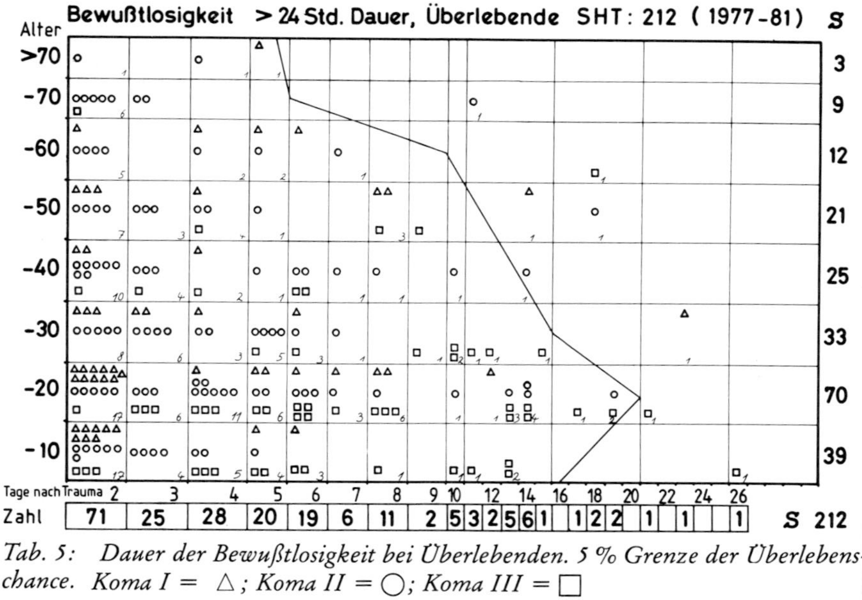

Tab. 5: Dauer der Bewußtlosigkeit bei Überlebenden. 5 % Grenze der Überlebenschance. Koma I = △; Koma II = ○; Koma III = □

hig oder asylpflichtig. Die Grenzen für weitgehende Erholung liegen tiefer als die 5 %-Überlebens-Grenze wie die Nachuntersuchungen mit *Terhaag* und *Auf der Haar* sowie von *Richard* und *Hashimoto* zeigten.

Zusammenfassung

Durch die Beobachtungen der letzten 5 Jahre wird also unser bisher aufgezeichneter 5 %-Grenzbereich der Überlebenschance bei langdauerndem Koma bestätigt. Anders lautende Ergebnisse in der Literatur beruhen auf unterschiedlichen Definitionen des Begriffs „*Koma*", woraus besser lautende Ergebniszahlen resultieren. Der 5 %-Bereich ist aber nicht eine Absolut-Grenze, sondern ein Zeitraum, in welchem individuell beurteilt werden muß, ob eine Fortsetzung der Intensiv-Therapie noch Erfolg haben kann. Die vorliegenden Zahlen zeigen aber auch, daß Therapie-Vergleiche sich nicht auf globale Letalitätsangaben stützen dürfen, sondern, daß nur Kollektive mit gleichem Alter, Koma-Grad und Koma-Dauer verglichen werden können.

Literatur:

1. Brihaye, J., R. A. Frowein, S. Lindgren, F. Loew, G. Stroobandt: Acta Neurochirurg. 40, 181–186 (1976)
2. Frowein, R. A.: Acta Neurochir. 34, 5–10 (1976)
3. Frowein, R. A.: Acta Neurochir. Suppl. 28, 3–12 (1979)
4. Frowein, R. A., K. Auf der Haar, D. Terhaag: Neurosurg. Rev. 3, 67–74 (1980)
5. Frowein, R. A.: Prognostische Beurteilung des posttraumatischen Komas. In: H. H. Wieck, Neurotraumatologie, 78–86, Thieme, Stuttgart 1980
6. Langfitt, Th. W. and Th. A. Genarelli: J. Neurosurg 56, 19–25 (1982)
7. Richard, K. E., R. A. Frowein und T. Hashimoto: Prognose traumatischer Mittelhirnsyndrome bei Kindern und Jugendlichen. Deutsche Gesellschaft Hirntraumatologie Bad Nauheim, 3. 4. 1981

1. Rundtischgespräch

Bushe, Würzburg
Meine Damen und Herren, hier am Tisch haben sich die Referenten des heutigen Vor- und Nachmittags zu dem Rundtischgespräch versammelt. Wir haben vor, zunächst die Frage der Dexamethason-Therapie aufzugreifen, die ja sehr aktuell ist. Um nicht in den Verdacht der Parteilichkeit zu kommen, möchte ich den Vorsitz in dieser Frage an Herrn Weis abgeben.

Weis, Würzburg
Darf ich dann ganz einfach die Frage stellen: Dexamethason-Therapie – ja oder nein?

Gaab, Würzburg
Ich habe in meinem Vortrag schon versucht zum Ausdruck zu bringen, daß diese Frage nicht einfach mit ja oder nein beantwortet werden kann. Ohne Zweifel ist die Dexamethason-Therapie überlegen in der Behandlung des perifokalen Ödems z. B. bei Hirntumoren und auch beim Abszeß. Wie Herr Professor Schürmann uns gezeigt hat, ist diese Therapie dann evtl. auch in Kombination mit Furosemid angezeigt. Aber das Ödem, wie wir es bei einem Tumor beobachten, kann in keiner Weise mit dem Ödem oder genauer gesagt der Schwellung beim Schädel-Hirn-Trauma verglichen werden. Wir wissen aus Arbeiten von *Hossmann* und Mitarbeitern, daß das perifokale Ödem eines Tumors oder eines Abszesses ein Eiweißdiffusions-Ödem darstellt, bei dem das Eiweiß zum Teil aus dem Tumor, zum Teil aus Immunreaktionen um den Tumor stammt, wobei die Immunreaktionen sicher auch durch Dexamethason beeinflußt werden. Daher können Daten, die aus der Tumorbehandlung mit Dexamethason vorliegen, nicht auf das Schädel-Hirn-Trauma übertragen werden, auch nicht die Daten aus dem ischämischen Hirnödem.
Beim Schädel-Hirn-Trauma besteht die Besonderheit, daß die Vasoparalyse das primäre ist und, daß sich daraus sekundär das Hirnödem entwickelt, im wesentlichen durch Durchbruch des arteriellen Druckes in das Gewebe. Wir hatten selbst zunächst sehr enthusiastisch mit der Dexamethason-Therapie begonnen, vor allem aufgrund der Arbeiten der Mainzer Gruppe, die in Berlin sehr überzeugend vorgetragen wurden, konnten aber die rasche klinische Besserung unter Dexamethason nicht bestätigen. Klare für Dexamethason sprechende Daten wurden in der Folgezeit von *Gobiet* gebracht und weiterhin von der Gruppe aus Mainz; alle Autoren waren sich darüber einig, daß die niedrige Dosierung mit 4 × 4 mg wenig bringt und nur hohe Dosen effektiv sein können. Danach kamen jedoch immer mehr Arbeiten, es sind zu nennen *Cooper und Moody, Saul und Ducker, Gudemann und Jahr, Pitts und Kaktis, Jennett und Teasdale,* und eine Reihe weiterer Arbeiten, die diesen günstigen Effekt von Dexamethason nicht nachvollziehen konnten. Aus diesem Grund haben wir die

Dexamethason-Therapie, die wir zunächst ganz starr nach dem ursprünglichen, mittlerweile geänderten Schema durchgeführt hatten, im Oktober 1980 wieder abgesetzt. Wir haben dann die Verläufe vor und nach Absetzen verglichen: Es hat sich nichts geändert.

Wir haben bei der Computerauswertung sehr darauf geachtet, daß initiale Komatiefe und Eingangsdaten gleich waren. Sicher ist auf diese Weise keine Doppelblindstudie entstanden, hier ist die Mainzer Studie trotz der beschränkten Fallzahlen überlegen. Von der Mainzer Gruppe wurde auch immer betont, daß ihre Empfehlungen eine Anregung, eine Hypothese sein sollten, die überprüft werden muß. Eine von der Deutschen Gesellschaft für Neurochirurgie geplante multizentrische Studie zur Überprüfung dieser Ergebnisse ist leider nicht zustande gekommen. Es bleiben zumindest Zweifel an der durchschlagenden Wirkung des Dexamethasons.

Die Mainzer Studie ist als Doppelblindstudie sehr sauber angelegt; ein gewisser Nachteil besteht jedoch darin, daß durch Zufall in der Gruppe mit hochdosierter Dexamethason-Therapie der klinische Eingangs-Score besser gewesen ist als bei den anderen Gruppen. Wir haben das nachgerechnet. Das kann auch bei einer Doppelblindstudie passieren. Auch wenn man eine Studie doppelblind anlegt, muß man am Schluß prüfen, ob die Verteilung der Eingangskriterien identisch und nicht zufällig gewesen ist. In einer solchen Untersuchung wird immer nur eine statistische Aussage getroffen. Es wird nicht gesagt, daß etwas so oder so ist, sondern es wird gesagt, daß die Irrtumswahrscheinlichkeit für eine durch Zufall vorgespiegelte Wirkung unter 5 % liegt.

Nachdem dieses Resultat durch andere Arbeiten nicht hatte bestätigt werden können, glaube ich, daß die Wirkung beim Schädel-Hirn-Trauma bisher nicht absolut gesichert ist. Es müssen noch mehr Daten zusammenkommen.

Schürmann, Mainz

Ich bin Herrn Gaab für seine Ausführungen sehr dankbar und gebe zu, daß die Dexamethason-Therapie noch immer umstritten ist. Wir und auch kein anderer haben diesen Beweis sicher führen können. Wir kennen auch den Wirkungsmechanismus nicht. Wir können nur sagen, daß es beim perifokalen Ödem offensichtlich die Membran schützt, das haben auch experimentelle Studien von *Demopoulos* in New York ergeben. Wir können das Ödem nicht beseitigen, nicht Wasser aus dem Extrazellulär- und Intrazellulärraum wieder in das Blut zurückführen. Nach den experimentellen Untersuchungen gehen die meisten Hypothesen heute in die Richtung, daß die Membranschutzfunktion von Dexamethason sehr erheblich ist. Auch beim traumatischen Ödem ist die Membran gestört. *Reulen* hat seinerzeit ein Schema aufgestellt, das ich Ihnen zeigen möchte. In diesem Schema ist die Dexamethasonwirkung am allerbesten, und das kann man auch im Computertomogramm und in den klinischen Befunden verfolgen, beim Hirnabszeß, dann beim Glioblastom, dann beim Glioblastoma multiforme, beim Meningiom, dann läßt die Wirkung schon etwas nach und ganz unten am Ende der Tabelle steht das Trauma, da kann man, wenn man will, hinsichtlich der Wirkung ein Fragezeichen anbringen. Unsere Studie hat gezeigt, daß es keinen schädigenden Effekt gibt, und daß die Überlebensrate unter Dexamethason statistisch signifikant größer ist, daß die Gruppe mit einem Verlauf von Koma 2 nach Koma 1, die Gruppe mit Verlauf von Koma 3 nach Koma 2 und die Gruppe mit Verlauf von Koma 4 nach Koma 3 jeweils größer ist. Was uns viele Gedanken gemacht hat, das war die große Zahl von Apallikern, die in dieser Studie durch das Überleben zustande gekommen ist. Umstritten ist es, die Dexamethason-Therapie anzuwenden; wir werden sie weiter durchführen, weil wir in einer Doppelblindstudie die geschilderten Erfahrungen gemacht haben. Man muß Dexamethason aber nicht anwenden.

Weis, Würzburg
Herr Frowein, Sie haben Ihre Ergebnisse bei über 900 Unfallverletzten dargestellt. Was ist Ihre Meinung?

Frowein, Köln
Wir haben unsere Ergebnisse bei diesen 900 Unfallverletzten nicht statistisch ausgewertet. Ich kann nur global sagen, daß die jetzigen Ergebnisse nicht besser sind als vor 10 oder 15 Jahren, als wir Dexamethason nicht angewandt haben. Gegenwärtig geben wir Dexamethason.

Dietz, Hannover
Ich bin auch dafür, daß Dexamethason angewendet wird. Wir haben in experimentellen Studien an Lysosomenmembranen bei der Katze gesehen, daß Dexamethason einen Effekt hat. Man kann nicht so recht sagen, welchen Effekt; wir sehen aber, daß es sich so ähnlich verhält wie unter Barbituratmedikation. Wir haben heute morgen gehört, daß die Barbiturate nicht unbedingt in einer hohen Dosierung angewandt werden, und ich würde sagen, daß der Effekt der hohen Dosierung doch eine Hypothese ist. Kann man sagen, daß 100 mg Dexamethason besser wirken? Es wurde sogar von 500 mg als Initialdosis gesprochen. Wir haben den Eindruck, daß eine Dosis 4 × 4 bis 6 × 4 mg pro Tag sinnvoll ist und glauben, das durch Tierexperimente an Lysosomenmembranen belegen zu können. Was ist nun mit der hohen Dosierung?

Schürmann, Mainz
Die hohe Dosierung betrifft nur die Initialdosis, die einmalige Applikation von 100 mg i. v., die so früh wie möglich, möglichst schon in den ersten 6 Stunden nach dem Trauma erfolgen sollte. Nach weiteren 6 Stunden ist die Wirkung sicherlich schon nicht mehr so gut; das hat die Statistik gezeigt. Soviel zur einmaligen Dosis. Im weiteren Verlauf kommt es auf den Zustand des Patienten an. Hat er gut angesprochen, kann man die Dosis gleich reduzieren. In den nächsten 6 Stunden werden allenfalls noch einmal 50 mg verabreicht, und dann geht es so weiter, daß alle 2 Stunden 8 mg gegeben werden, und zwar für nicht länger als 1 bis 3 Tage. Es erfolgt also ein kontinuierlicher Abbau der Dexamethasondosis bis auf 4 mg. Es wäre ein totales Mißverständnis, wenn man glaubte, 100 mg über längere Zeit geben zu müssen, und das wäre auch gefährlich.

Weis, Würzburg
In dieser Frage, bei der m. E. nicht nur Meinung gegen Meinung, sondern Schule gegen Schule steht, fühle ich mich als Neutraler. Ich weiß, daß international bekannte Neurochirurgen im Saal anwesend sind. Ich möchte an diese die Frage weitergeben, wie es in anderen Ländern mit dem Einsatz von Dexamethason bei Schädel-Hirn-Verletzten aussieht.

Zander, Lausanne
Wir haben in der Schweiz ungefähr die gleichen Erfahrungen gemacht. Ich war im Dezember letzten Jahres fast daran, mit dem Dexamethason aufzuhören, bis dann neue Nachrichten aus Kalifornien kamen. Ich weiß nicht, ob Sie diese Arbeiten von *Weiss* kennen, der einen Doppelblindversuch durchgeführt hat mit Solu-Médrol®. Er steigert die Dosis bis auf 2 400 mg während 24 Stunden, und nach 24 Stunden geht er herunter auf 250 mg und erklärt (die Arbeit ist jetzt anscheinend in Veröffentlichung), daß er im Doppelblindversuch mit der gewöhnlichen Dosis von 250 bis 300 mg Resultate erhält, die praktisch wie ohne Cortisonbehandlung sind, und daß die Resultate erst besser werden, wenn man diese extrem hohe Dosis gibt. Ich habe damit selbst keine Erfahrungen und kann Ihnen also nur berichten, daß eine Bestrebung existiert, noch viel höhere Dosierungen anzuwenden.

Weis, Würzburg
Werden Sie diese Therapie übernehmen?

Zander Lausanne
Nein, ich möchte zuerst die Veröffentlichung sehen.

Weis, Würzburg
Als Anästhesist kann ich sagen, daß vor nicht allzu langer Zeit extrem hohe Dosen von Fentanyl empfohlen wurden. Davon ist man auch wieder abgekommen. Ich denke schon, daß man hier etwas skeptisch sein kann.

Enzenbach, München
Wir haben bis jetzt nur über die Dexamethasonwirkung an der Hirnmembran diskutiert. Ich habe vorhin auf die Beziehung zur Lunge hingewiesen, und da stellt sich die Frage, was Dexamethason an der Lunge macht. Dichtet Dexamethason nicht vielleicht auch in der Lunge ab, und hat es nicht vielleicht auf diesem Sektor eine positive Wirkung?

Weis, Würzburg
Ich möchte diese Frage jetzt eigentlich gerne abschließen und nur noch an die neurochirurgischen Kollegen ganz konkret die Frage richten, ob es ein Fehler ist, wenn ein Notarzt draußen kein Dexamethason gibt.

Schürmann, Mainz
Das ist sicher kein Fehler. Aber man wird gut daran tun, Dexamethason so früh wie möglich zu geben. Zum jetzigen Zeitpunkt würde ich davon noch nicht abgehen wollen. Daran ändert auch nichts, daß der endgültige Beweis für die Effektivität noch aussteht. Die Frage ist noch nicht entschieden, das gebe ich zu, und weil sie noch nicht entschieden ist, muß jeder handeln, wie es es vor sich selbst verantworten kann.

Gaab, Würzburg
Beim Notarzt sollte es sicher nicht so sein, daß er vor lauter Angst, er könne das Dexamethason nicht rechtzeitig geben, dann vergißt, für die viel wichtigeren Vitalfunktionen zu sorgen. Ich möchte unterstreichen, was Herr Professor Zander

gesagt hat. Alle Experten sind sich darüber einig, daß die niedrigere Dosierung von 4 × 4 mg beim Schädel-Hirn-Trauma nichts bringt; wenn überhaupt, so steht nur die hochdosierte Dexamethasonbehandlung nach dem Reulen-Schema zur Diskussion. Und das ist eine sehr hohe Dosis. Wenn man jetzt hört, daß diese auch nichts nützt und man die Dosis noch auf 2 000–2 500 mg erhöhen soll, hat man doch den Verdacht, daß ein Medikament, das immer höher dosiert werden muß um eine Wirkung zu zeigen, am Ende keine Wirkung hat.

Schürmann, Mainz
Dies scheint mir ein sehr voreiliger Rückschluß zu sein.

Schöppner, Münster
Die Glucocorticoide sind meines Ermessens dadurch so sehr in Beschuß geraten, weil sie in einem Atemzug mit Dehydrierung genannt wurden. Der Mechanismus ist aber sicher nicht dort zu suchen, sondern entscheidend ist die Funktionstüchtigkeit der Endothel-Glia-Barriere, die stabilisiert werden muß, damit dieses Verbundsystem von Kapillare, Astroglia und Neuron für sich dehydriert.
Ich möchte aber noch einen anderen Wirkungsmechanismus kurz diskutieren. Bei Hirnschwellungen nach schweren Stammhirntraumen haben wir festgestellt, daß es zu einer massiven Steigerung der Renin-Sekretion um 70–80 % der Norm kommt. Unter Gramm-Dosen, damals noch von Urbason®, erfolgte eine Rückführung zur Norm und eine Besserung des Elektroenzephalogramms. Wäre es nicht möglich, daß das Wesen der Dexamethasontherapie in einer Blockierung der Aldosteronsekretion nach Art eines endokrinen Feedback-Mechanismus besteht, so daß man diesen perpetuierenden Mechanismus, der durch Irritation der Osmorezeptoren, Dehydrierung, Erbrechen usw. in Gang kommt, mit Dexamethason blockiert bzw. unterbricht?

Schürmann, Mainz
Nur ein Kurzkommentar: die Besserung des EEG ist auch von einer Reihe anderer Gruppen gesehen worden.

Suhayda, Ravensburg
Wenn Sie, Herr Professor Schürmann, sagen, daß die Decadronphosphat-Therapie keine schädigende Wirkung hat, glaube ich, daß wir Intensivmediziner das nicht unkommentiert hinnehmen können. Wir haben doch den Eindruck gehabt, daß es unter dieser Therapie zu wesentlich mehr Lungenkomplikationen gekommen ist.

Weis, Würzburg
Welcher Art waren die Komplikationen?

Suhayda, Ravensburg
Es waren Komplikationen septischer Art: Pneumonien, Bronchopneumonien, Lungengangräne.

Schürmann, Mainz
Das ist eine ganz berechtigte Frage. Wenn die Therapie in der erforderlichen Weise

kurzfristig durchgeführt wird, sind diese Gefahren nicht da. Die schwerkomatösen Patienten sind unter Antibiotikaschutz; die Lungenpflege ist eine ganz wichtige Maßnahme. Wenn man die Therapie in eine chronische Phase übergehen läßt, kommen die Komplikationen und Gefahren, die Sie aufzeigen. Das steht außer Frage.

Bushe, Würzburg
Meine Damen und Herren, wir müssen dieses Thema abschließen. Wir werden sicher weitere Erfahrungen sammeln und die Resultate der einen oder anderen Gruppe abwarten müssen, um diese Frage später wieder aufzugreifen. Zur Zeit muß, wie Herr Schürmann gesagt hat, jeder nach bestem Wissen und Gewissen vorgehen. Wir werden unsere Studien ohne Dexamethason durchführen und dann später die Möglichkeit haben, diese unsere Resultate mit den Resultaten anderer Arbeitsgruppen, die Dexamethason angewendet haben, zu vergleichen.
Heute morgen wurde noch die Frage der Dekompressionsoperationen aufgeworfen. Herr Schürmann hat auf einen Fall hingewiesen, den er in frühen Jahren nach der Methode von *K. H. Bauer* operiert hat. Es ist heute sicher obsolet, wenn man Kontusionen mit Einblutungen in die Hirnrinde dekomprimiert. Aber es gibt gewisse Indikationen bei Kindern, die unter ganz seltenen Bedingungen eine Dekompression erforderlich machen. Vielleicht können wir dazu noch ein Wort sagen.

Schürmann, Mainz
Ranschoff in New York und *Heppner* in Graz haben in letzter Zeit der Dekompressionsoperation bei Traumen mit schweren Schwellungszuständen zu einer Renaissance verholfen. Wir haben die operative Dekompression lange Zeit für nicht erforderlich gehalten. Sie ist aber erforderlich. Wenn ein Hämatom entfernt worden ist, und wir sehen, daß durch die vorangegangene Kompression das Hirn eine enorme Schwellneigung hat, dann machen wir eine Duraplastik. Wir erweitern die Dura ganz erheblich, um dem Gehirn den entsprechenden Raum zur Expansion zu geben. Den Knochendeckel lassen wir heraus: er wird eingefroren und später als Plastik wieder eingesetzt. Die alleinige Dekompressionsoperation ohne Ausräumung ist ein zweischneidiges Schwert. Wenn man eine wirkliche Dekompression erreichen will, muß man auch die Dura eröffnen; man muß eine große Kraniotomie machen, sonst bekommt man eine Hirnhernie und nicht genügend Platz. Wenn man die Dura geschlossen hält, bekommt man sowieso keinen Platz, denn die Dura ist hart, fest und unnachgiebig. Man muß also eine große Kraniotomie machen und eine Duraplastik, um wieder abzudichten. Dann kann eine Dekompression etwas bringen, und es werden eine Reihe von Patienten überleben, die sonst keine Überlebenschance gehabt, sondern durch den zunehmenden Druck an einer Hirneinklemmung, Mittelhirnkompression, Dezerebration den disoziierten Hirntod erlebt hätten.

Bushe, Würzburg
Wir werden zwar morgen noch von den Besonderheiten im Kindesalter hören, trotzdem würde ich gerne Herrn Gaab bitten, zur speziellen Indikation bei Kindern etwas zu sagen.

Gaab, Würzburg
Meine Erfahrungen decken sich mit dem, was Herr Professor Frowein gesagt hat. In

der Gruppe der 10- bis 20jährigen hatten wir teilweise überraschende Erfolge, wobei wir inzwischen klare Richtlinien erarbeitet haben, wann überhaupt die Indikation zur Dekompressionsoperation besteht. Sie ist nicht beim perakuten Hirnödem gegeben, das nach 6 Stunden als erectio cerebri dekompensiert; hier hat eine Dekompressionstrepanation sicher keinen Effekt. Aber wenn gerade bei jüngeren Verletzten nach 1–2 Tagen intrakranielle Drucksteigerungen mit zunehmenden Plateauwellen konservativ nicht zu beherrschen sind, ist immerhin bei 50 % der Kinder ein später rehabilitationsfähiges Ergebnis durch ausgedehnte beidseitige Trepanations-Dekompressionen zu erreichen, die viel größer sein müssen als die kleine Trepanation von *Heppner.* Das ist eine Operation, die schnell durchzuführen und nicht sehr belastend ist und mit einer raschen Duraerweiterung einhergeht. Diese Operation ist nicht nur symptomatisch, sondern hat einen kausalen Effekt, auf den ich hinweisen möchte. Gerade bei jugendlichen Verletzten beruht die Hirnschwellung in den ersten Tagen nach Schädel-Hirn-Trauma meist noch nicht auf einem eigentlichen Gewebsödem sondern auf einer Kongestion. Das ist das Besondere des Hirnödems beim Trauma und bei der Hirnschwellung überhaupt. Diese Kongestion führt, wenn sie gewisse Grenzen überschreitet, zu einer Kompression oberflächlicher Hirnvenen und präsinusoidaler Brückenvenenabschnitte, und das ist die Ursache der Plateauwellen. Wenn man hier ausgedehnt dekomprimiert, bekommt man einen guten Abfluß. Wir waren überrascht zu sehen, wie bei Patienten, die vorher einen hohen Hirndruck und eine ausgedehnte Hirnschwellung hatten, diese Hirnschwellung nach Dekompressionstrepanation sehr rasch abgeklungen ist. Wir haben folgende Kriterien: erstens relativ junges Lebensalter, zweitens nicht zu dynamisch fortschreitende Hirnschwellung, die sich konservativ nicht beherrschen läßt.

Dietz, Hannover
Können Sie einen Grenzwert des Hirndrucks für die Indikation angeben? Haben Sie gleichzeitig andere Fälle, von denen Sie sagen können, daß sie nur deshalb gestorben sind, weil nicht dekomprimiert wurde, oder wären die Kinder sicher gestorben, wenn sie nicht dekomprimiert worden wären?

Gaab, Würzburg
Bei der Hirndruckmessung absolute Druckwerte anzugeben ist immer problematisch. Der Hirndruck ist ein dynamischer Parameter. Auch beim EEG gibt niemand den absoluten Voltwert an. Beim Hirndruck entscheidet der Wellenverlauf. Wenn zunehmend Plateauwellen mit Höhen von 60, 80 mmHg auftreten, die trotz immer intensiverer Osmotherapie, Barbituattherapie und dergleichen, immer häufiger werden, und wenn klinische Zeichen wie Pupillenerweiterung intermittierend in diesen Druckspitzen auftreten, dann versuchen wir gemeinsam Ausschlußkriterien zu diskutieren und die Entscheidung für diesen Eingriff zu treffen.

Dietz, Hannover
Haben die Kinder eine Ventrikeldrainage?

Gaab, Würzburg
Eine Ventrikeldrainage haben die Kinder nicht, aber sie haben alle Ventrikel, die man im Computertomogramm nicht mehr finden kann. Wenn die Drucke dekompensie-

ren, wird natürlich auch erst einmal wieder ein Computertomogramm durchgeführt.

Bushe, Würzburg
Wir kommen jetzt zu sehr speziellen Fragen und sollten wieder zurückkehren zu den Dingen, die der Alltag bringt.

Weis, Würzburg
Ich möchte Herrn Sefrin auf die Erstversorgung am Unfallort ansprechen und auch Herrn Enzenbach. Herr Sefrin hat sehr dezidiert gesagt, daß bei der Intubation am Unfallort keine Muskelrelaxantien angewendet werden sollen, und Herr Enzenbach sagte, daß bei Intubation vorher ein Spray mit Lokalanästhetikum anzuwenden wäre. Wenn man das Laryngoskop einführt, führt unter Umständen bereits dieser Vorgang zu einem Anstieg des intrakraniellen Drucks. Herr Sefrin, warum grundsätzlich kein Muskelrelaxans?

Sefrin, Würzburg
Wenn ein Muskelrelaxans im Rettungswagen eingesetzt wird, besteht die Schwierigkeit darin, daß nach der Relaxierung eine sichere Intubation nicht garantiert werden kann. Das Gegenargument von Herrn Enzenbach, wonach es zu Veränderungen des Elektrolythaushaltes käme, wenn er Succinylcholin geben würde, kann ich nicht bestätigen, denn gerade bei den Patienten mit einem Polytrauma haben wir keine Hyperkaliämie sondern eine Hypokaliämie. Aus diesem Grunde könnte Succinylcholin schon gegeben werden; aber daß es bei diesen Patienten evtl. zu einer Hypoxie kommen kann, ist wesentlich, und wir geben aus diesem Grunde kein Muskelrelaxans. Es wurde vorhin von anderer Seite als Gegenargument gebracht, daß der Patient kurzfristig husten könne, wenn wir intubieren, oder daß es bei der Intubation zu einem Hustensturz kommen könne, der eine Druckspitze verursacht. Wenn es wirklich zu einer Druckspitze kommt, dann ist diese nur kurzfristig, und daß das Gehirn durch die Hypoxie geschädigt wird, ist gefährlicher als das kurzfristige Auftreten einer Druckspitze.

Enzenbach, München
Ich glaube, ich bin mißverstanden worden. Ich wollte sagen, daß es nach Succinylcholin auch zu erheblichen Hirndrucksteigerungen kommen kann. Im übrigen bin ich durchaus der Meinung von Herrn Sefrin. Aber ich möchte noch etwas anderes sagen. Es scheint mir ganz wichtig – und steht zum Teil auch in den Manuals –, daß man die Halswirbelsäule nicht überstrecken darf. Heute vormittag wurde gesagt, daß etwa 20 % der Schädel-Hirn-Verletzten Halswirbelsäulenluxationen haben. Mir ist gerade ein Mädchen bekannt, das vor etwa 3 Wochen am Unfallort notintubiert wurde, zu uns in die Klinik gekommen ist und eine Hemiparese hat. Diese geht zwar jetzt wieder zurück. Man sollte aber die Reklination des Kopfes, wenn irgend möglich, bei der Notintubation immer unterlassen.

Frowein, Köln
Ich muß hier etwas richtigstellen: Bei Schädel-Hirn-Verletzungen ist die Wirbelsäulenverletzung sicher nicht so häufig. Nach großen Statistiken nicht häufiger als 4 %; 20 % sind sicher zu hoch gegriffen. Also: Sorgfalt, aber nicht Angst.

Leyendecker, Frankfurt
Herr Frowein, inwieweit sind intrakranielle Druckmessungen conditio sine qua non für Behandlungszentren, und inwieweit ist rein physikalischen Behandlungsmaßnahmen wie Hypothermie und hyperbarer O_2-Therapie heute schon ein Empfehlungscharakter beizumessen?

Frowein, Köln
Die intrakranielle Druckmessung ist immer zu begrüßen. Sie kann aber nicht als obligatorisches Muß angesehen werden. Auch wir haben bei weitem nicht für jeden unserer bewußtlosen Patienten einen Meßplatz. Die Hypothermie wurde wegen ihrer Umständlichkeit bereits wieder verlassen; die hyperbare O_2-Therapie steht nur an ganz wenigen Stellen zur Verfügung, auch wir haben sie nicht.

Gaab, Würzburg
Durch die hyperbare O_2-Therapie läßt sich der Hirndruck kurzfristig senken, aber physikalisch wird sehr wenig Sauerstoff angeboten. Interessanterweise besteht beim Hirntrauma über dem Kontusionsherd gar kein Sauerstoffmangel. Ganz typisch für den Kontusionsherd ist, daß die Sauerstoffspannung dort gegenüber dem Normalhirngewebe erhöht ist und ein ganz schmales Histogramm zeigt. Beim Schädel-Hirn-Trauma liegt primär eine Stoffwechselstörung vor und nicht ein Sauerstoffmangel. Von daher ist eine hyperbare Sauerstofftherapie, die ja immer nur während ganz kurzer Phasen angewendet werden kann, sicher fragwürdig. Meines Wissens wird sie von kaum jemandem routinemäßig eingesetzt.

Suhayda, Ravensburg
Hängt dies evtl. damit zusammen, daß diese Patienten hyperventiliert haben? Dadurch würde die Hyperventilation infrage gestellt.

Gaab, Würzburg
Nein, die Hyperventilation dient ja der Senkung des PCO_2. Beim Schädel-Hirn-Trauma besteht eine Autoregulationsstörung: das Gehirn schafft es nicht mehr, den Blutdruck vom Hirngewebe wegzuhalten. Aufgrund der ganz anders regulierten metabolischen Gefäßkonstriktion (metabolische Gefäßkonstriktion bei niedrigem CO_2), kann man dies durch die CO_2-Wirkung teilweise kompensieren. Die Hyperventilation wird nicht angewandt, um einen übernormalen Sauerstoffdruck zu erzielen.

Dietz, Hannover
Ich möchte Herrn Frowein in Beantwortung der Frage von Herrn Leyendecker noch etwas ergänzen. Meines Erachtens ist die intrakranielle Druckmessung dort unbedingt obligatorisch, wo beispielsweise eine Barbiturattherapie durchgeführt wird. Dann sind aber auch die fortlaufende EEG-Registrierung über 24 Stunden und eine ständige Kontrolle des Barbituratspiegels gefordert.
Herr Schürmann hat heute morgen Bilder gezeigt von der Einklemmung des medialen Schläfenlappens. Ich möchte darauf hinweisen, daß bei einer akuten Hirndruckentwicklung durch ein epidurales Hämatom, wenn man nicht daran denkt, diese Einklemmung oft bestehen bleiben kann, so daß der Patient hinterher trotzdem noch

eine weite Pupille hat. Daher soll man darauf achten, daß dieser Schläfenlappen noch herausluxiert werden muß, bzw. daß zumindest bei der Dekomprimierung dort nachgesehen wird.

Wagner, Memmingen
Eine Frage aus dem Alltag eines peripheren Klinikers an die Neurochirurgen: Das Anlegen von Bohrlöchern zur notfallmäßigen Entlastung ist von neurochirurgischer Seite in die Diskussion gebracht worden, einmal unter Hinweis darauf, daß 50 % aller Schädel-Hirn-Traumen isolierte Kontusionen darstellen und zum anderen unter Hinweis darauf, daß es durch Anlegen von Bohrlöchern zu Duraverletzungen kommen könnte, die die spätere neurochirurgische Versorgung erschweren. Wann soll man Bohrlöcher anlegen und wo?

Schürmann, Mainz
Bei dem Verdacht auf ein epidurales Hämatom wird die Trepanation in einem auswärtigen Krankenhaus sicherlich immer noch notwendig sein. Wir haben einen engen Telefonkontakt mit den Chirurgen in den umliegenden Krankenhäusern, und wenn wir eine präzise Schilderung des Falls am Telefon erhalten, können wir sagen, ob ein Bohrloch angelegt, Blut abgelassen und ein Drain hineingelegt werden soll. Das ist eine Notversorgung, und mit dem Drain kann der Patient zu uns kommen, damit wir die endgültige Versorgung durchführen. Das ist heute nach wie vor der sicherste und schnellste Weg, um einem Unfallverletzten mit einem rasch sich entwickelnden epiduralen Hämatom zu helfen.
Die Anlage eines Bohrloches ist nichts besonderes und an einem Bohrloch stirbt ein Patient nicht. Ich will Ihnen von einem Fall erzählen, wo ein Patient dennoch gestorben ist: Da war kein Hämatom gefunden worden und man hat gerichtlich gegen den betreffenden Chirurgen vorgehen wollen. Diesen Chirurgen haben wir ohne Schwierigkeiten entlastet, denn er hat das einzig richtige getan: Der Patient hat sich unter seinen Augen verschlechtert, er hat Bohrlöcher angelegt; er hat keinen Erfolg gehabt und uns den Patienten geschickt. Der Patient hatte eine schwere Hirnlazeration, die er aber nicht erkennen konnte.

Bushe, Würzburg
Da bin ich ganz einverstanden, Herr Schürmann. Sie haben heute morgen das Kroenleinsche Schema gezeigt. Das trifft für die epiduralen Hämatome, die von der Arteria meningica media ausgehen, zu. Man sollte aber auch wissen, daß von der Frontobasis, von den Etmoidalarterien Hämatome ausgehen können, die mit dem Kroenleinschen Schema nicht erfaßt werden können. Daher soll man, wie Herr Schürmann heute morgen auch gezeigt hat, 3 Bohrlöcher anlegen, wobei wesentlich ist, daß das vordere Bohrloch direkt über dem Jochbein sitzt und natürlich – wenn eine Fraktur da ist – im Bereich der Frakturen.

Wickbold, Seesen
Ich versorge etwa 12 Krankenhäuser in der Umgebung unserer Neurochirurgischen Abteilung in Seesen neurochirurgisch-konsiliarisch. In den vergangenen 4 ½ Jahren bin ich nie in die Situation gekommen, daß ein Bohrloch an Ort und Stelle hat angelegt werden müssen. Das ist eine extreme Situation. Was vorkam, waren operative

Versorgungen von Galea-Verletzungen, bei denen vorher keine Impressionsfrakturen erkannt worden waren, und bei denen dann während der operativen Versorgung eine offene Schädel-Hirn-Verletzung gefunden wurde, die dann auch vor Ort versorgt werden mußte.

Bushe, Würzburg
Das ist sicher richtig; aber es kommt auch auf die Distanz und auf den Zeitfaktor an. Es gibt durchaus Krankenhäuser mit einer Entfernung von 200 km bis zur nächsten Neurochirurgischen Abteilung, und dort ist es unabdingbar, daß der Chirurg weiß, wie er ein Bohrloch anlegen sollte.

Tscherne, Hannover
Ich möchte Herrn Schürmann fragen, wieviel angebohrte Schädelverletzungen er pro Jahr aus peripheren Krankenhäusern bekommt.

Schürmann, Mainz
Das ist sehr selten. Manchmal kommt es nur einmal im Jahr oder nur einmal in 2 Jahren vor. Wobei ich nicht einmal weiß, ob es sich dabei nicht um perakute Fälle gehandelt hat. Jedenfalls ist der Versuch gemacht worden bei einem Unfallverletzten, der in die Klinik gekommen ist und bei dem sich der Verlauf verschlechtert hat, daß der Chirurg kurzentschlossen ein Bohrloch angelegt und eine Evakuierung vorgenommen hat. Den einen Fall, wo kein Blut gefunden wurde, habe ich genannt. Dieses Risiko muß man eingehen. Nicht jeder Chirurg kann eine Echographie anwenden. Er kann natürlich mehr Sicherheit gewinnen, wenn er über bessere Untersuchungsmöglichkeiten verfügt. Wenn er über ein Computertomogramm verfügt, ist er in gar keinem Zweifel.
Maßgeblich ist immer die Befundverschlechterung. Wenn eine progrediente Verschlechterung unter den Augen des Chirurgen eingetreten ist, muß er sich überlegen, wie weit die Entfernung bis zur nächsten neurochirurgischen Spezialklinik ist, und ob der Patient überhaupt noch lebend ankommen kann. Und jetzt möchte ich die Frage an die anwesenden Neurochirurgen stellen, wieviel perakute Hämatome kommen, die praktisch dezerebriert aus dem Notarztwagen oder aus dem Hubschrauber ausgeladen werden? Von diesen Patienten haben wir leider mehr als von den Patienten, die draußen angebohrt worden sind. Deswegen plädiere ich so sehr dafür, daß der auswärtige Chirurg ein Bohrloch anlegt und eine Notversorgung durchführt. Wir haben pro Jahr sicher 5 oder 6 Fälle mit epiduralem Hämatom, die hätten überleben können. Diese Fälle kommen praktisch tot in die Klinik, und das ist nicht notwendig. Manchmal sind Tage vergangen, bis jemand auf die Idee kam, daß der Patient auch ein epidurales Hämatom haben könnte. Unter Beachtung der Kriterien, die heute aufgezeigt worden sind, kann die Hämatombehandlung verbessert werden, und sie muß es auch.

Bushe, Würzburg
Heute morgen habe ich eingangs ein epidurales Hämatom gezeigt, das bei einer Sektion gefunden wurde. Das gibt es noch relativ häufig. Und es gibt auch Fälle, die überhaupt nicht in die Klinik kommen. Das sind diejenigen, die im Alkohol-Rausch stürzen und bei denen der Rausch verkannt wird. Es ist statistisch erwiesen, daß eine

verhältnismäßig große Zahl von Fällen mit epiduralem Hämatom in die Ausnüchterungszellen kommen und am nächsten Morgen dort tot gefunden werden. Bei dem Fall, den ich heute morgen gezeigt habe, handelte es sich auch um einen jungen Mann, der in einem kleinen Rausch gestürzt ist, nach Hause und in sein Bett gebracht wurde, und der am nächsten Morgen tot war. Hier gibt es noch eine große Dunkelziffer, die wir nicht kennen. Dieses Thema haben wir auch bei dem Unfallkongreß in Berlin „Epidurales Hämatom – Allgemeines Krankenhaus“ behandelt, und es hat sich auch dort erwiesen, daß es eine große Zahl von Unfallchirurgen gibt, die in der Lage sind, das Hämatom zu beherrschen, ohne daß sie den Patienten mit einem Bohrloch in eine Neurochirurgie bringen.

Frowein, Köln
Das Problem der Behandlung der frühen Hämatome ist ebenso wichtig wie brisant. Nicht daß jetzt hier unter uns ein Richter säße, aber was wir hier sagen, geht auch in die Öffentlichkeit. Es wird publiziert. Jeder kann es nachlesen und der gutachtende Richter wird auch versuchen, seine Beurteilung darauf aufzubauen. Ich möchte zu diesem Problem nur 3 statistische Zahlen nennen: Intrakranielle Hämatome sind nach unseren großen Statistiken nicht häufiger als 4 % der Schädel-Hirn-Verletzungen, die eine Krankenhausbehandlung erforderlich machen. Also wohlgemerkt nicht 4 % aller Schädel-Hirn-Verletzungen sondern nur 4 % der stationären Schädel-Hirn-Verletzungen. Von diesen Hämatomen entfallen nur 10 % auf die Symptomentwicklung in der ersten Stunde. Und von diesen sind wiederum nur 10 % epidurale Hämatome, bei allen anderen handelt es sich um akute subdurale Hämatome.
Das vorhin gezeigte Schema bezog sich auf die epiduralen Hämatome. Das war, was *Kroenlein* im Auge hatte bei Hämatomverläufen, die wir heute als subakut und chronisch bezeichnen würden. Die große, Sie interessierende und uns alle bewegende Frage der Frühversorgung der perakuten Hämatome betrifft Wirklichkeit aber nur 0,1 % der wichtigen Fälle. Daraus ersehen Sie, wie außerordentlich schwierig es ist, die richtige Entscheidung zu treffen, wann und wo ein Bohrloch gemacht werden muß.
Ich möchte also unterstreichen, daß – wie die anderen Herren gesagt haben – man immer daran denken muß. Aber ich möchte auch unterstreichen in dem weiten Sinne, den ich anfangs nannte, daß es nur sehr selten vorkommt, und daß man einem Kollegen nur sehr selten einen Vorwurf daraus machen kann.

Müller-Busch, Berlin
Bei der anästhesiologischen Erstversorgung am Unfallort war die Rede davon, daß man nach Möglichkeit nasotracheal intubieren sollte. Sollte man nicht eher am Unfallort versuchen, die einfachste und unter Umständen auch schonendste Intubationsmethode durchzuführen, nämlich die orotracheale Intubation, gerade bei Schädel-Hirn-Verletzungen?

Enzenbach, München
Ich hatte in meinem Referat den Auftrag, auf die Versorgung in der Klinik einzugehen. Dort sind spezialisierte Anästhesisten, denen man zumuten kann, die nasotracheale Intubation durchzuführen. Am Unfallort und während des Transports geht die orotracheale Intubation natürlich viel schneller, und sie kann auch von

Ärzten ausgeführt werden, die weniger erfahren sind. Insofern ist sie hier überlegen. Aber für die nasotracheale Intubation spricht, daß man hernach, wenn man den Patienten nachbeatmet, nicht noch einmal umintubieren muß. Dadurch könnte ja der Hirndruck noch einmal gesteigert werden.

Wagner, Memmingen
Bestehen nicht grundsätzliche Bedenken bei einer Schädel-Basis-Fraktur nasal zu intubieren?

Weis, Würzburg
Ich unterstelle, daß die spezialisierten Anästhesisten auch im Notarztwagen sind. Es ist selbstverständlich die einfachste und beste Methode, orotracheal zu intubieren. Später kann man in der Klinik überlegen, ob eine nasotracheale Intubation notwendig ist, und wann dafür der geeignete Zeitpunkt sein wird.

Reuther, Würzburg
Wenn man den vorderen Bereich als Schädel-Basis betrachtet, kann man das unterstreichen. Die Schädel-Basis geht aber auch bis ins Felsenbein, und das hat mit dem Nasenbein nichts mehr zu tun. Wenn eine Le Fort-Verletzung vorliegt, neigen wir dazu, die Erstbehandlung gleich in Richtung Tracheotomie zu lenken, besonders wenn der Gesichtsschädelbereich in größerem Maße mitverletzt ist, um auf jeden Fall (a) die Infektion des Liquorraumes zu verhindern und (b) die Behandlungsmöglichkeit im Gesichtsschädelbereich zu verbessern.

Richter, Würzburg
Sicher ist die nasotracheale Intubation bei allen Patienten abzulehnen, die eine Epistaxis haben, und bei denen die Epistaxis gerade zum Stehen gekommen ist, so daß man wieder eine Blutung provozieren würde. Die Frage der Tracheotomie wird sicherlich individuell zu entscheiden sein, aber ich darf vielleicht die Aufmerksamkeit der Anästhesisten auf eines unserer Lieblingsthemen lenken: Das ist das sogenannte Notfallrohr, das immer dann zum Einsatz kommen kann, wenn bei den schweren Verletzungen, wie sie Herr Professor Reuther zeigte, starke Schwellungen und Hämatome im Zungengrundbereich bestehen und man den Aditus ad laryngem nicht einstellen kann.

Zu diesem Notfallrohr kommt der Vorteil des Sehens und des Tastens, weil man mit dem starren Rohr u. U. eine feine Biegung ausgleichen kann und das Rohr dann einfacher in das Lumen der Trachea hineingleitet als der etwas flexible Tubus. Anschließend führt man dann ein Bougie, wie wir es aus der Bougierung der Speiseröhre kennen, durch das Notfallrohr hindurch, entfernt das Rohr und schiebt darüber einen Tubus. Damit kann man sich, wie ich meine, viele Schwierigkeiten erleichtern.

Weis, Würzburg
Herr Richter, würden Sie empfehlen, daß dieses Rohr in den Notfallwagen aufgenommen wird?

Richter, Würzburg
Auf jeden Fall! Ich glaube, daß das Notfallrohr in jeden Notarztwagen gehört und daß der Notarzt damit umgehen können sollte.

Reuther, Würzburg
Von kieferchirurgischer Seite her möchte ich sagen, daß für uns selbstverständlich auch die vitale Situation im Vordergrund steht, und deswegen am Unfallort eine orale Intubation durchgeführt werden sollte. Wenn aber die Möglichkeit besteht, den Patienten nasotracheal zu intubieren, so hat das für die Einstellung der normalen Okklusion und damit der Funktion des Gesichtsschädels ganz erhebliche Vorteile. Die Patienten müssen dann nicht mehr umintubiert werden. Es ist ja häufig so, daß gerade der nasale Raum bei den Le Fort-Frakturen erweitert ist. Herr Richter hat gesagt, daß man bei nasotrachealer Intubation möglicherweise eine Blutung noch einmal forcieren kann. Unserer Erfahrung nach ist das nicht einmal so problematisch. Bei der nasotrachealen Intubation ist vor allem der ganze Mundraum frei für eine entsprechende Primärversorgung, deswegen würden wir uns eine nasotracheale Intubation wünschen, wenn sie ohne Gefährdung des Patienten möglich ist.

Weis, Würzburg
Vielen Dank Herr Reuther, dennoch möchte ich dafür plädieren, daß der Notarzt draußen oral intubiert. Aus meiner Sicht ist er in der akuten Situation, in der er sich nun einmal um die vitalen Funktionen kümmern muß, überfordert, wenn er entscheiden soll, was für eine Le Fort-Verletzung vorliegt und ob man nasal oder oral intubieren sollte. Er soll oral intubieren, soll beatmen und sehen, daß der Kreislauf in Gang bleibt.

Wawersik, Kiel
Ich fühle mich durch die Bemerkung von Herrn Richter veranlaßt, zur Frage des Notfallbronchoskops im Einsatz des Notarztes etwas zu sagen. Vorab: Das Notfallbronchoskop gehört in meinem Tätigkeitsbereich zum festen Bestandteil der anästhesiologischen Ausrüstung an jedem Arbeitsplatz innerhalb der Klinik und auch der Notfallambulanz. Aber ich kann aus dem sehr häufigen Gebrauch dieses Instruments in meiner eigenen Praxis und von meinen eigenen Mitarbeitern sagen, daß es im allgemeinen wesentlich mehr Erfahrung in der Handhabung voraussetzt, also auch eine viel längere Berufserfahrung, als die Handhabung eines Laryngoskops. Nicht zuletzt deshalb, weil der lange Hebelarm des Notfallbronchoskops eine beträchtliche Verletzungsgefahr in sich birgt. Ich habe Perforationen des Larynx und des Ösophagus gesehen. Das Notfallbronchoskop ist nützlich; wenn jemand dieses Instrument bedienen kann, besonders nützlich ist es am Unfallort sicherlich vor allem bei Schädel-Hirn-Verletzten zur Bronchialtoilette, aber nicht zur Intubation. Es ist eine extreme Seltenheit, daß die orotracheale Intubation mit dem Laryngoskop und der Verfügbarkeit einer leistungsfähigen Absaugung nicht gelingt.

Weis, Würzburg
Herr Tscherne, Sie haben sehr viele Unfallverletzte im Jahr. Wie ist Ihre Erfahrung, wie häufig gibt es wirklich extreme Situationen, in denen man nicht intubieren kann?

Tscherne, Hannover
Die Erfahrungen sind sehr unterschiedlich, und Notarzt ist nicht gleich Notarzt. In der Bundesrepublik müssen wir noch große Schritte unternehmen, um das Rettungswesen zu verbessern. Wenn wir schon so perfekte Rettungssysteme wie die Hubschrauber haben, dann müssen wir auch die personellen Voraussetzungen dafür schaffen. Nach meiner Erfahrung beherrscht bestenfalls jeder zweite Notarzt die Reanimation perfekt. Daher kann ich nur unterstreichen, was bereits gesagt wurde, daß nämlich die Situation am Unfallort viel schwieriger ist als in der Klinik. Man sollte bedenken, daß sehr häufig eingeklemmte Personen vorgefunden werden und man selbst in das Fahrzeug einsteigen und hier intubieren muß. Leider wird es auch oft so gehandhabt, daß gerade die Jüngsten und Unerfahrensten an den Unfallort geschickt werden. Wir sehen diese Probleme nicht nur mit unseren eigenen Rettungssystemen, sondern werden ja auch von vielen anderen Rettungsstationen angeflogen. Es sind sicher Verbesserungen notwendig.

Sefrin, Würzburg
Mir scheint auch wichtig, was Herr Tscherne sagte: Daß wir erst einmal den Arzt, der auf dem Notfallwagen fährt, in die Lage versetzen müssen, richtig zu intubieren. Dann können wir uns darüber unterhalten, ob er ein Notfallrohr mitführen sollte oder nicht.

In vielen Bereichen liegt die Schwierigkeit darin, daß der Notarzt die Qualifikation für diese Aufgabe oft nicht mitbringt und daher nicht in der Lage ist, eine sachgerechte Intubation durchzuführen.

Man sollte an dieser Stelle einmal ganz deutlich sagen, daß die Qualifikation der Ärzte, die im Rettungsdienst eingesetzt werden, verbessert werden muß. Auf der einen Seite haben wir den Anspruch des Bundesbürgers auf eine Notfallversorgung mit einem riesigen Aufwand an Organisation und Material, und auf der anderen Seite wird, wie Sie ganz richtig gesagt haben, Herr Tscherne, der Jüngste hinausgeschickt, der das Ganze dann anwenden soll.

Hirschauer, Bad Mergentheim
Darf ich Ihr Augenmerk einmal von dem durch Bundes- Landesmittel optimal versorgten Bezirk Unterfranken, auf einen ländlichen Bezirk lenken, wo durchaus nicht nur nicht optimal qualifizierte Notärzte, sondern gar keine Notärzte die präklinische Erstversorgung machen müssen. Soll man den durchaus gut ausgebildeten und routinierten Rettungssanitätern nun empfehlen, nach Möglichkeit jeden schweren Schädel-Hirn-Verletzten zu intubieren und soll man auch empfehlen, dabei eine Sedierung einzusetzen?

Sefrin, Würzburg
Diese Frage muß ich klar mit nein beantworten. Die Rettungssanitäter sind nicht in der Lage, eine Indikation zur Intubation und Sedierung zu stellen. Es ist bis heute nicht garantiert, daß der Rettungssanitäter, der auf dem Wagen eingesetzt ist, eine ausreichende Ausbildung hat. Im Augenblick können wir nur von einer sogenannten 520-Stunden-Ausbildung ausgehen. Das ist eine Empfehlung des Bund-Länder-Ausschusses, und diese Empfehlung ist nicht einmal in allen Bundesländern vollzogen

worden. Über die Bundesrepublik verteilt, haben wir bis heute keine einheitliche Ausbildung der Rettungssanitäter.

Hirschauer, Bad Mergentheim
Dem letzten Heft der „Notfallmedizin" kann man entnehmen, daß es offenbar in der Schweiz ein ähnliches Problem gibt. Auch dort wird festgestellt, daß die Notärzte nicht zu all jenen Notsituationen kommen, wo sie eigentlich gebraucht werden. Daher wird zum Beispiel vom Kanton Aargau gefordert, daß der Rettungssanitäter besser ausgebildet werden solle, um die Erstversorgung vornehmen zu können. Er wird nämlich meistens derjenige sein, der als erster am Unfallort eintrifft.

Weis, Würzburg
Diese Forderung mag sicherlich richtig sein; von der Erfüllung dieser Forderung sind wir aber noch ein großes Stück entfernt. Dieses Problem können wir hier nicht lösen.

Haldemann, Aargau
Ich fühle mich hier angesprochen, da ich aus dem Kanton Aargau komme. Unsere Rettungssanitäter sind 8 Mann, die zum Teil in der Anästhesie arbeiten, und die erhalten über Funkkontakt die Bewilligung, die Intubation vorzunehmen und u. U. auch eine Sedation einzuleiten.

Weis, Würzburg
Das ist also eine lokale Besonderheit?

Haldemann, Aargau
Ich hoffe, daß es nicht eine lokale Besonderheit bleibt. Aber diese Rettungssanitäter sind in ihrer Qualität dem Führungsstab bekannt.

Oldenkott, Ulm
Jeder Neurochirurg kennt das Problem des überstürzten Transports, der Verlegung in die Fachklinik mit der voreiligen Diagnose eines akuten subduralen Hämatoms, insbesondere bei Polytraumatisierten mit Milz-, Leberrupturen, die nicht erkannt werden. Herr Frowein hat in seiner Arbeit von 1978 ganz klar zum Ausdruck gebracht, daß es eine ad hoc-Operation für den Neurochirurgen in der ersten Stunde nicht gibt. Mich würde interessieren, welche Empfehlung man für den Zeitpunkt des Verlegungstransports geben kann, wobei ich mir bewußt bin, daß eine Schematisierung hier nicht notwendig ist.

Frowein, Köln
Ich habe Ihre Frage dahingehend verstanden, ob es notwendig ist, einen Neurochirurgen der ersten Stunde zu haben. Ich glaube: nein. Zunächst steht die Versorgung der vitalen Funktionen ganz im Vordergrund. Der Patient, den Sie wahrscheinlich meinen, ist sicher ein Patient mit einem Kontusionshämatom. Diese Patienten sind von vornherein bewußtlos und zeigen nicht die typische Verlaufsform wie beim epiduralen Hämatom. Wir sehen umgekehrt auch einmal, daß ein Patient mit Milzruptur usw. thorakotomiert wird und der Anästhesist während der Operation merkt, daß der Patient weite Pupillen bekommt und also auch noch ein intrakranielles

Hämatom vorliegt. Da wäre es schön, man hätte das vorher gewußt; aber oft ist nicht einmal Zeit zu einer Computertomographie.

Oldenkott, Ulm
Es tut mir leid, daß ich mißverstanden worden bin. Ich habe mich in die Lage des Arztes versetzt, der im Kreiskrankenhaus tätig ist und nicht in einer Klinik. Zu diesem kommt der Verletzte und die Frage lautet, wann soll man ihn, wann darf man ihn verlegen. Hintergrund ist die Erfahrung, die wir in den Kliniken machen, daß viele Transporte übereilt und unzureichend erfolgen. Daher also die Frage aus der Sicht des Grundkrankenhauses, des Kreiskrankenhauses: Wann soll man einen solchen Verletzten verlegen?

Dietz, Hannover
Hier würde ich auf die Äußerung von Herrn Schürman zurückkommen wollen. Wir sehen immer dann eine Lösung dieses Problems, wenn wir den Kollegen kennen und das Problem mit ihm am Telefon besprechen können. Dann hat der auswärtige Kollege die Sicherheit, daß er unterstützt wird, daß er warten kann. Die anderen Verletzungen, die abdominellen usw. können wir ohnehin nicht beurteilen, die kann der Allgemeinchirurg besser beurteilen. Zu einem Problem wird es erst dann, wenn der Arzt um den Patienten Angst hat, und Angst hat er meistens dann, wenn bereits ein Tag herum und der Patient immer noch nicht wach ist. Nach unserer Erfahrung ist dann eine Verlegung zu viel besser, als eine Verlegung zu wenig. Wir sagen in diesem Fall, daß wir ein Computertomogramm durchführen und den Patienten, wenn er von neurochirurgischer Seite nichts bietet, wieder zurückschicken.

Kempe, Goslar
Ich bin Mitarbeiter von Herrn Wickbold, insofern als ich an einem Kreiskrankenhaus tätig bin, in dem wir auf seine Hilfe angewiesen sind. Ein polytraumatisierter Patient, der mit Extremitätenverletzungen oder Abdominalverletzungen unfallchirurgisch versorgt werden muß, wird zunächst bei uns bleiben müssen. Wenn aber gleichzeitig ein Schädel-Hirn-Trauma vorliegt und die Transportfähigkeit in absehbarer Zeit nicht gegeben ist, bitten wir Herrn Wickbold zu uns. Und dann kommt er mit einer neurochirurgischen Ausrüstung und einer Schwester zu uns, um den Patienten zeitgerecht zu versorgen, wenn es erforderlich ist.

Bushe, Würzburg
Hier handelt es sich offenbar um besondere örtliche Verhältnisse. Die Zusammenarbeit scheint sehr gut zu sein, aber leider läßt sich das nicht verallgemeinern. Nun muß man aber auch wissen, daß sich ein operationswürdiges Hämatom ja selten im Schockzustand entwickelt sondern erst hinterher. So steht immer erst die Stabilisierung des Patienten im Vordergrund und erst danach müssen die anderen Maßnahmen erfolgen.

Schürmann, Mainz
Nur zur Ergänzung: Wenn wir den Kollegen draußen kennen und ihn aus den Verlaufsschilderungen, die er gibt, beraten können, ist dies auch für uns eine Erleichterung. Wir können ihm helfen durch die Beratung, und wir können unter

Umständen auffordern, den Patienten kommen zu lassen, weil wir die größeren diagnostischen Möglichkeiten besitzen. Diese diagnostischen Möglichkeiten wenden wir an, und manchmal müssen wir dann bitten, den Patienten zurückzunehmen, weil die Kapazität der Intensivstation begrenzt ist. Eine Standardintensivpflege muß dann u. U. in dem peripheren Krankenhaus weitergemacht werden, wenn der Patient keine operative, speziell neurochirurgische Intensivtherapie mehr benötigt. Durch diesen Austausch ist auch unsere Kapazität der notwendigen neurochirurgischen Versorgung größer geworden.

Gaab, Würzburg
Ich fand die Frage von Herrn Oldenkott deswegen sehr wichtig, weil wir doch sehr viele Patienten zugewiesen bekommen, die übereilt und mit einer unzureichenden Notversorgung verlegt werden, ganz klar aus der Angst heraus, daß der Verletzte ein intrakranielles Hämatom haben und dieses dekompensieren könnte. Für das Kreiskrankenhaus sollte man hier doch die eindeutige Antwort geben, daß kein Verletzter verlegt werden sollte, bei dem die Vitalfunktionen nicht stabilisiert sind. Der Verletzte sollte intubiert sein, einen zentralen Venenzugang haben, er sollte Volumenersatz haben, nach Möglichkeit sollte die Kreuzprobe gemacht sein, und eine Thoraxaufnahme gehört dazu, zum Ausschluß eines Spannungspneumothorax. Wenn das gemacht ist und der Verletzte Zeichen einer schweren Schädel-Hirn-Verletzung zeigt, und wenn keine anderen noch dringlicheren Versorgungsprobleme im Vordergrund stehen, dann soll der Verletzte verlegt werden, aber keinesfalls vorher.

Wagner, Memmingen
Gibt es ein Computertomogramm der ersten Stunde, d. h. muß jeder Schädel-Hirn-Traumatisierte oder jeder Bewußtlose zum Computertomogramm?

Frowein, Köln
Vielen Dank dafür, daß Sie diese Frage noch einmal gestellt haben. Ich glaube, diese Frage trifft das, was Herr Oldenkott meinte. Mir scheint es hier um ungefähre zeitliche Festsetzungen zu gehen, wann was zu erfolgen hat. Bei 0,4 % der Verletzten hat man in der ersten Stunde mit einem Hämatom zu rechnen, also nur in sehr wenigen Fällen. Es hat sich ein bißchen eingebürgert, daß man die Verletzten alle möglichst zuerst und so schnell wie möglich zu einer solchen Institution fährt, die ein Computertomogramm macht. Das ergibt eine große Zahl negativer Computertomogramme, die aber nicht ausschließen, daß mehrere Stunden später ein raumforderndes Hämatom tatsächlich vorliegt. Im großen und ganzen würde ich auch glauben, daß man in der ersten Stunde für die vitalen Funktionen sorgt und danach an das Hämatom denkt und entweder verlegt oder die Diagnostik durchführt. Zu frühe Verlegungen bergen die Gefahr, daß man ein Hämatom verpaßt, daß der Patient zurückverlegt wird, und daß nach 3 bis 4 Stunden das epidurale Hämatom dann da ist.

Bushe, Würzburg
Wir wollen jetzt zu einem anderen Thema übergehen, zu einem Thema, bei dem, wie heute auch wieder herauskam, eine gewisse Unsicherheit besteht. Ich meine die prophylaktische Antibiotika-Therapie sowohl bei den frontobasalen Verletzungen wie auch bei den Mehrfachverletzungen. Wie verhalten Sie sich, Herr Gay,

hinsichtlich der Antibiotika-Therapie bei Mehrfachverletzungen?

Gay, Würzburg
Wir führen bei einem polytraumatisierten Patienten, der wegen einer perforierenden Abdominalverletzung laparatomiert wird, oder bei Eröffnung eines Hohlorgans eine antibiotische Therapie durch. Der Polytraumatisierte ist in seiner allgemeinen Infektabwehr geschwächt, und wir sind der Meinung, daß wir bei Patienten mit Duodenalruptur, Eröffnung des Dünndarms oder Dickdarms eine antibiotische Therapie durchführen sollten. Ob das eine prophylaktische Maßnahme ist oder bereits eine therapeutische Maßnahme, kann man in diesem Rahmen vielleicht nicht eindeutig beantworten. Bei perforierenden Thoraxverletzungen führen wir keine antibiotische Therapie durch.

Tscherne, Hannover
Ich möchte zunächst auf die Extremitätenverletzungen eingehen und dazu sagen, daß wir bei offenen Frakturen eine randomisierte Studie durchgeführt haben. Diese hat eindeutig ergeben, daß die Patienten, die „prophylaktisch" Antibiotika erhielten, um ein Drittel weniger Weichteil- und Knocheninfekte bekommen haben. Im Falle der offenen Frakturen handelt es sich nicht um eine Prophylaxe, da wir gleichzeitig die Keimbestimmungen vorgenommen und gesehen haben, daß doch ein Großteil der Wunden primär mit pathogenen Keimen kontaminiert ist. Insofern geben wir bei allen offenen Frakturen primär Antibiotika, und zwar im Sinne einer Therapie und nicht einer Prophylaxe. Wir geben keine Antibiotika bei der operativen Versorgung geschlossener Frakturen; wir geben auch keine Prophylaxe bei der Versorgung innerer Verletzungen, ausgenommen die Indikationen, die Herr Gay genannt hat.

Bushe, Würzburg
Wie machen Sie Ihren Erregernachweis? Wir haben ja eine Vielzahl von Keimen auf der Haut und an den Wunden, und welche sind denn diejenigen, die nun wirklich virulent werden?

Tscherne, Hannover
Wir haben in dieser Serie dreimal Abstriche gemacht, immer nur aus der offenen Wunde über der Fraktur, einmal am Unfallort, dann unmittelbar nach Einlieferung, und das letzte Mal am Ende der Operation. Man muß dazu natürlich sagen, daß man durch eine sehr saubere chirurgische Wundausschneidung allein zu einer drastischen Keimverminderung kommen kann. Trotzdem haben die Patienten, die primär pathogene Keime in der Wunde haben, schließlich auch ein höheres Infektrisiko.

Winter, Hamburg
Wie halten Sie es mit der Gabe eines Antibiotikums bei Vorhandensein einer Liquorfistel?

Dietz, Hannover
Da sind wir gegen eine sogenannte Prophylaxe. Es ist bekannt, daß damit keine besseren Ergebnisse zu erzielen sind und daß auch eine Infektion mit besonderen Keimen durch eine allgemeine Prophylaxe nicht sicher zu verhüten ist. Wir geben

Antibiotika nach Testung, praktisch wenn die Meningitis da ist. Man weiß ja übrigens, daß dann die Antibiotika besser wirken, denn die normalen gehen nicht durch die Blut-Liquor-Schranke.

NN:
Herr Professor Tscherne, welches Antibiotikum geben Sie? Beziehen Sie sich auf das Erregerspektrum Ihrer Intensivstation?

Tscherne, Hannover
Das ist unabhängig von der Intensivstation. Wir geben Cephalotin, das hat sich als am wirksamsten erwiesen. Wir geben es sehr früh, d. h. unmittelbar bei Einlieferung und geben es zunächst 48 Stunden lang. In dieser Zeit ist es möglich, den Keimabstrich zu bekommen. Ist der Keimabstrich negativ, wird das Antibiotikum abgesetzt, ist er positiv, wird das Antibiotikum als Therapie weiter verabreicht. Generell wird die Antibiotika-Therapie fortgesetzt bei allen offenen Frakturen, die weit offen gelassen sind.
Vielleicht noch eine Bemerkung zur Infektion an den Extremitäten im Rahmen eines Polytraumas: Diese Infektionen bei Knochenbrüchen sind keine üblichen Infektionen. Sie zeigen nicht die typischen Zeichen eines Infektes mit einer aggressiven phlegmonenhaften Ausbreitung in die Umgebung. Diese Infektionen sind durch eine verminderte Vitalisierung der Gewebe bedingt. Das ist das große Problem der massiven Gewebszertrümmerung bei multiplen Frakturen. Die Minderdurchblutung und die Avitalität der Gewebe sind natürlich die Nährböden für das Angehen einer Infektion. Wenn wir eine geschlossene Fraktur bei einem Patienten, der z. B. auf der Intensivstation liegt, nach 3 oder 4 Tagen operieren, sehen wir nicht selten, daß dieses Hämatom infiziert ist, obwohl der Patient niemals eine offene Wunde gehabt hat. Der Polytraumatisierte ist immens infektanfällig.

Bushe, Würzburg
Ich möchte noch eine Frage an Herrn Dietz stellen: Angenommen es kommt bei einer basalen Liquorfistel zu einer Meningitis. Die Meningitis erfordert eine Antibiotika-Therapie. Wie lange warten Sie dann ab, bis Sie den operativen Verschluß herbeiführen?

Dietz, Hannover
Bis zur Keimfreiheit des Liquors.

NN:
Bei der Verletzung der Milz und der damit notwendigen Milzexstirpation ist ja nachgewiesen, daß diese Patienten auch eine erhebliche Minderung der Infektabwehr haben. In der letzten Zeit ist von verschiedenen chirurgischen Schulen beschrieben worden, daß man die Milz homogenisieren und in der Bauchhöhle im Omentum majus verteilen sollte. Wie stehen die anwesenden Unfallchirurgen zu diesem Vorschlag?

Gay, Würzburg
Die milzerhaltende Chirurgie beim Polytrauma ist eigentlich nicht so diskussions-

würdig. Es kommt mehr auf ein möglichst milzerhaltendes Vorgehen bei isolierter Milzverletzung bei Kindern an, die bis zum 6. Lebensjahr vermehrt infektanfällig sind. Es gibt ganz unterschiedliche Verfahren. Man kann eine rein konservative Therapie durchführen, indem man eine Technetium-Szintigraphie der Milz durchführt, sorgfältig überwacht, und das Kind, wenn es eine kleine Verletzung der Milz hat, überhaupt nicht operiert. Im Zusammenhang mit einer Laparatomie kann man blutstillende Maßnahmen durchführen z. B. mit kritalloidem Kollagen. Dann kann man auch eine Fibrinklebung oder eine Pool- oder Segmentresektion durchführen, um die Milz zu erhalten, die beim Kind bis zum 6. Lebensjahr für die Infektabwehr sehr wichtig ist.
Ganz unumstritten ist diese Sache noch nicht, insbesondere die Kinderchirurgen propagieren bei der Milzverletzung ein konservatives Vorgehen. Es gehen viele soweit, die Kinder – wenn die Milz exstirpiert werden mußte – bis zum Eintritt in die Schule langzeitig mit Antibiotika zu behandeln, weil die Infektabwehr vermindert ist. Vor allem Pneumokokken-Sepsis soll bei diesen Kindern vermehrt auftreten.
Beim Erwachsenen spielt das keine so große Rolle mehr. In einigen Fällen haben wir die Milz in Scheibenform oder als Homogenat im Omentum majus plaziert. Wir hatten den Eindruck, daß die Milzscheibe schlechter einheilt als das Homogenat. Wir haben das auch im Technetium-Szintigramm nachweisen können. Bei einem Kind haben wir sowohl eine Milzscheibe als auch einen Milzbrei explantiert und gefunden, daß nur das Homogenat eingeheilt war und szintigraphisch speicherte.

Anästhesie für den operativen Eingriff beim Schädel-Hirn-Trauma

G. Cunitz

Hat das Schädel-Hirn-Trauma (SHT) oder eine Begleitverletzung die Indikation zu einer Operation und Narkose ergeben, so gilt es, das Anästhesieverfahren zu wählen, welches der cerebralen Läsion und Funktionsstörung gerecht wird. An diesem Punkt stellen sich 2 Fragen:

Kann die Narkose per se, d. h. die Summe der Narkosemittel und Adjuvantien oder die benutzte Anästhesietechnik den einmal eingetretenen cerebralen Schaden mit eventuellen Folgezuständen günstig beeinflussen? Kann alles das, was wir in oder durch eine Narkose tun, dem Patienten schaden? Während die Antwort auf die 1. Frage zwischen ja und nein liegt, lautet sie im 2. Falle eindeutig ja.

Indikationen für eine Narkose und Operation bei Vorliegen eines Schädel-Hirn-Traumas sind vor allem: Epi-, subdurale, intracerebrale Blutungen und offene Hirnverletzungen. Gelegentlich wird bei massivem traumatischem Ödem und/oder bei raumfordernden Contusionsherden auch eine chirurgische Dekompression ins Auge gefaßt werden.

In Abhängigkeit vom Charakter der zugrundeliegenden Läsion ist mit einigen wichtigen funktionellen Veränderungen des „Organs" Cerebrum nach einem Trauma zu rechnen, welche für eine anschließende Narkose von Bedeutung sind. Diese sind: Veränderungen in der globalen und regionalen Hirndurchblutung, eingeschlossen Störungen der Autoregulation und CO_2-Ansprechbarkeit des Gefäßsystems, Entstehung von erhöhten intrakraniellen Drucken, Abnahme der cerebralen Compliance, Entwicklung von Gewebsacidosen.

Morphologisch gesehen haben wir es vor allem mit petechialen oder größeren Blutungsherden, Gefäßobliterationen, venösen Stauungen und Ödembezirken zu tun (1). Darüberhinaus hat auch die Lokalisation der Läsion(en) einen entscheidenden Einfluß auf die Schwere des Krankheitsbildes: So werden solche des Hirnstammes natürlich für den Patienten wesentlich folgenschwerer sein als im Cortex gelegene.

In Abbildung 1 ist ein Computertomogramm des Schädels von einem 35 Jahre alten Patienten wiedergegeben, welcher ein schweres gedecktes Schädel-Hirn-Trauma erlitt. Zu erkennen ist ein großer frontal gelegener Blutungsherd und ein ausgeprägter Ödembezirk. Das Ödem hat zu einer Kompression des gleichseitigen Seitenventrikels geführt.

Narkosemittel und bestimmte, in der Anästhesie übliche Techniken können das Gehirn entweder indirekt, d. h. über den Systemkreislauf und die Atmung, oder direkt, d. h. durch einen Angriffspunkt am cerebralen Gefäßsystem oder im cerebralen Metabolismus beeinflussen. Das passende Anästhesieverfahren für den operativen Eingriff nach einem Schädel-Hirn-Trauma auszuwählen, heißt, beide Punkte berücksichtigen.

Ist das Schädel-Hirn-Trauma mit einer sonstigen Begleitverletzung kombiniert, was, wie wir in den vorigen Referaten gehört haben, häufig vorkommt (etwa in 30–40 % nach *Tönnis* et al. [12]), so wird es ein wichtiges Anliegen sein, den Patienten in stabilen Kreislaufverhältnissen, d. h. mit einem ausreichenden Systemblutdruck zur Operation zu bringen und ihn in der Narkose gut zu ventilieren. Es muß aber andererseits hier auch erwähnt werden, daß relativ viele Patienten nach einem Schädel-Hirn-Trauma eine Hypertonie zeigen, welche für den weiteren Verlauf nicht günstig ist. Nach einer Untersuchung von *Mc Kay* und Mitarbeitern aus dem Jahre 1981 waren es 53 %. Der Blutdruck stieg bei ihnen im Mittel über 160/90 mmHg. Diese Patienten zeigten eine größere spätere Mortalitätsrate als andere ohne Blutdruckanstieg.

Die Hirndurchblutung des Menschen hängt ab vom PCO_2 bzw. Gewebs-pH, vom PO_2 und vom Blutdruck. Während zwischen CO_2-Partialdruck und Hirndurchblutung eine direkte, klinisch wichtige Proportionalität besteht (pro 1 mmHg ändert sich die Durchblutung um 2 ml/100 g), vergrößert sich die Hirndurchblutung erst bei sehr niedrigen PO_2-Werten (kleiner als 30 torr), und fällt ab in sehr hohen, unphysiologischen Bereichen. Die Abhängigkeit der Hirndurchblutung vom Blutdruck ist linear: In einem Bereich von 50 bis 100 mmHg mittlerer Blutdruck wird die Hirndurchblutung nicht verändert, doch können Traumen, sonstige Erkrankungen des Gehirns, Acidosen, Narkosemittel und andere Einflüsse diese Autoregulation der Hirndurchblutung stören. In einem solchen Falle folgt die Hirndurchblutung passiv Blutdruckschwankungen.

Dieser Verlust der Autoregulation kann den Ort der Läsion betreffen (focal loss) oder über das gesamte Gehirn ausgeprägt sein (non focal loss of autoregulation). Im ersten Falle wird bei einem Blutdruckanstieg der geschädigte Bezirk eine vermehrte

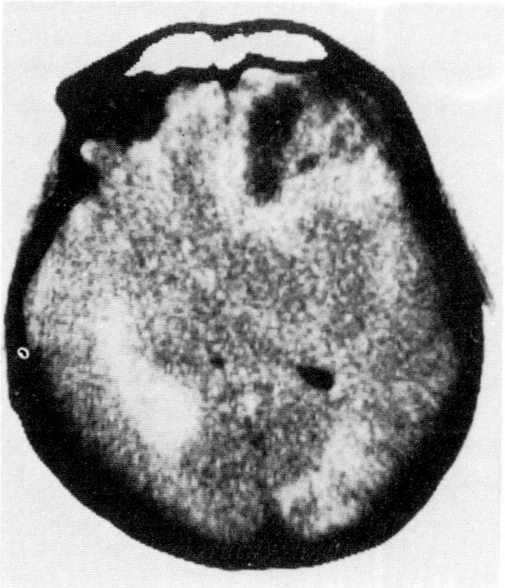

Abb. 1: Computertomogramm eines Schädels nach schwerem SHT

Narkosemittel und Hirndurchblutung (CBF)		CBF
Inhalationsnarkotika	Halothan	▲
	Enfluran	▲
	Lachgas	△
Injektionsnarkotika	Thiopental	▼
	Methohexital	▼
	Etomidate	▼
	Althesine	▼
	Ketamine	▲
Neuroleptica Analgetica Sedativa	Droperidol-Fentanyl	▽
	Diazepam	▼
	Midazolam	▼
	Morphin	—
Relaxantien	d-Tubocurarin	—

Abb. 2: Hirndurchblutung nach einigen Narkotika und Adjuvantien

Blutmenge enthalten und ein Ödem entwickeln, im zweiten Falle wird das Blut bei einem Blutdruckanstieg aus dem geschädigten Areal sogar abfließen (9). Bei niedrigem Blutdruckniveau ist in dem betroffenen Hirnbezirk mit einer Minderperfusion zu rechnen. Aus den Ausführungen geht hervor, daß unerwartete Blutdruckanstiege, und selbstredend auch Hypotonien, unvorhersehbare Folgen im Gehirn nach sich ziehen können.

Auch die CO_2-Ansprechbarkeit des Gefäßsystems kann durch ein Trauma oder durch sonstige Erkrankungen beeinträchtigt sein, so daß bei einer generellen cerebralen Mehrdurchblutung Blut aus den geschädigten, acidotischen, vasoparalytischen, eventuell luxusperfundierten Bezirken abfließen kann (steal phenomenon) oder im umgekehrten Falle sogar zusätzlich hinzukommen kann (inverse steal phenomenon). Es ist eine noch offene Frage, ob eine relative Blutfülle für den geschädigten Bezirk etwas Gutes bedeutet.

Es ist bekannt, daß die heute benutzten Narkosemittel unterschiedliche Wirkungen auf die Hirndurchblutung entfalten. So führen, etwas vereinfacht, alle intravenös applizierten Narkotika oder Adjuvantien, mit Ausnahme von Ketamine, zu einer mehr oder weniger ausgeprägten cerebralen Vasokonstriktion, Durchblutungsminderung und Abnahme des cerebralen Blutvolumens, während Inhalationsnarkotika das Gegenteil bewirken. In Abbildung 2 ist die Hirndurchblutung nach einigen älteren und neueren Inhalations- und Injektionsnarkotika wiedergegeben. Es ist zu erkennen, daß Halothan und Lachgas die Hirndurchblutung steigern. Aber auch Ethrane hat eine solche Wirkung, wie in letzter Zeit genauer erarbeitet wurde. Injektionsnarkotika, mit Ausnahme von Ketamine, senken den cerebralen Blutfluß. Ketamine erhöht regional (fronto-, parieto-occipital) die Durchblutung, während Neuroleptica und Analgetica sich different verhalten (Übersicht in 7).

Intravenöse Narkosemittel dämpfen den cerebralen oxydativen Stoffwechsel; eine Ausnahme ist hier wieder Ketamine. Auch Inhalationsnarkotika reduzieren den cerebralen O_2-Verbrauch, verhalten sich also in diesem Punkte wie die meisten übrigen intravenösen Narkosemittel und Sedativa (Übersicht in 4). Betrachtet man bei den Inhalationsnarkotika die Wirkung auf Durchblutung und Stoffwechsel, so sind diese entgegengesetzt. Man spricht hier von einer Entkoppelung. Ihre Bedeutung, ihr Nutzen oder ihr Schaden sind noch ziemlich unbekannt. Würde man die Hirndurchblutung und den cerebralen oxydativen Metabolismus als alleinige Kriterien berücksichtigen und nun die Frage nach der besten Narkose stellen, so könnte man mit gutem Grund sich für alle heute benutzten Narkosemittel, auch für stark wirksame Inhalationsnarkotika, entscheiden, nicht jedoch für Ketamine.

Der intrakranielle Druck wird von den Bestandteilen Hirnsubstanz, Liquor und Gefäßsystem mit Blutvolumen bestimmt. Nimmt einer der Teile zu, muß der Druck zunächst einmal ansteigen. Akute Hirndrucksteigerungen kommen durch Tumoren, Blutungen, Vasodilatation, venöse Abflußbehinderungen oder Liquorpassagestörungen zustande.

Nach jedem Schädel-Hirn-Trauma ist grundsätzlich mit einem erhöhten intrakraniellen Druck, einem Hirndruck, zu rechnen. Dieser kann global oder regional begrenzt sein, wobei das Tentorium und die Falx cerebri gewisse separierende Funktionen besitzen, die die Entstehung von Druckgradienten im Schädelinneren zulassen. Ein hoher intrakranieller Druck führt zu einer Abnahme des cerebralen Perfusionsdruckes, welcher als Blutdruck minus intrakraniellem Druck (hirnvenösem Druck) definiert ist und als unteren Grenzwert etwa 60 mmHg ausweist (13). Eine lokale oder weiter ausgedehnte Ischämie kann die Folge sein, welche sich der ursprünglichen Organschädigung dann noch hinzugesellt. Der cerebrale Perfusionsdruck muß berücksichtigt werden, wenn von intrakraniellem Druck gesprochen wird. Es muß das Bestreben nach jedem Schädel-Hirn-Trauma sein, durch die einzuleitenden Maßnahmen den intrakraniellen Druck zu senken, ihn zumindest nicht ansteigen zu lassen, ein oft schwieriges Unterfangen, da jedes Husten, Pressen des Patienten und vor allem eine Intubation den intrakraniellen Druck deutlich erhöhen.

Ein intrakranieller Druckanstieg kann in seinem Ausmaß nicht exakt vorausgesagt werden. Er hängt, außer vom auslösenden Prozeß, entscheidend von der Compliance des Gehirns ab, d. h. wie im Falle der

$$\text{Lungencompliance } \left(C = \frac{\triangle V}{\triangle P}\right)$$

von der Dehnbarkeit des Organs, hier des Gehirns. Ist diese groß, z. B. durch die Möglichkeiten zur Liquorverschiebung aus dem intrakraniellen in den Spinalraum, so kann eine zusätzliche Massenzunahme aufgefangen und kompensiert werden. Sind die Kompensationsmöglichkeiten bereits eingeschränkt, so führt jedes zusätzliche drucksteigernde Manöver auch zu einem dann beachtlichen, eventuell gefahrvollen intrakraniellen Druckanstieg. In Abbildung 3 wird das eben Dargelegte verdeutlicht. Sie stammt aus einer Publikation von Langfitt et al. (6).

Wiedergegeben ist $\frac{\triangle V}{\triangle P}$ eines normalen Gehirns, wobei es sich hier um ein Tierexperiment handelt. Es ist zu erkennen, daß über einen großen Bereich jede zusätzliche intrakranielle Volumenzunahme ohne nennenswerte Konsequenzen im

Hinblick auf den Druck bleibt. Erst sehr spät (bei Zugabe von 5 ml) führt jede weitere kleine intrakranielle Volumenzunahme auch zu einem intrakraniellen Druckanstieg, der im hinteren Bereich der Kurve ganz beachtlich wird. Nun ist die Compliance des Gehirns stark eingeschränkt.

Die heute üblichen Narkosemittel haben einen wohlbekannten Einfluß auf den intrakraniellen Druck. Darüber hinaus haben bestimmte Techniken der Beatmung und Narkoseführung ebenfalls einen solchen Effekt. In Abbildung 4 sind alle diese Punkte, die in einer Narkose wegen einer anstehenden Kraniotomie mit Druckentlastung Beachtung finden sollten, dargestellt. Man erkennt, daß alle üblicherweise eingesetzten Inhalationsnarkotika den intrakraniellen Druck erhöhen, der Effekt ist unter Berücksichtigung der MAC-Werte jedoch von Mittel zu Mittel verschieden, daß heutige Injektionsnarkotika mit Ausnahme von Ketanest® den Druck senken und daß Neuroleptica und stark wirkende Analgetica sich different verhalten. Fentanyl und Pentazocin vermindern den intrakraniellen Druck nicht, solange keine Atemdepression vorliegt. Unter den Muskelrelaxantien haben Curarestoffe keine Wirkung, während Suxamethonium durch seine Muskelfaszikulationen doch den intrakraniellen Druck erhöht. Schließlich sieht man, daß Husten und Pressen, das man immer vermeiden sollte, den intrakraniellen Druck anheben, während bestimmte Beatmungsmuster hier sowohl drucksenkend als auch drucksteigernd wirken.

Es wurde bereits erwähnt, daß es im Hinblick auf fokale Ischämien wichtig ist, den intrakraniellen Druck und den herrschenden Blutdruck zusammen zu betrachten, d. h. den cerebralen Perfusionsdruck zu berücksichtigen. In Abbildung 5 sind bei einer Narkoseeinleitung Blutdruck und intrakranieller Druck fortlaufend registriert und der cerebrale Perfusionsdruck berechnet worden. Es handelt sich um ein

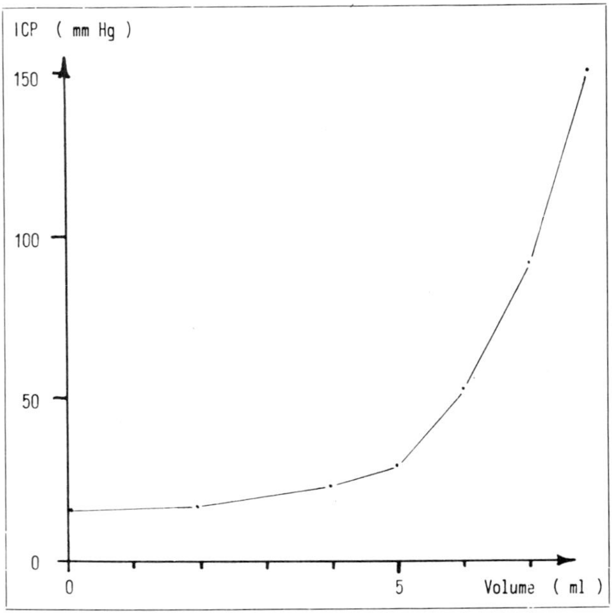

Abb. 3: Compliance eines normalen Gehirns (Tierexperiment) (nach Langfitt et al. [6])

Narkosemittel, Narkosetechnik und Intracranieller Druck		ICD
Inhalationsnarkotica	Halothan	▲
	Enfluran	△
	Lachgas	△
Injektionsnarkotica	Thiopental	▼
	Methohexital	▽
	Etomidate	▼
	Althesine	▼
	Ketamine	▲
Neuroleptica Analgetica Sedativa	Droperidol	(▽)
	Fentanyl	—
	– NLA –	(▽)
	Pentazocin	—
	Diazepam	▼
Relaxantien	Suxamethonium	?
	Curare-Derivate	—
Narkosetechnik	Intubation	▲
	Husten – Pressen	▲
	Hyperventilation	▼
	PN-Beatmung	▽
	PEEP-Beatmung	△

Abb. 4: Intrakranieller Druck nach Narkosemitteln und bestimmten Anästhesietechniken

9jähriges Mädchen mit einem pontinen Tumor. Es ist einmal zu erkennen, daß bei der Narkoseeinleitung (NLA) ein erheblicher intrakranieller Druckanstieg auftritt, da sich das Kind nicht adäquat über die Maske beatmen läßt. Zum Zeitpunkt der Intubation steigt der schon hohe intrakranielle Druck kurzzeitig noch weiter an. Zum anderen fällt der mittlere Blutdruck leicht ab, jedoch in keinen unphysiologischen Bereich. Der cerebrale Perfusionsdruck vermindert sich von guten 76 mmHg auf niedrige 47 mmHg zum Zeitpunkt der Intubation. Es geht aus den Daten ganz klar hervor, daß der cerebrale Perfusionsdruck vor allem durch den erhöhten intrakraniellen Druck abfiel. Im Hinblick auf den intrakraniellen Druck und cerebralen Perfusionsdruck ist wohl zu bedenken, welche Narkosemittel gewählt und wie die Anästhesie insgesamt gesteuert wird, wenn nach einem Schädel-Hirn-Trauma eine Operation notwendig wird.

Es existiert eine Publikation von *Frost* und Mitarbeitern aus dem Jahre 1981 (3), welche sich mit dem adäquaten Narkoseverfahren bei Schädel-Hirn-Verletzungen befaßt. Die Autoren verfolgten 134 Patienten und stellten fest, daß im Hinblick auf das spätere „outcome" kein Unterschied zwischen den verwendeten Anästhetika Halothan, Ethrane, Thiopental und Lachgas bestand. Unter Berücksichtigung des Ventilations-Perfusionsverhältnisses in der Lunge wurde Thiopental aber als relativ günstig angesehen. Diese Untersuchung muß nicht voll akzeptiert werden, da die

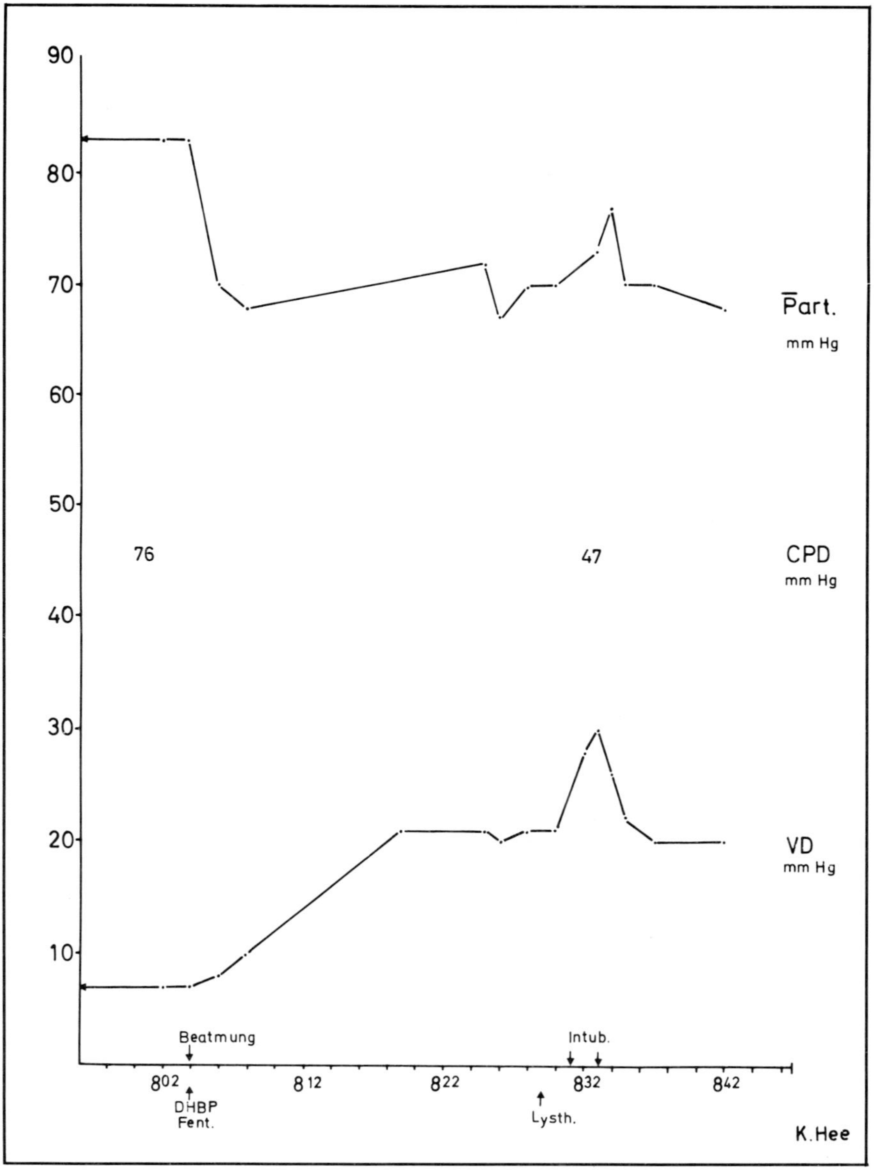

Abb. 5:
Fortlaufende Registrierung von mittlerem Systemblutdruck (P̄art), intrakraniellem Druck (VD: Ventrikeldruck) und Berechnung des cerebralen Perfusionsdruckes (CPD) bei der Narkoseeinleitung zu einer Operation der hinteren Schädelgrube

statistische Verifizierung fehlte und der Narkosemitteleffekt nicht völlig isoliert betrachtet werden konnte, sie weist aber doch in eine richtige Richtung.

Wichtig sind in einer Anästhesie für die hier besprochene Indikation vor allem sogenannte Basisbedingungen der Narkose wie ausreichende Oxygenierung (50 % O_2), kein Husten und Pressen des Patienten, mäßige Hyperventilation (PCO_2 nicht unter 30 mmHg), eine Kopflagerung, welche einen guten venösen Abfluß erlaubt, ein nicht zu hoher Blutdruck, aber natürlich auch keine Hypotonien, sowie eine sparsame Infusionstherapie, keinesfalls ein unkontrolliertes Hineinschütten von verschiedenen Lösungen im Rahmen sogenannter Schockbehandlung.

Zu dem letzten Punkt muß an die interessante Arbeit von *Klose* und Mitarbeitern vom Januar 1982 (5) erinnert werden, welche im Tierexperiment unter einer Retransfusion nach vorangegangenem Entblutungsschock (es wurde allein das entnommene Blut retransfundiert) prompte und ausgeprägte intrakranielle Druckanstiege messen konnten. Diese lagen unter der aufgehobenen Autoregulation zuletzt über den Ausgangswerten, ein wichtiger Hinweis, wie bedeutend eine vorsichtige Volumengabe beim Schädel-Hirn-Trauma ist.

Neben den Grundbedingungen, welche genannt wurden, spielen Fragen der adäquaten Narkosemittel-, Adjuvantien- und Muskelrelaxantienwahl eine nicht mehr ganz so entscheidende Rolle. Es ist nach dem heutigen Wissensstand aber durchaus sinnvoll, kein Lachgas zu applizieren, bis das Cerebrum freigelegt ist und der hirndrucksteigernde Effekt dieser Substanz (11) nicht mehr zum Tragen kommen kann. Für die Anwendung von Halothan und Ethrane besteht keine Notwendigkeit, da beide Narkotika den Hirndruck erhöhen (2). Dieser Effekt kommt nicht nur durch eine cerebrale Vasodilatation, sondern auch, allerdings zu einem weit geringeren Teil, durch eine echte Substanzvermehrung des Hirngewebes aufgrund von Wasser- und Elektrolyteinlagerungen zustande (10). Barbiturate und andere intravenöse Narkotika haben einen günstigen Effekt, soweit sie in einer Dosierung appliziert werden, die Systemblutdruck und cerebralen Perfusionsdruck nicht in einen gefährlichen niedrigen Bereich bringen. Stark wirksame Analgetica, Benzodiazepine oder auch Dehydrobenzperidol stellen den Patienten ruhig, drosseln den cerebralen Stoffwechsel, senken den intrakraniellen Druck oder lassen ihn zumindest unter Beatmungsbedingungen unverändert. Muskelrelaxantien vom kompetitiven Typ sind die Mittel der Wahl zur Schaffung von ruhigen Operationsfeldern.

Plötzliche Blutdruckanstiege werden durch Einsatz von Barbituraten, Dehydrobenzperidol, Clonidin (Catapresan®), Dihydralazin (Nepresol®), Diazoxid (Hypertonalum®) und eventuell Nitroglycerin abgefangen. Ein Nachteil einiger der hier genannten Antihypertensiva ist eine cerebrale Vasodilatation. Es ist im Einzelfall zu prüfen, ob ihr Einsatz gerechtfertigt ist. Andererseits läßt sich ein hoher Blutdruck oft nur mit einem der genannten Antihypertensiva rasch senken. Wegen aufgehobener Autoregulation kann erwartet werden, daß mit dem Blutdruckabfall auch das cerebrale Volumen abnimmt. In praxi sind Thiopental (evtl. als 0,1 %ige Dauertropfinfusion), Fentanyl, Dehydrobenzperidol (Thalamonal®), Diazepam (Valium®), Pancuronium und Lachgas in 50 % O_2 (nach Schädeleröffnung) die Mittel, die geforderte Anästhesie zu ermöglichen. Dazu wird der Patient mäßig hyperventiliert. Er erhält wegen zu erwartender Darmatonien einen Magenschlauch und bleibt postoperativ bei eingetrübter Bewußtseinslage noch intubiert.

In dieser grob skizzierten Weise wird die Anästhesie dem Patienten eventuell nutzen und keinesfalls schaden, womit noch einmal auf die zu Anfang des Referates gestellten 2 Fragen nach dem eventuellen Nutzen und Schaden einer Narkose beim Schädel-Hirn-Trauma zurückgekommen wird.

Literatur

1. Bruce, D. A., Langfitt, T. W.: The prognostic value of ICP, CPP, CBF and $CMRO_2$ in head injury. In: Head injury. Eds. McLaurin, R. L., S. 23–25, Grune & Stratton 1976
2. Cunitz, G., Danhauser, I., Gruß, P.: Anaesthesist 25, 323 (1976)
3. Frost, E. A. M., Kim, B., Thiagarajah, S., Tabaddor, K.: Br. J. Anaesth. 53, 31OP (1981)
4. Harp, J. R., Siesjö, B. K.: Effects of anaesthesia on cerebral metabolism. In: A basis and practice of neuroanaesthesia. Ed. Gordon, E., S. 83–112, Excerpta Medica, Amsterdam–Oxford–New York 1975
5. Klose, R., Hartung, H.-J., Kotsch, R., Walz, Th.: Anaesthesist 31, 33 (1982)
6. Langfitt, T. W., Weinstein, J. D., Kassell, N. F.: Neurology 15, 622 (1965)
7. Lassen, N. A., Tweed, W. A.: Anaesthesia and cerebral blood flow. In: A basis and practice of neuroanaesthesia. Ed. Gordon, E., S. 113–133, Excerpta Medica, Amsterdam–Oxford–New York 1975
8. McKay, R. D., Newfield, P., Reves, J. G., Brummett, C., Morawetz, R. B.: Anesthesiology 55, A 101 (1981)
9. Paulson, O. B.: Anesthesiology 36, 1 (1972)
10. Schettini, A.: Incompatibility of halogenated anesthetics with brain surgery. In: Intracranial pressure IV. Eds. Shulman, K., Marmarou, A., Miller, J. D., Becker, D. P., Hochwald, G. M., Brock, M., S. 599–604, Springer-Verlag, Berlin–Heidelberg–New York 1980
11. Schulte am Esch, J., Thiemig, I., Pfeifer, G., Entzian, W.: Anaesthesist 28, 136 (1979)
12. Tönnis, W., Frowein, R. A., Loew, F., Grote, W., Hemmer, R., Klug, W., Finkemeyer, H.: Organisation der Behandlung schwerer Schädel-Hirn-Verletzungen. Thieme-Verlag, Stuttgart 1968
13. Zwetnow, N., Kjällquist, A., Siesjö, B. K.: Cerebral blood flow during intracranial hypertension related to tissue hypoxia and to acidosis in cerebral extracellular fluids. In: Progress in brain research, vol. 30, cerebral circulation, eds. Luyendijk, W. E., S. 87–92, Elsevier, Amsterdam–London-New York 1968

Beatmung

G. Lazarus

Indikationen

Die maschinelle Beatmung ist heute als wesentlicher Bestandteil der Intensivtherapie beim Schädel-Hirn-Trauma (SHT) anerkannt (14, 20, 35, 36). Ziel der Beatmung ist auch und gerade beim Patienten mit schwerem SHT die peinlichste Vermeidung von Hypoxämie und Hyper-, aber auch exzessiver Hypokapnie, die in vielfältiger Weise drohen. Tabelle 1 listet die wichtigsten Beatmungsindikationen auf, die uns im Zusammenhang mit dem SHT begegnen (14, 36). Die schematische Unterscheidung zwischen extrapulmonalen und pulmonalen Indikationen erscheint zunächst einmal zweckmäßig, weil jede Gruppe ihre eigenen Anforderungen an das Beatmungsregime stellt. Realiter werden diese Störungen in beliebiger Kombination angetroffen.

Beatmungsindikationen beim SHT

I. Extrapulmonal
- 1. Hypoventilation
  - a. zentral- traumatisch
  - b. zentral- pharmakologisch (Barbiturate, Opiate)
  - c. Sonderfall: hohe Paraplegie
- 2. Hyperventilation ($paCO_2 < 30$ mmHg)
- 3. Pathologischer Atemtyp

II. Pulmonal
- 1. ARDS
  - a. "neurogen"
  - b. posttraumatisch
  - c. septisch- toxisch
- 2. Aspiration
- 3. Thoraxtrauma
- 4. Pneumonie

Tab. 1

1. *Extrapulmonale Ursachen* der Ateminsuffizienz sind zentrale Störungen der Atemregulation oder der neuronalen Übermittlung. Eine Hypoventilation bis zum Atemstillstand kann traumatisch bedingt, aber auch Folge einer analgetischen, sedativen, antikonvulsiven oder protektiven Pharmakotherapie sein. Differentialdiagnostisch ist bei fehlender Eigenatmung an eine hohe Paraplegie zu denken. Auch die pathologische Hyperventilation kann eine Beatmungsindikation darstellen, wobei sowohl die resultierende Hypokapnie als auch der klinische Gesamteindruck als Entscheidungsgrundlage dienen. Pathologische Atemmuster als Ausdruck einer schweren Stammhirnschädigung zwingen unabhängig von ihrer Effizienz zur Beatmung. Bei ausschließlich extrapulmonaler Indikation gilt das Bestreben maschineller Atemhilfe der Sicherstellung eines ausreichenden Atemminutenvolumens zur Erzielung eines situationsgerechten arteriellen CO_2-Partialdruckes. Die Oxygenierung kann dabei völlig problemlos sein.

2. Demgegenüber erfordern *pulmonale Insuffizienzen* differenziertere und oftmals aggressivere Beatmungstechniken. Im Mittelpunkt der Bemühungen steht die Behebung oder Vermeidung einer akuten oder schleichend-progredienten Hypoxämie. An erster Stelle ist das sog. „ARDS", das „Atemnotsyndrom des Erwachsenen" zu nennen, dessen Pathomechanismus hier kurz rekapituliert sei (Abb. 1).

Am Beginn steht eine – wie auch immer hervorgerufene – Permeabilitätssteigerung der pulmonalen Endstrombahn mit interstitiellem Ödem. Dieses inaktiviert den stabilisierenden Oberflächenfaktor (22) und überläßt die Alveole ungeschützt ihrer physikalischen Retraktion. Dadurch wird ein vermehrter Sog auf die benachbarte

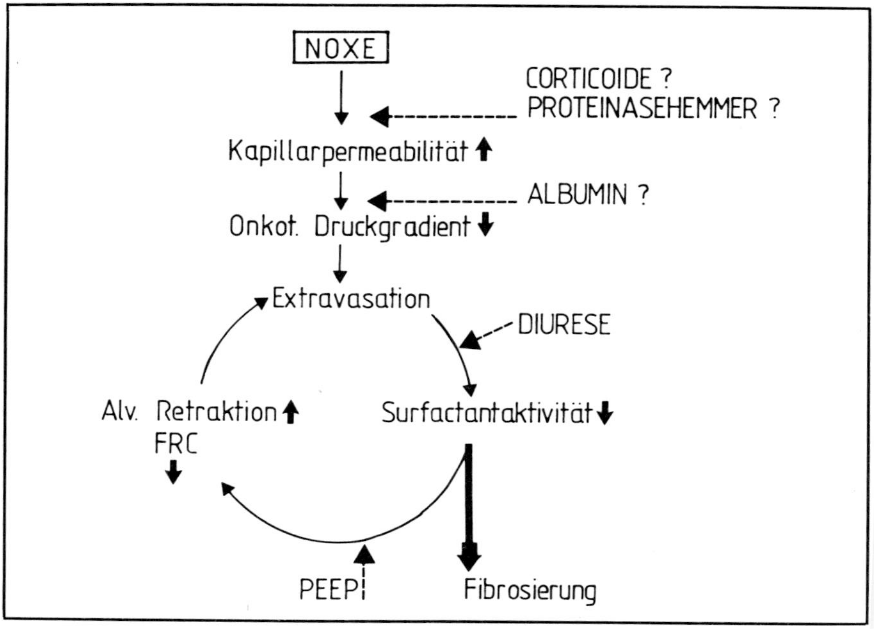

Abb. 1: Pathomechanismus der akuten respiratorischen Insuffizienz

Kapillare ausgeübt und die Extravasation verstärkt. Kurzfristig kommt es dadurch zu einer progredienten Verschlechterung des Gasaustausches und der Atemmechanik, längerfristig zum fibroplastischen Umbau des Interstitiums mit progressivem Lungenversagen. Neben einer flankierenden restriktiven Flüssigkeitsbilanz ist die Beatmung mit positiv-endexspiratorischem Druck (PEEP) das einzige therapeutische Prinzip, dessen Wirksamkeit nicht mit einem Fragezeichen versehen werden muß, auf das daher auch bei Beatmung des SHT nur selten verzichtet werden kann.

Auslösende Noxe des ARDS kann das SHT selbst sein. In der Mehrzahl schwerer SHT-Fälle wird bei der Aufnahme ein pulmonales Oxygenierungsdefizit mit Erhöhung der alveolo-arteriellen Partialdruckdifferenz für O_2 und des funktionellen Rechts-Links-Shunts gefunden (30), dem eine Korrelation mit dem „Glasgow coma scale" und eine prognostische Bedeutung beigemessen wird (15, 47). Ein klinisch erkennbares „neurogenes" Lungenödem (11) tritt seltener und dann mit mehrstündiger Verzögerung auf (15), wie dies auch vom ARDS anderer Genese bekannt ist (37). Da zudem auch beim ARDS nach traumatisch-hämorrhagischem Schock eine Vermittlerrolle des sympatho-adrenergen Systems diskutiert wird (38, 40), ist die Unterscheidung zwischen neurogenem und traumatischem ARDS nicht unbestritten und in ihrer praktischen Konsequenz ohne Belang. Hinter hartnäckigen und progredienten Verläufen von ARDS verbirgt sich meist ein septisches Geschehen (16, 29), das auch in der Lunge selbst lokalisiert sein kann (19). Weitere Ursachen der pulmonalen Insuffizienz, Aspiration bei unzureichenden Schutzreflexen, direkte Gewalteinwirkung auf Thorax und Lunge sowie infektiöse Lungenkomplikationen seien hier nur aufgezählt. Sie kommen in allen beliebigen Kombinationen untereinander und mit dem ARDS vor.

Drohende Aspirationsgefahr und insuffizienter Hustenmechanismus berechtigen zu der Forderung, daß jeder bewußtlose oder schwer bewußtseinsgetrübte Patient intubiert werden muß. Damit aber ist die eigentliche Hemmschwelle zum Einsatz einer maschinellen Atemhilfe bereits überschritten, denn diese kann stufenlos von der Spontanatmung ohne oder mit CPAP (kontinuierlicher Luftwegsüberdruck [21]) über IMV (intermittierend-mandatorische Beatmung mit niedriger Frequenz und teilweiser Spontanatmung) bis zur kontrollierten Beatmung reichen. Das ermöglicht eine großzügige Auslegung sowohl neurologischer als auch pulmonaler Beatmungsindikationen:

(a) Jeder bewußtlose Patient sollte bis zum Erweis des Gegenteils als ateminsuffizient und hypoxiegefährdet angesehen und behandelt werden (15).

(b) Pulmonale Beeinträchtigungen, die für sich unter aktiver Mithilfe des Patienten konservativ zu beherrschen wären, werden beim nicht zuverlässig kooperierenden Patienten zur absoluten Beatmungsindikation.

Intubation und Umintubation können zu erheblichen Steigerungen des Hirndrucks (ICP) führen. Die sonst wünschenswerte frühzeitige nasotracheale Umintubation muß beim schweren SHT nicht selten in Würdigung des Gesamtbildes um einige Tage hintenangestellt werden, wenn sich nicht dieser Zugangsweg aufgrund von Begleitverletzungen ohnehin verbietet. Die Entscheidung zur sekundären Tracheotomie sollte unter Abwägung der Rehabilitierungs- und Entwöhnungsprognose sowie des Lebensalters, keinesfalls aber übereilt getroffen werden. Verbindliche Empfehlungen können hierzu nicht gegeben werden.

Einfluß der Beatmung auf Hirndurchblutung (CBF) und intrakraniellen Druck (ICP)

Abbildung 2 zeigt in vereinfachter und auf die Thematik reduzierter Form den Pathomechanismus der cerebralen Autoregulationsstörung, also der druckpassiven Vasodilatation. Die Möglichkeiten der positiven wie negativen Einflußnahme durch die Beatmung sind eingezeichnet. Sie beschränken sich auf das Gefäßsystem, das im Mittel 5 % des Gesamtvolumens ausmacht (25) und kommen daher vor allem bei eingeschränkter intrakranieller Compliance zum Tragen. Das intrakranielle Blutvolumen verhält sich zum CBF proportional (34) und beeinflußt den Hirndruck nach Maßgabe des verfügbaren Reserveraums (Compliance).

Dominierendes Steuerungsprinzip des CBF ist der periarterioläre pH (46), der jeder Änderung des $paCO_2$ unverzüglich folgt. Im normokapnischen Bereich führen Änderungen des $paCO_2$ um 1 mmHg zu gleichsinnigen Änderungen des CBF um 4 % (24). Abbildung 3 (32) läßt erkennen, wie sich dies auf den ICP auswirkt: Der Einfluß des $paCO_2$ ist im normokapnischen Bereich am größten und nimmt mit steigendem Ausgangsdruck, d. h. mit abnehmender Compliance, weiter zu. Bei normalem Ausgangsdruck und hoher Compliance ist die Hyperventilation nutzlos und entrichtet den Preis eines verminderten CBF ohne Gegenleistung. Bei einem $paCO_2$ gegen 20 mmHg limitiert sich die Durchblutungsminderung selbst (45): Minderperfusion und Steigerung der O_2-Affinität des Hämoglobin führen zur Gewebshypoxie mit

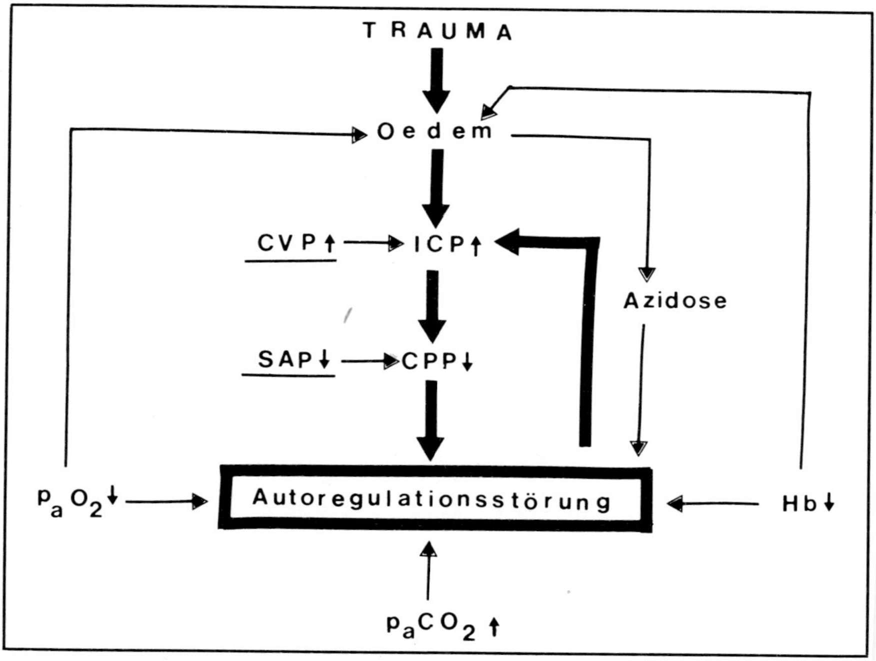

Abb. 2: Auswirkung beatmungsabhängiger Kreislauf- und Gasaustauschparameter auf die Autoregulationsstörung

Lactatazidose und Vasodilatation (23, 43). Ob die Hypokapnie auch am Gefäßsystem des Ödembereichs wirksam wird, ist im Einzelfall ungewiß (7, 12). Wenn nicht, kommt es zur passiven Umverteilung der Perfusion in die Bezirke mit aufgehobener Autoregulation (sog. „inversed steal syndrome"). Eine teleologische Wertung dieses Phänomens will ich mir versagen, erfahrungsgemäß hat aber die Evolution gegen Traumatisierungen nur schlecht vorgesorgt. Unklar ist, wie lange eine hypokapnisch ausgelöste Liquoralkalose bestehen bleibt. Während bei gesunden Versuchspersonen unter anhaltender Hyperventilation die CBF-Minderung nur Stunden anhält (44), wird nach SHT eine verlängerte Wirkung beobachtet (8). Jedenfalls darf von einer einmal eingestellten Hypokapnie nur sehr behutsam und, falls der ICP registriert werden kann, nach dessen Normalisierung wieder abgegangen werden (siehe Beitrag von *Gaab* in diesem Band).

ICP-Anstiege in der Entwöhnungsphase korrelieren mit dem $paCO_2$-Anstieg (42). Ein gezielter Einsatz der Hyperventilation wie auch aller anderen hirndrucksenkenden Maßnahmen setzt die Beobachtung des ICP voraus. Wenn dies nicht möglich ist, erscheint als Kompromiß eine „blinde" Hyperventilation mit volumenkonstanten Respiratoren bis auf einen $paCO_2$ von 30 mmHg tragbar (5, 28, 49). Dieser Wert ist in Relation zur Norm zu sehen und kann beim hyperkapniegewohnten älteren Menschen zu niedrig sein.

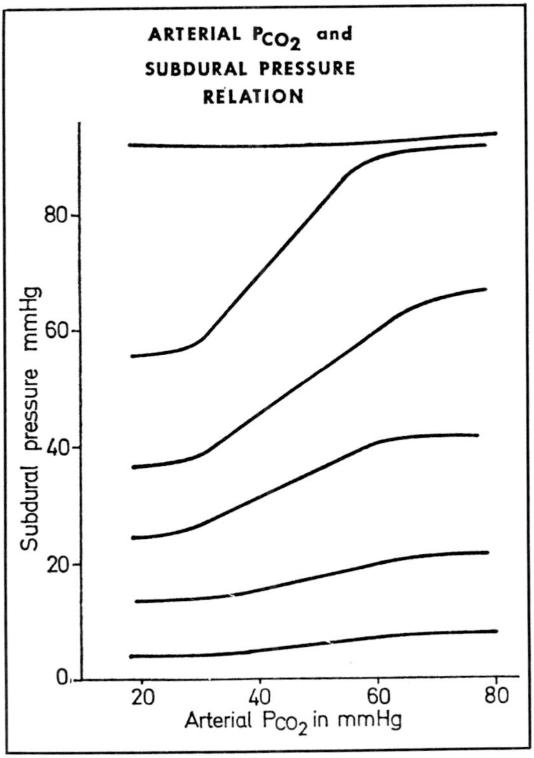

Abb. 3: Abhängigkeit des ICP vom $paCO_2$ bei unterschiedlichem Ausgangsdruck (aus Kindt, G. W., Gosch, A. H. [32])

Ein umgekehrt proportionales Verhältnis besteht zwischen CBF und SaO_2 (Literatur bei [25]). Anders formuliert: Das O_2-Angebot an das Gehirn bleibt bis weit in den hypoxischen Bereich mit Hilfe einer gesteigerten Perfusion konstant, so daß ein venöser pO_2 von 20 mmHg nicht unterschritten wird. Mit einer Steigerung des CBF und damit des ICP ist demnach zu rechnen

1. bei unzureichender arterieller O_2-Sättigung, die wir durch die Beatmung zu verhindern trachten,
2. bei Anämie, weshalb die Substitution von Erythrozyten als erweiterte Beatmungsmaßnahme anzusehen ist,
3. bei verminderter realer O_2-Verfügbarkeit durch Linksverschiebung der O_2-Bindungskurve (4) i. S. einer erhöhten O_2-Affinität, z. B. nach Transfusion älterer Blutkonserven.

In Abbildung 4 ist dies an einem Beispiel theoretisch durchgespielt. Bei normaler Sättigungskurve (31) entspricht einem pO_2 = 20 mmHg eine SO_2 = 0,34. Bei einem Hb-Gehalt von 10 g % wäre der gleichbleibende O_2-Bedarf ohne Steigerung des CBF nur bis hinab zu einem paO_2 = 60 mmHg zu decken. Ist die Sättigungskurve in ihrem mittleren Bereich nur um 5 mm nach links verschoben, endet die venöse Ausschöpfung bei einem SO_2 = 0,46. Jetzt muß der O_2-Bedarf in jedem Fall durch einen erhöhten CBF gedeckt werden. Ein ähnliches Bild ergibt sich bei Hb-Werten unter 10 g %. Es ist daher unzulässig, unter Berufung auf *Opitz* (41) einen paO_2 = 50 mmHg als Grenze der Durchblutungskonstanz bei SHT anzusehen. Bei

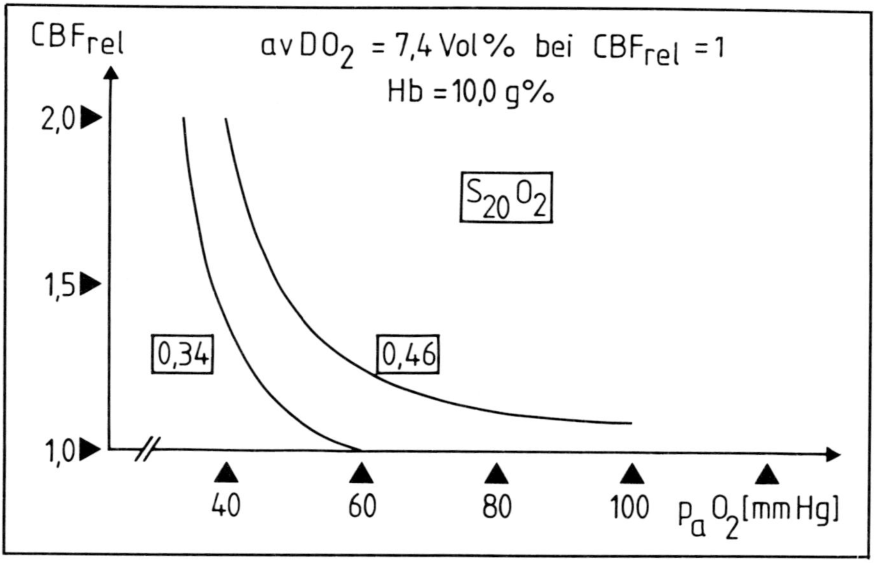

Abb. 4: Theoretische Abhängigkeit des relativen CBF (Normwert = 1) vom paO_2. Unterstellt wird bei gegebenem Hb und gegebener $avDO_2$ eine Ausschöpfung des cerebralen-venösen Sauerstoffs auf höchstens 20 mm Hg. Die Sättigung bei diesem pO_2 ($S_{20}O_2$) beträgt im Normalfall 0,34, bereits bei einer Verschiebung des p 50 um 5 mmHg nach links aber bereits 0,46

Berücksichtigung aller wägbaren und unwägbaren Begleitumstände ist eine Normoxämie, d. h. ein paO_2 von mindestens 70 mmHg zu fordern (49).

Ein solcher paO_2 ist aber in pulmonal indizierten Beatmungsfällen oft nicht oder nur für begrenzte Zeit über eine alleinige Erhöhung der inspiratorischen O_2-Fraktion zu erreichen, wenn nicht gleichzeitig die gefährdeten Alveolen rasch wiedereröffnet und stabilisiert werden. Eine frühzeitige Normalisierung der funktionellen Residualkapazität mit Hilfe eines positivendexspiratorischen Druckes (PEEP) ist daher gerade in der frühen posttraumatischen Phase oft unverzichtbar und kann zeitlich mit einem erhöhten ICP „kollidieren". Pulmonales und cerebrales Anliegen (PEEP und ICP) sollen daher hier kurz auf ihre Vereinbarkeit geprüft werden (2, 3, 6, 10, 13, 17).

(a) Ein verminderter arterieller Mitteldruck müßte den cerebralen Perfusionsdruck verringern. Tatsächlich sinkt mit Anstieg des intrathorakalen Druckes aber zunächst das Herzzeitvolumen (9). Dieser Effekt ist unter Hypovolämie verstärkt, unter Hypervolämie abgeschwächt (39, 48). Ein relevanter Abfall des arteriellen Mitteldruckes ist bei ausreichender Kreislauffüllung eher selten. Das Problem der

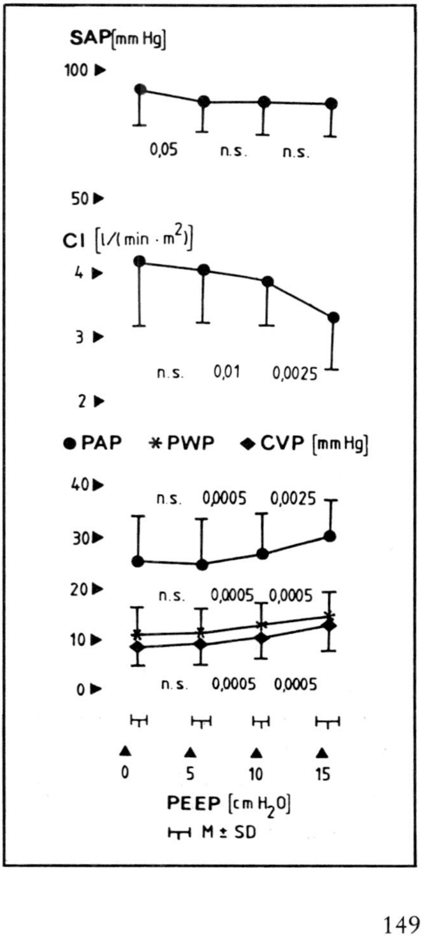

Abb. 5: Auswirkung steigender endexspiratorischer Drucke auf den arteriellen Mitteldruck (SAP), den Cardiac Index (CI) und die intrathorakalen Blutdruckparameter (PAP, PWP und CVP). Ein hoher PEEP hat zwar einen Abfall des CI zur Folge, der jedoch im SAP nicht zum Ausdruck kommt

Kreislaufüberwachung unter PEEP besteht ja gerade darin, daß der leicht zugängliche SAP die tatsächlichen Kreislaufsalterationen nicht wiedergibt (Abb. 5).

(b) PEEP erhöht, parallel zum intrathorakalen Druck, den CVP und damit den ICP. Die Mechanik des respiratorischen Systems ist dabei von Bedeutung. Abbildung 6 demonstriert von 2 Patienten mit schwer eingeschränkter Gesamtcompliance die statisch exspiratorische Druck-Volumenbeziehung von Gesamtsystem, Lunge und thorako-abdominellem System. Im Fall A ist die Lunge hochgradig interstitiell verändert. Ein hoher Beatmungsdruck entfaltet die Lunge nur gering und führt kaum zu einer Änderung des intrathorakalen Druckes. Im Beispiel B ist die beeinträchtigte Gesamtmechanik auf ein bretthartes Abdomen nach traumatischer Pankreasnekrose zurückzuführen. Eine Steigerung des PEEP von 0 auf 15 cm H_2O führt zu einem CVP-Anstieg um 9 cm H_2O. Im Mittel beträgt der CVP-Anstieg $^1/_4$ bis $^1/_3$ des aufgewendeten PEEP. Es werden daher, eine volumenkonstante Beatmung vorausgesetzt, unter PEEP nur geringe Anstiege des ICP gefunden, und auch diese nur bei horizontaler Lagerung. Die bei erhöhtem ICP ohnehin ratsame Hochlagerung des Oberkörpers um 30–45° vermag selbst extreme PEEP-Steigerungen zu egalisieren (1, 13). Es gibt daher keinen Grund, bei begleitender pulmonaler

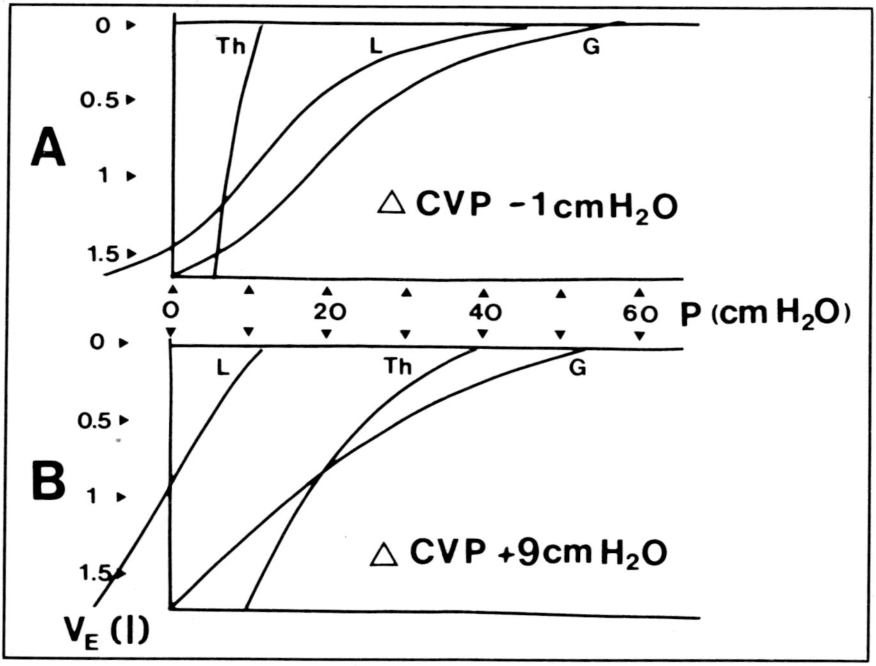

Abb. 6: Exspiratorisches Druck-Volumen-Diagramm von respiratorischem Gesamtsystem (G), Lunge (L) und thorako-abdominellem System (th) bei schwer eingeschränkter Lungen- und normaler Thoraxcompliance (Patient A), sowie bei normaler Lungen- und hochgradig eingeschränkter thorako-abdomineller Compliance (Patient B). △ CVP = CVP-Änderung bei PEEP-Anstieg von O auf 15 cm H_2O

Insuffizienz auf diesen wichtigsten Fortschritt in der Beatmungstherapie des letzten Jahrzehnts zu verzichten.

Die Warnung vor einem Anstieg des CVP in Abbildung 1 bezieht sich demnach nicht auf den geringfügigen und vermeidbaren unter PEEP, sondern auf die Auswirkungen pflegerischer Maßnahmen. Den eindrucksvollen Effekt einer Hochlagerung des Oberkörpers hat Herr Gaab in seinem Beitrag illustriert.

Umgekehrt kann eine unsachgemäße Lagerung des Kopfes den ICP, insbesondere bei hohem Ausgangswert, bedrohlich steigern (Abb. 7 [26]). Das trifft in besonderem Maße für die Drehung des Kopfes nach rechts zu. Massive ICP-Anstiege werden auch beim Husten und Pressen im Rahmen pflegerischer Maßnahmen beobachtet. Wenn, wie in Abbildung 8, nach solchen Ereignissen eine verzögerte Rückkehr zum Ausgangsdruck oder gar das spontane Auftreten von Plateauwellen beobachtet wird, muß die Sedierung vertieft, in schweren Fällen auch relaxiert werden. Unverzichtbare Maßnahmen, wie Umbetten oder Bronchialtoilette sollten zeitlich nach Möglichkeit mit der Sedierung koordiniert werden.

Stellen wir uns zusammenfassend die Frage nach den spezifischen Anforderungen an die Beatmung beim SHT, so kann man festhalten, daß alle guten Grundsätze einer sachgerechten Beatmung auch beim SHT Anwendung finden dürfen und sollen. Die darüber hinausgehende kontrollierte Hyperventilation ist, auch wenn sie thematisch in dieses Referat fiel, nur einer von vielen Versuchen, in die Pathomechanismen der Hirndrucksteigerung günstig einzugreifen. Der sinnvolle Einsatz all dieser Maßnahmen, die im Laufe dieser Tagung angesprochen wurden und noch werden, aber auch das Erkennen der therapeutischen Grenzen, setzt die fortlaufende Registrierung des intrakraniellen Druckes voraus. Das Monitoring beim schweren SHT, insbesondere beim beatmeten, sollte daher um diesen Parameter bereichert werden (18), was bei vertretbarem Mehraufwand und Risiko möglich ist.

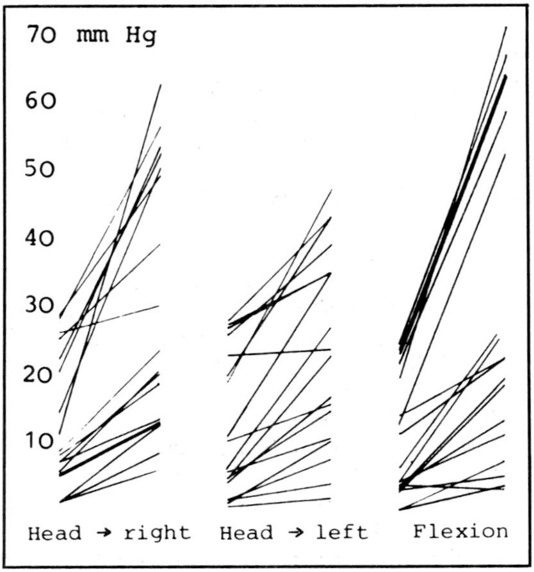

Abb. 7: Auswirkung einer Drehung und Beugung des Kopfes auf den intrakraniellen Druck bei unterschiedlichem Ausgangsdruck (aus Hulme A., Cooper, R. 1976 [26])

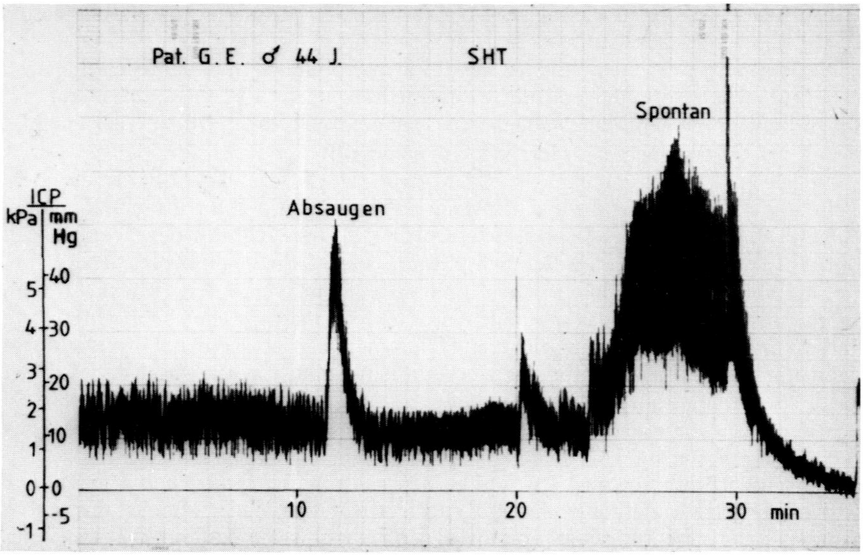

Abb. 8: Anstieg des ICP bei endotrachealer Absaugung mit verzögerter Rückkehr zum Ausgangswert und spontanem Auftreten von Plateauwellen (aus Gaab, M., Habil.-Schrift, Würzburg 1981, mit freundlicher Genehmigung des Autors)

Literatur:

1. Abbushi, W., Herkt, G.: Das Verhalten des intrakraniellen Druckes unter PEEP-Beatmung und Oberkörperhochlagerung bei Patienten mit Schädel-Hirn-Trauma. Zentraleuropäischer Anaesthesiekongreß Berlin 1981 (Kongreßband in Vorbereitung)
2. Aidinis, S. J., Lafferty, J., Shapiro, H. M.: Anesthesiology 45, 275 (1976)
3. Apuzzo, M. L. J., Weiss, M. H., Petersons, V., Small, R. B., Kurze, T., Heiden, J. S.: J. Neurosurg. 46, 227 (1977)
4. Bryan-Brown, C. W., Baek, S. M., Makabali, G., Shoemaker, W. C.: Consumable oxygen: Availability of oxygen in relation to oxyhemoglobin dissociation. In: Shoemaker, W. C. (ed.): The lung in the critically ill patient. pp. 63–68, Williams and Wilkins, Baltimore 1976
5. Bruce, D. A., Gemarelli, T. A., Langfitt, T. W.: Crit. Care Med. 6, 254 (1978)
6. Burchiel, K. J., Steege, T. D., Wyler, A. R.: Neurosurg. 8, 443 (1981)
7. Cold, G. E., Jensen, F. T., Malmros, R.: Acta Anaesth. Scand. 21, 222 (1977)
8. Cold, G. E., Jensen, F. T.: Acta Anaesth. Scand 24, 245 (1980)
9. Cournand, A., Motley, H. L., Werko, L., Richards jr., D. W.: Am. J. Physiol. 152, 162 (1948)
10. Cunitz, G., Danhauser, I., Gruß, P.: Anaesthesist 28, 142 (1979)

11. Ducker, T. B.: J. Neurosurg. 28, 112 (1968)
12. Fieschi, C., Beduschi, A., Agnoli, A. et al.: Eur. Neurol. (Basel) 8, 192 (1972)
13. Frost, E. A. M.: J. Neurosurg. 47, 195 (1977)
14. Frost, E. A. M.: J. Neurosurg. 50, 699 (1979)
15. Frost, E. A. M., Arancibia, C. U., Shulman, K.: J. Neurosurg. 50, 768 (1979)
16. Fulton, R. L., Jones, C. E.: Surg. Gynecol. Obstet. 140, 179 (1975)
17. Gaab, M., Bushe, K. A.: Intensivbehandlung 6, 34 (1981)
18. Gaab, M., Knoblich, O. E., Dietrich, K.: Langenbecks Arch. Chir. 350, 13 (1979)
19. Glinz, W.: Die sekundäre bakterielle Infektion. In: Wolff, G., Keller, R., Suter, P. M. (Hrsg.): Akutes Atemnotsyndrom des Erwachsenen. Springer, Berlin – Heidelberg – New York 1980
20. Gordon, E.: The effect of controlled ventilation on the clinical course of patients with severe traumatic brain injury. In: Russel, R. W. R. (ed): Brain and blood flow. pp. 365–369, Pitman, London 1971
21. Gregory, G. A., Kittermann, J. A., Phibbs, R. H., Hamilton, W. K.: N. Engl. J. Med. 284, 1 333 (1971)
22. Haider, W., Baum, M., Benzer, H., Lackner, F.: Anaesthesist 23, 129 (1974)
23. Harp, J. R., Wollman, H.: Brit. J. Anaesth. 45, 256 (1973)
24. Hayes, T. M., Tidall, G. T.: Surg. Forum 20, 421 (1969)
25. Herrschaft, H.: Fortschr. Neurol. Psychiat. 44, 195 (1976)
26. Hulme, A., Cooper, R.: The effects of head position and jugular vein compression on intracranial pressure. A clinical study. In: Beks, J. W. F., Bosch, D. A., Brock, M. (eds): Intracranial Pressure III. pp. 259–263, Springer, Berlin – Heidelberg – New York 1976
27. Huseby, J. S., Pawlin E. G., Butler, J.: J. Appl. Physiol. 44, 25 (1978)
28. Jones, P. W.: Intens. Care Med. 7, 205 (1981)
29. Kaplan, R. L., Sahn, S. A., Petty, T. L.: Arch. Int. Med. 139, 867 (1979)
30. Katsurado, K., Yamada, R., Sugimoto, T.: Surgery 73, 191 (1973)
31. Kelman, G. R.: J. Appl. Physiol. 21, 1 357 (1966)
32. Kindt, G. W., Gosch, H. H.: Arterial pCO_2 effect at various levels of intracranial pressure. In: Brock, M., Dietz, H. (eds.): Intracranial Pressure. pp. 210–213, Springer, Berlin – Heidelberg – New York 1972
33. Krenn, J., Steinbereithner, K., Sporn, P., Draxler, V., Watzek, C.: Adv. Neurosurg. 3, 134 (1975)
34. Kuhl, D. E., Alavi, A., Hoffmann, E. J. et al.: J. Neurosurg. 52, 309 (1980)
35. Lawin, P., Schoeppner, H., Scherer, R.: Schädel-Hirn-Trauma. In: Lawin, P. (Hrsg.): Praxis der Intensivbehandlung. 4. Aufl., Kap. 51.1 – 51.20, Thieme, Stuttgart – New York 1981
36. Lewin, L.: Brit. Med. J. 2, 1 234 (1976)
37. Lewis, F. R., Elings, V. B., Sturm, J. A.: J. Surg. Res. 27, 250 (1979)
38. Metz, G.: Sympathico-adrenerge Stimulation und Lungenveränderungen. Anaesth. Intensivmed. Bd. 119, Springer, Berlin – Heidelberg – New York 1979.
39. Morgan, B. C., Crawford, E.W., Guntheroth, W. G.: Anesthesiology 30, 297 (1969)
40. Moss, G.: The role of the central nervous system in shock: The centroneurogenic etiology of the respiratory distress syndrome. In: Shoemaker, W. C. (ed.): The lung in the critically ill patient. pp. 44–47, Williams and Wilkins, Baltimore 1976

41. Opitz, E., Schneider, M.: Ergebn. Physiol. 46, 126 (1950)
42. Papo, I., Caruselli, G.: Neurochirurgia 21, 157 (1978)
43. Paul, R. G., Polamo, O., Turney, S. Z., McAslan, T. C., Cowley, R. A.: J. Neurosurg. 36, 714 (1972)
44. Raichle, M. E., Posner, J. B., Plum, F.: Arch. Neurol. 23, 394 (1970)
45. Reivich, M., Dickson, J., Clark, J., Hedden, M., Lambertsen, C. J.: Scand. J. Lab. Clin. Invest. Suppl. 102 (1968)
46. Severinghaus, J. W., Chiodi, H., Eger, E. I. II, Brandstater, B., Hornbein, T. E.: Circ. Res. 19, 274 (1966)
47. Singbartl, G., Hamrouni, H., Cunitz, G.: Beziehung zwischen isoliertem Schädel-Hirn-Trauma und pulmonalem Gasaustausch. Zentraleurop. Anaesth.-Kongreß Berlin 1981, (Kongreßband in Vorbereitung).
48. Sykes, M. K., Adams, A. P., Finlay, W. E. I., McCormick, P. W., Economides, A.: Brit. J. Anaesth. 42, 669 (1970)
49. Wiedemann, K., Hamer, J.: Anästh. Intensivmed. 23, 15 (1982)

Barbituráttherapie

M. Sold

Barbiturate in klinischer Dosierung nehmen bei der Behandlung Schädel-Hirn-Verletzter zur Anästhesie, Sedierung und Beatmung seit Jahren wegen ihres Stoffwechsel-senkenden und narkotischen Effekts einen festen Platz ein. Daß unter Barbituraten der Liquordruck sinkt, wurde bereits Ende der 30er Jahre erstmals erwähnt (18). Trotz weiterer Hinweise im Schrifttum (42, 48) hat jedoch erst Anfang der 70er Jahre die Arbeitsgruppe um *Shapiro* diese Thematik systematisch untersucht (35, 36). Im Jahre 1977, zeitgleich mit der Einführung der kontinuierlichen Hirndruckmessung und im Rahmen einer allgemeinen Renaissance der Barbiturate, wurde ihr Einsatz bei Schädel-Hirn-Verletzten mit therapierefraktären Hirndrucksteigerungen durch *Marshall und Shapiro* erstmals beschrieben (23, 24).

Aufgabe intensivmedizinischer Bemühungen bei Schädel-Hirn-Verletzten ist, neben der Überbrückung vorübergehend ausgefallener Funktionen, das Verhindern des sog. sekundären Hirntraumas. Hierbei kommt der Kontrolle des Hirndrucks eine zentrale Rolle zu. Zur Frage, wie häufig ein erhöhter Hirndruck beobachtet wird, gibt eine Übersicht aus Richmond/USA aus dem vergangenen Jahr Aufschluß (Tab. 1) (26): Von 225 Schädel-Hirn-Verletzten im Koma I–IV wurden 196 hirndrucküberwacht. Einen Anstieg des intrakraniellen Druckes über 20 mmHg entwickelten 70 %

Kollektiv: 225 comatöse Patienten mit Schädel-Hirn-Trauma, Hirndruckmessung bei 196 Patienten

	Massenläsion n = 81	diffuse Läsion n = 115
ICP > 20 mm Hg	70 %	43 %
Therapierefraktär trotz Dekompression, Hyperventilation, Osmodiurese etc.	31 %	5 %
Therapierefraktär insgesamt	16 %	

J. D. MILLER et al., J. NEUROSURG. 54 (1981) 289

Tab. 1: Häufigkeit pathologischer Hirndruckwerte bei Patienten mit Schädel-Hirn-Trauma

der 81 Patienten mit einer Massenläsion und 43 % der 115 Patienten, die nicht operiert worden waren.
Bei 31 % der Patienten mit Massenläsion, d. h. bei jedem zweiten Patienten dieser Gruppe mit Druckanstieg, und bei 5 % der Patienten mit diffuser Hirnschädigung ließ sich trotz intensiver Maßnahmen wie Dekompression, Hyperventilation, Osmodiurese und Liquorentzug keine zufriedenstellende Drucksenkung erreichen. Insgesamt blieb in 16 % der Fälle die Therapie erfolglos. Die Prognose der Patienten in Abhängigkeit vom intrakraniellen Druck zeigt Tabelle 2: Ein gutes oder zufriedenstellendes Ergebnis war bei 74 % der 91 Patienten zu erzielen, die keinen wesentlichen Hirndruck entwickelten, dagegen nur in 55 % der Fälle mit Druckanstieg. Gelang es nicht, den Hirndruck zu senken, verstarben 92 % der Patienten. Nur ein einziger erreichte einen unabhängigen Status der Lebensführung.

Was leistet hier die Barbiturattherapie? Darüber gibt die inzwischen auf 45 Patienten erweiterte Serie der Gruppe um *Marshall und Shapiro* in San Diego Aufschluß (Tab. 3) (30). Ausgangspunkt war ein Kollektiv von 172 konsekutiven Schädel-Hirn-Verletzten im Koma I–IV. Traten trotz aggressiver Therapie Hirn-

Glasgow Outcome Scale:	1,2	3,4	5	n
ICP < 20 mm Hg	74 %	9 %	18 %	91
ICP > 20 mm Hg	55 %	19 %	26 %	74
Therapieresist. ICP-Anstieg	3 %	3 %	92 %	31
	56 %	12 %	33 %	196

J. D. MILLER et al., J. NEUROSURG. 54 (1981) 289

Tab. 2: Behandlungsergebnis bei 196 Schädel-Hirn-Verletzten in Abhängigkeit vom intrakraniellen Druck (ICP)

Kollektiv	172 comatöse Patienten mit Schädel-Hirn-Trauma
Aufnahmekriterien	ICP > 40 mm Hg bzw. CPP < 50 mm Hg über mindest. 15 Min.
Dosierung	Pentobarbital 3–5 mg/kg initial, danach 1–2 mg/kg u. Std.
Therapieziel	ICP < 15 mm Hg, CPP > 50 mm Hg; Serumspiegel 25–40 mg/l

		Glasgow Coma Score	gute Erholung	behindert	apallisch	verstorben
Anzahl	45	4,7 ± 1,3	20	6	3	16
Responder*)	36	4,9 ± 1,4	20	6	2	8
Nonresponder	9	4,0 ± 1,1	–	–	1	8

*) ICP-Senkung mindestens 10 mm Hg

M. A. ROCKOFF et al., ANN. NEUROL. 6 (1979) 194

Tab. 3: Behandlungsergebnis nach Barbiturattherapie

drucksteigerungen über 40 mmHg bzw. eine Abnahme des cerebralen Perfusionsdrucks unter 50 mmHg auf, erhielten die Patienten Pentobarbital in einer initialen Dosierung von 3–5 mg/kg, anschließend 1–2 mg/kg und Stunde. Angestrebt wurden eine Normalisierung des cerebralen Perfusionsdrucks und eine Drucksenkung auf unter 15 mmHg. Die erwähnten 45 Patienten wiesen zu Beginn der Barbiturattherapie eine Beurteilung von höchstens 7 nach der Glasgow Coma Scale auf. Beendet wurde die Therapie bei fehlendem Effekt der Barbiturate, 72 Stunden nach Stabilisierung des Hirndrucks bei Werten unter 15 mmHg, oder wenn die Volumenbelastung über einen intraventrikulär oder subdural liegenden Katheter eine Normalisierung der Druck-Volumen-Beziehung anzeigte (ICP-Anstieg < 3 mmHg nach Injektion von 1 ml intraventrikulär bzw. 0,1 ml subdural). Immerhin 20 der 45 Patienten wiesen eine gute Erholung auf, 6 blieben schwer behindert, 3 apallisch; ein Drittel der Patienten verstarb. Schlüsselt man die Ergebnisse auf nach positiver und negativer Reaktion auf Barbiturate, wobei eine Drucksenkung um mindestens 10 mg Hg als Kriterium galt, zeigt sich, daß der Therapieerfolg allein von der Beherrschung der Hirndruckproblematik abhängt. Man könnte spekulieren, ob die Gabe einer „Testdosis“ eine Entscheidungshilfe bietet für die Indikation einer Barbituratbehandlung.

Andere neurochirurgische Zentren schlossen sich der Barbiturattherapie an. Eine Reihe von Erfahrungsberichten liegen inzwischen nicht nur bei Schädel-Hirn-Verletzten, sondern auch bei anderen Komaformen mit Hirndruckanstieg vor (13, 20, 33, 47). So ermutigend die Ergebnisse auch sind, und so sehr sie die jüngsten Fortschritte auf dem Gebiet der cerebralen Reanimation widerspiegeln, können sie nicht ohne Vorbehalt akzeptiert werden. Zwar stellen die Barbiturat-behandelten Patienten eine Negativauslese dar. Unabhängig davon ist die Frage erlaubt, inwieweit das außerordentliche persönliche Engagement der beteiligten Ärzte nicht allein schon ein besseres Abschneiden mit sich brachte. Eine definitive Antwort über den Wert der Barbiturattherapie kann, wenn überhaupt, nur durch eine kontrollierte, randomisierte, vergleichende Untersuchung erwartet werden. Diese wurde im Jahr 1976 von *Becker und Miller* in Richmond initiiert und ist auf mehrere Jahre projektiert. Bis zu ihrem Abschluß bleibt man auf die Beurteilung von Kasuistiken und auf Analogien aus dem Tierversuch angewiesen.

Cerebrale Stoffwechselsenkung
Reduktion des katecholaminergen Hypermetabolismus
Hirndrucksenkung
Reduktion von intra- u. extracellulärem Odem
Antikonvulsion
"Free Radical Scavenging" - Schutz vor Lipidperoxidation
Membranstabilisierung
Hypothermie
Immobilisierung
Deafferenzierung

Tab. 4: Potentielle Wirkungsmechanismen der Barbiturate

Von den verschiedenen Wirkungen der Barbiturate wäre als wichtigster Effekt die cerebrale Stoffwechselsenkung zu nennen (Tab. 4). Sie ist die metabolische Folge der Depression der Neuronentätigkeit, d. h. der eingeschränkten Hirnfunktion und beträgt maximal 50 % (25). Das EEG weist dabei keine nennenswerte Aktivität mehr auf. Wie Abbildung 1 zeigt, fällt mit Beginn einer Barbituratnarkose über eine kontinuierliche Infusion die cerebrale Sauerstoffaufnahme zunächst steil, dann nur noch geringfügig ab. Nach Erlöschen spontaner Tätigkeit im EEG, in der Abbildung durch einen schwarzen Punkt markiert, erfolgt keine weitere Abnahme des cerebralen Sauerstoffverbrauchs. Eine Dosierung über das 0-Linien-EEG hinaus hat also unter dem Aspekt einer maximalen Reduktion des Energieverbrauchs keinen Sinn. Da die Senkung des Verbrauchs nicht auf eine Utilisationsstörung zurückzuführen ist, bestehen auch bei maximaler Stoffwechselsenkung keine Zeichen einer energetischen Insuffizienz. Der Gehalt an energiereichen Phosphaten in den Zellen, das „energy charge potential" ist nicht verringert (25, 38). Dagegen wird der Basisstoffwechsel durch Barbiturate nicht beeinflußt und der für die Erhaltung der strukturellen Integrität der Zellen erforderliche Energiebedarf daher nicht reduziert (25, 38). Dies ist allein durch eine Senkung der Körpertemperatur möglich, u. U. auch mit extrem hohen Dosen Lidocain (3, 4).

Ein weiteres Wirkprinzip der Barbiturate besteht in der Suppression des cAMP-vermittelten, katecholamin-induzierten postischämischen Hypermetabolismus (27).

Zur Hirndrucksenkung: Zusammen mit der Verminderung des cerebralen Energieverbrauchs fällt die Gehirndurchblutung ab, das Gesamtvolumen der intrakraniellen Gefäße verringert sich, und entsprechend dem hyperbolen Verlauf der Druck-Volumen-Beziehung kommt es zu einer um so stärkeren Hirndrucksenkung, je höher der Ausgangsdruck war. Die cerebrale Vasokonstriktion ist kein direkter Effekt der Barbiturate an der glatten Muskulatur der Gefäße. Im Gegenteil, im in vitro-

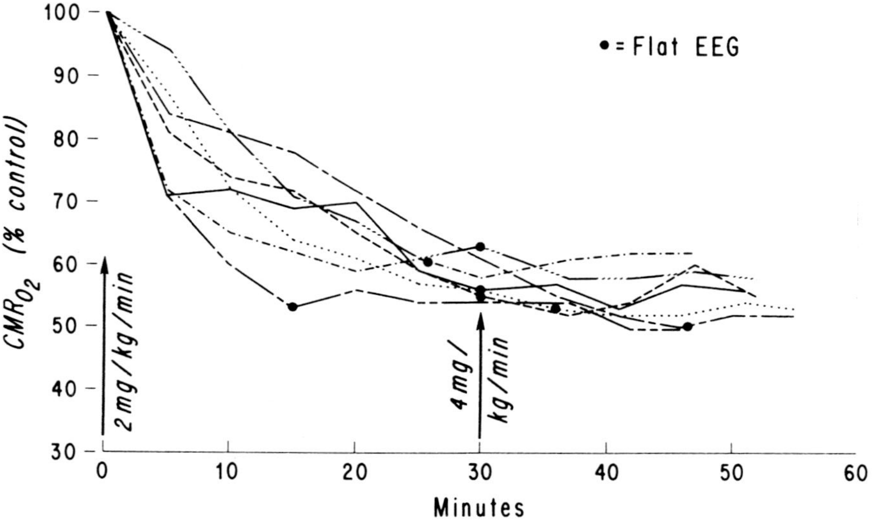

Abb. 1: Cerebraler Sauerstoffverbrauch unter Thiopentalinfusion beim Hund (25)

Experiment führten Barbiturate in einer Konzentration zwischen 10^{-3} und 10^{-5} M zu einer Vasodilatation menschlicher Cerebralarterien (21). Die in vivo nachgewiesene Vasokonstriktion ist daher wahrscheinlich metabolisch gesteuert.

In dem Maß, in dem der cerebrale Energiebedarf sinkt, verringert sich die Gefahr der Ausbildung eines intrazellulären Ödems über Hypoxie, Azidose und Freisetzung osmotisch wirksamer Teilchen. Zusätzlich bremsen Barbiturate über die Vasokonstriktion die Entwicklung des extrazellulären, d. h. vasogenen Ödems (8). Zur Illustration des Zusammenhangs zwischen cerebraler Durchblutung und traumatischem Hirnödem dient Abbildung 2a aus einer Publikation von *A. L. Smith* aus dem Jahr 1976. Sie zeigt den Wassergehalt der weißen Substanz 24 Stunden nach Auslösen eines Kälte-Hirn-Traumas beim Hund. Verglichen mit der Situation beim nicht narkotisierten Versuchstier verschlechtern Inhalationsanästhetika dosisabhängig den Befund, während Pentobarbital in einer Dosierung von 60 mg/kg oder eine Neuroleptanalgesie eine signifikant geringere Ödembildung zur Folge haben. So stieg der Wassergehalt der wachen Tiere um 10,5 % auf 77,9 ± 0,9 % an, unter Pentobarbital betrug die Flüssigkeitszunahme mit 5,8 % nur die Hälfte, unter Halothan 12,3 %. Die Reduktion des cerebralen Sauerstoffverbrauchs korreliert nicht mit dem Ausmaß der Ödembildung (Abb. 2b). Nicht dargestellt sind die Hirndruck-

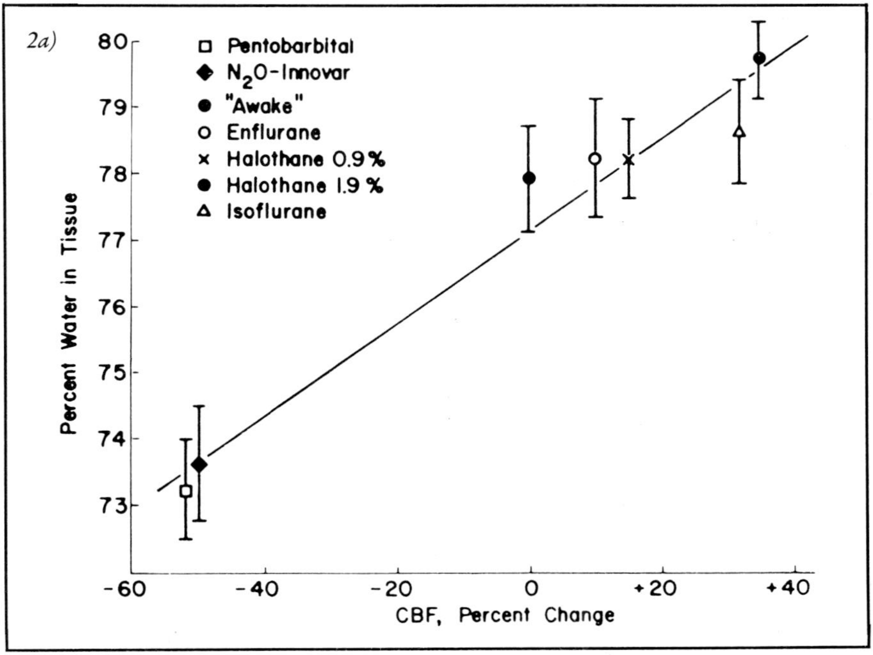

Abb. 2: Zum Einfluß von Anästhetika auf die Ödembildung nach Kälte-Hirn-Trauma beim Hund; a) Wassergehalt der weißen Substanz in Relation zur cerebralen Durchblutung, b) Wassergehalt der weißen Substanz in Relation zum Sauerstoffverbrauch (40) *(Abb. 2b auf S. 160)*

werte; sie betrugen nach Pentobarbital maximal 15,4 ± 1,3 mmHg gegenüber 21,6 ± 1,8 mmHg unter NLA und 38,3 ± 4,5 mmHg unter Halothan.

Der antikonvulsive Effekt der Barbiturate ist bekannt; er spielt je nach Lokalisation des Schädel-Hirn-Traumas bei einem Teil der Verletzten eine Rolle. Zweifelsohne kann das Verhindern des für eine Konvulsion typischen Hypermetabolismus und Hirndruckanstiegs nur von Vorteil sein (6).

Kontrovers diskutiert wird das Phänomen der Elimination freier Radikale durch Barbiturate. Diese extrem reagiblen Molekülfragmente führen während oder nach dem ischämischen Ereignis zur Zerstörung der Membranlipide und anderer für die Integrität der Zellen wichtiger Strukturen. Tatsächlich vermögen einige Barbiturate diesen Effekt zu hemmen oder zu unterdrücken (12, 15). Dennoch erscheint die cerebrale Protektion via „Free Radical Scavenging" eher unwahrscheinlich. Denn nicht wenige Substanzen, die im in vitro Experiment in dieser Hinsicht wirksamer sind als Barbiturate, weisen in der Klinik oder im Tierversuch keine protektiven Eigenschaften auf (37, 41, 44).

Eine Verminderung des Kaliumausstroms ischämischer Gehirnregionen unter Phenobarbital führte zu Vermutungen über einen membranstabilisierenden Effekt der Barbiturate (1). Neuere Befunde der gleichen Arbeitsgruppe ergaben jedoch, daß der Kaliumausstrom, das klassische Zeichen einer Membranschädigung, durch Barbiturate lediglich verzögert wird, weil der Funktionsstoffwechsel reduziert ist (2, 3, 4). Ein echter membranstabilisierender Effekt wie bei den Lokalanästhetika erscheint eher fraglich.

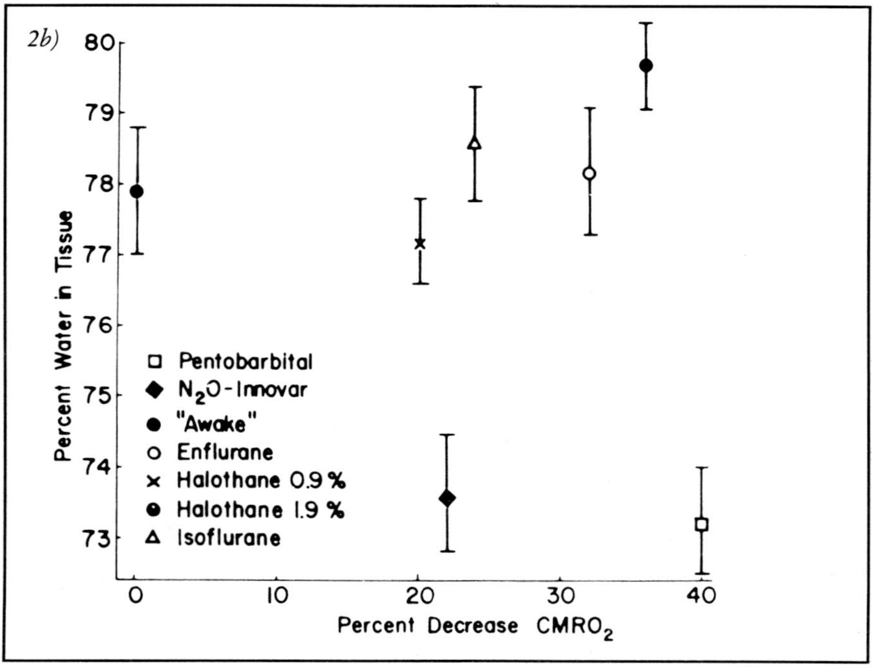

Ein nicht unwesentlicher Anteil am günstigen Effekt der Barbituratthergapie mag auf die Hypothermie zurückgehen, die sich als Folge der zentralen Beeinträchtigung der Temperaturregulation einstellt. Eine Erniedrigung der Körpertemperatur senkt den Energieverbrauch und verlängert die Überlebenszeit. Daher ist die Hypothermie bei drohender Ischämie die beste Anoxieprophylaxe. Ob nach Eintritt des ischämischen Ereignisses die Hypothermie gleichermaßen günstig wirkt, ist schwer zu beantworten. Tierexperimentell jedenfalls wird die Ausbildung eines Hirnödems durch Barbiturate zuverlässiger und erheblich stärker unterdrückt als durch eine Hypothermie, die zur gleichen Stoffwechselsenkung führt (39).

Zu erwähnen ist auch der Effekt einer Barbiturat-bedingten Immobilisierung, die unter klinischen Dosen von 6 mg/kg Thiopental eine Abnahme des Gesamtsauerstoffverbrauchs um 30 % zur Folge hat (29). Die aus einer ausreichenden Anästhesie resultierende Deafferenzierung verhindert reaktive Hirndrucksteigerungen bei schmerzhaften pflegerischen Maßnahmen.

Entscheidend für die Barbituratthergapie ist die Frage der Dosis. Barbiturate wirken negativ inotrop, senken das Herzzeitvolumen und den Blutdruck. Daher ist dafür Sorge zu tragen, daß der cerebrale Perfusionsdruck nicht zu weit abnimmt und der Hirndruck-senkende Effekt zunichte gemacht wird. Abbildung 3 (links) zeigt das Verhalten von Hirndruck und cerebralem Perfusionsdruck bei Katzen mit diffuser Hirnschwellung (7). 40 mg/kg Pentobarbital führten zu einem signifikanten, drei Stunden lang anhaltenden Abfall des Hirndrucks ohne Beeinträchtigung der cerebra-

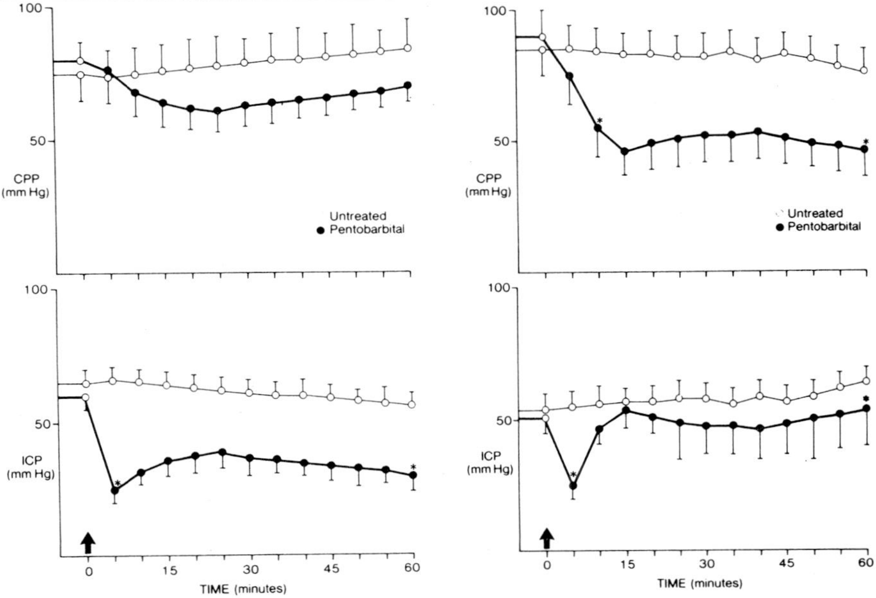

Abb. 3: Zur Wirkung von 40 mg/kg Pentobarbital auf cerebralen Perfusionsdruck (CPP) und Hirndruck (ICP), links: diffuse Hirnschwellung, rechts: umschriebene Raumforderung (7)

len Perfusion. Die Ergebnisse der Abbildung 3 (rechts) stammen von Tieren, bei denen durch einen auf 1,5 ml aufgeblasenen intrakraniellen Ballonkatheter eine Massenverschiebung ausgelöst wurde. Die gleiche Dosis Pentobarbital bewirkte nur eine kurzfristige Hirndrucksenkung bei prolongierter Reduktion des cerebralen Perfusionsdrucks auf ein kritisches Niveau von 50 mmHg. Die systemische Nebenwirkung der Barbiturate, die Hypotension, war die Ursache dieser Verschlechterung der Gesamtsituation. Zugleich demonstriert der hier gezeigte Befund die aus der Klinik geläufige Tatsache, daß Hirndruckanstiege bei diffuser Läsion meist besser therapierbar sind (26).

Die kardialen Nebenwirkungen der Barbiturate sind bei den durchschnittlich jüngeren, kardial nicht vorgeschädigten Verletzten einer neurochirurgischen Unfallstation in der Regel weniger problematisch als bei reanimierten Patienten. Eine ausreichende Überwachung des Kreislaufs und der Blutgase ist allerdings entscheidend. In einem Infarktmodell am Hund führten bereits geringe Dosen Thiopental zu einem doppelt so großen Infarkt wie in der Kontrollgruppe (31). Waren die Tiere beatmet, fanden sich selbst bei Verwendung der zwölffachen Barbituratdosis (120 mg/kg Thiopental) keine Unterschiede zwischen behandelten und nicht behandelten Tieren (16).

Insgesamt scheint es klug, unnötig hohe Dosierungen zu vermeiden. Wenn, wie zu vermuten ist, die protektive Wirkung der Barbiturate im wesentlichen auf der Senkung des cerebralen Funktionsstoffwechsels beruht, ist das 0-Linien-EEG der Endpunkt einer sinnvollen Dosierung (43). Abbildung 4 erläutert diese Situation. Markiert ist hier im Gegensatz zu Abbildung 1 nicht das Zeitintervall bis zum Auftreten eines 0-Linien-EEGs unter Barbituratinfusion, sondern der Übergang von Wach-EEG zum Narkose-EEG. Eine wesentliche Stoffwechselsenkung wird bereits vor Eintritt der Anästhesie beobachtet. In die gleiche Richtung deuten Befunde über den Glukoseverbrauch des Rattenhirns unter Pentobarbital, der bereits bei 20 % der narkotischen Dosis signifikant abnahm (9). Auch die Hemmung der hypoxiebedingten Liberation freier Fettsäuren durch Barbiturate erreichte bereits bei Verwendung subnarkotischer Dosen mit einer Reduktion um knapp 40 % ihr Maximum (28, 37). Insgesamt erscheint eine Dosierung sinnvoll, die sich primär am Hirndruckverhalten orientiert und maximal auf das Erreichen eines Burst-Suppression-Musters im EEG ausgerichtet ist. Unter Thiopental tritt Burst Suppression bei einer Dosierung von initial 10–15 mg/kg und 6–8 mg/kg und Stunde bei Serumspiegeln zwischen 40 und 70 mg/l auf (47). Das Team um *Marshall* in San Diego benutzte das länger wirksame Pentobarbital in einer initialen Dosis von 3–5 mg/kg und Repetitionsdosen von 1–2 mg/kg alle 1–2 Stunden ohne eine EEG-Überwachung. Die Serumbarbituratspiegel lagen zwischen 25 und 40 mg/l (24). Die Dosierung in Würzburg orientiert sich vorsichtig an diesem Schema; ein Burst-Suppression-Muster wird in der Regel nicht erreicht. Die routinemäßige Bestimmung der Barbituratspiegel ist in der Praxis nicht erforderlich, da diese nur schwach mit Klinik und EEG korrelieren (5, 32). So stiegen in einer Untersuchung von *Sawada* trotz Einhaltens eines konstanten EEG-Musters die Serumspiegel im Laufe der Behandlung stetig an (Tab. 5) (32). Die lineare Zunahme der Kumulationsdosen läßt erkennen, daß die täglich infundierte Gesamtmenge Thiamylal im wesentlichen konstant blieb.

Es bleibt festzuhalten, daß die Dosierung der Barbiturate sich am Verhalten des Hirndrucks orientieren und, falls höhere Dosen erforderlich werden, das EEG

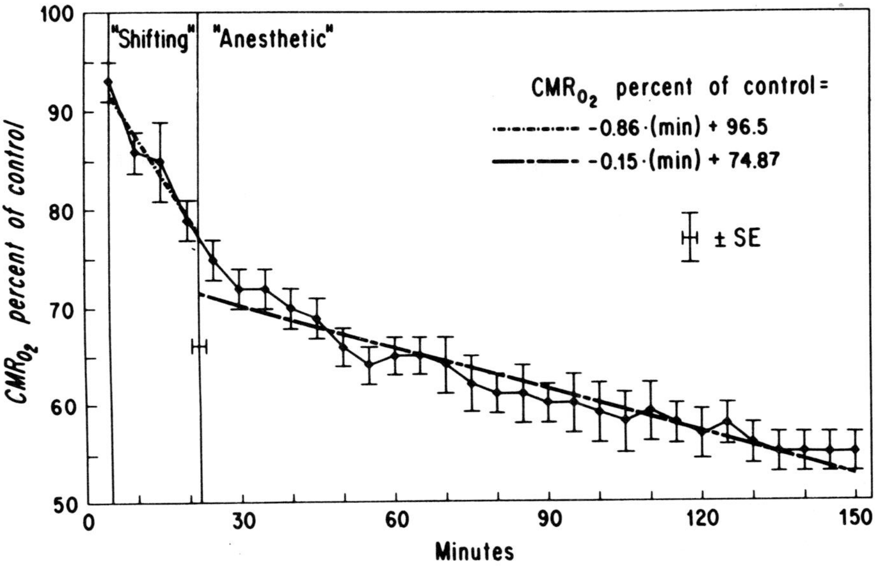

Abb. 4: Cerebraler Sauerstoffverbrauch unter Infusion von Thiopental (45)

kontinuierlich überwacht werden sollte. Bei der Verwendung von Thiopental erweist sich die Infusion über eine Motorspritze am günstigsten, Pentobarbital kann auch in Einzeldosen verabreicht werden.

An Nebenwirkungen wurde bisher, abgesehen von einer Beeinträchtigung der Hämodynamik, eine intrahepatische Cholestase beobachtet, zum Teil verbunden mit Hyperpyrexie und Ausbildung eines Exanthems (17, 46). Daher ist die Kontrolle der Leberwerte angezeigt. Ganz entscheidend ist jedoch die lückenlose klinische Überwachung und eine kritische Bewertung auch scheinbar zusammenpassender Befunde. So berichtete *De Los Reyes* 1981 über den Fall eines 26jährigen mit Schädel-Hirn-

Dosierungskriterium: Burst-Suppression-EEG

Kollektiv: 5 Patienten mit Schädel-Hirn-Trauma

	15 Min.	24 Std.	48 Std.	72 Std.
Plasmakonz. mg/l	20,5 ± 5,8	29,8 ± 9,2	40,7 ± 7,5	48,2 ± 6,3
Kumul. Dosis mg/kg		125,4 ± 12,24	223,4 ± 12,92	322,2 ± 13,41

Y. SAWADA et al., ANESTHESIOL. 56 (1982) 53

Tab. 5: Plasmaspiegel und Kumulationsdosen von Thiamylal bei Patienten mit Schädel-Hirn-Trauma

Trauma, der mit hohen Dosen Barbituraten behandelt wurde und eine Pneumonie entwickelt hatte. Ein Temperaturanstieg auf 40° C wurde auf diese bezogen. Einen Tag später ergab jedoch eine halbsitzend angefertigte Lungenaufnahme den Verdacht auf eine subphrenische Luftansammlung und die daraufhin angeordnete Darstellung mit Gastrografin eine Duodenalperforation, die operativ versorgt wurde. Eine Komplikation, die im nachhinein gar nicht so sehr überrascht, wenn man an die zusätzliche Cortisonbehandlung und an den bereits von *Cushing* beschriebenen Zusammenhang zwischen Störungen im Zwischenhirnbereich und dem Auftreten peptischer Geschwüre denkt (10).

Über die Auswirkungen der Kombination von Barbituraten und Hyperventilation auf cerebrale Durchblutung, cerebralen Gefäßwiderstand und cerebralen Sauerstoffverbrauch beim Menschen liegen keinerlei systematische Untersuchungen vor. Lediglich *Kassell* berichtete über die Ergebnisse einer tierexperimentellen Studie am Hund (19). Thiopental wurde in einer Dosierung verabreicht, die ein Burst-Suppression-Muster hervorrief. Es zeigte sich, daß bei Normokapnie Barbiturate die cerebrale Durchblutung genauso stark drosseln wie eine Hyperventilation auf ein PCO_2 von 20 mmHg, zweitens, daß die Hyperventilation die Durchblutung senkt, ohne zugleich den O_2-Bedarf zu senken; drittens, daß Barbiturate bei jedem Grad der Hyperventilation die Gehirndurchblutung zusätzlich verringern; viertens, daß unter Barbituraten die cerebrale Durchblutung wesentlich weniger auf CO_2-Schwankungen reagiert als ohne Barbiturate (Abb. 5).

Für den Einsatz von Nicht-Barbituraten gilt, daß alle Anästhetika, die eine Stoffwechselsenkung und zugleich eine Abnahme der Hirndurchblutung bewirken, zur Hirndrucksenkung in Frage kommen, etwa Althesin, γ-Hydroxybuttersäure oder Etomidate. Einzelne Erfahrungsberichte mit diesen Substanzen liegen inzwischen vor (14, 34). Falls sich bestätigen wird, daß der protektiven Wirkung der Barbiturate ein unspezifischer Effekt zugrunde liegt, können diese Pharmaka auch bei anderen Formen einer cerebralen Ischämie eingesetzt werden. Vielversprechend scheint hier vor allem Etomidate wegen seiner geringeren kardialen Nebenwirkungen. Allerdings ist zu betonen, daß alle drei Substanzen in ihrer Wirkungsweise und Wirksamkeit weit weniger erforscht sind als die Barbiturate. Sicherlich werden in Zukunft noch weitere Pharmaka Eingang in die Therapie cerebraler Ischämien finden, vielleicht das Lidocain (3). Diese Substanz eröffnet insofern eine neue Dimension, als über den lokalanästhetischen Effekt die Belastung der Natrium-Kalium-Pumpe der Zellmembran abnimmt. Dies führte am Beispiel des Hundes zu einer zusätzlichen cerebralen Stoffwechselsenkung auch dann noch, wenn durch eine Hypothermie auf 18°C oder durch vorangegangene Pentobarbitalgabe von 40 mg/kg der Funktionsstoffwechsel bereits maximal supprimiert war (3,4). Allerdings wurden diese Ergebnisse unter Verwendung geradezu astronomischer Lidocain-Dosen (120 mg/kg) gewonnen. Untersuchungen mit klinisch vertretbaren Dosen liegen bisher nicht vor.

Abb. 5: Cerebrale Durchblutung (CBF), Gefäßwiderstand (CVR) und Sauerstoffverbrauch ($CMRO_2$) in Abhängigkeit vom arteriellen Kohlensäurepartialdruck mit und ohne Thiopental (19)

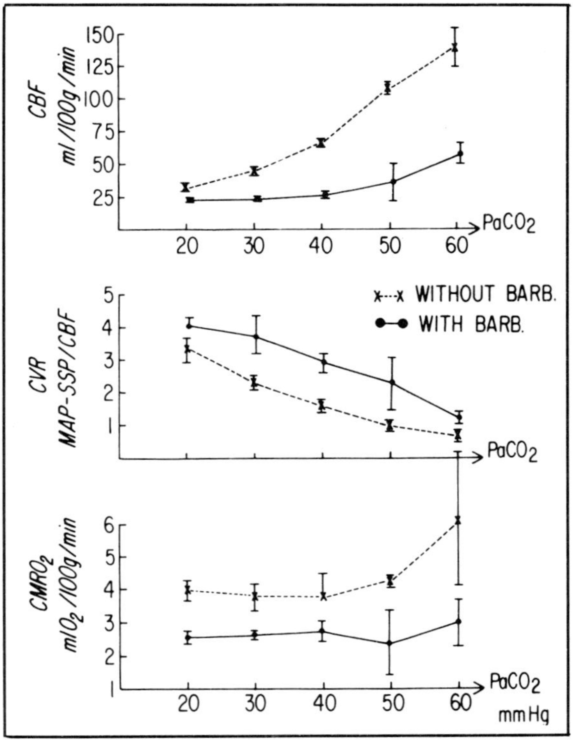

Literatur:

1. Astrup, J., C. H. Nordström, S. Rehncrona: Acta Neurol. Scand. 56, Suppl. 64, 148 (1977)
2. Astrup, J., S. Rehncrona, B. K. Siesjö: Brain Res. 199, 161 (1980)
3. Astrup, J., P. Skovsted, F. Gjerris, H. R. Sørensen: Anesthesiol. 55, 256 (1981)
4. Astrup, J., P. M. Sørensen, H. R. Sørensen: Anesthesiol. 55, 263 (1981)
5. Brand, L., V. D. B. Mazzia, A. van Poznak, J. J. Burns, L. C. Mark: Brit. J. Anaesth. 33, 92 (1961)
6. Brennan, R. W.: Crit. Care Med. 6, 277 (1978)
7. Bricolo, A. P., R. P. Glick: J. Neurosurg. 55, 397 (1981)
8. Clasen, R. A., S. Pandolfi, D. Casey: Neurology 24, 642 (1974)

9. Crane, P. J., L. D. Braun, E. M. Cornford, J. E. Cremer, J. M. Glass, W. H. Oldendorf: Stroke 9, 12 (1978)
10. Cushing, H.: Surg. Gynecol. Obstet. 55, 1 (1932)
11. De Los Reyes, R. A., R. A. Babcock, G. M. Malik, F. G. Diaz, J. A. Ausman: Crit. Care Med. 9, 104 (1981)
12. Demopoulus, H. B., E. S. Flamm, M. L. Seligman, J. Ransohoff, E. Jorgensen: Acta Neurol. Scand. 56, Suppl. 64, 152 (1977)
13. Dietz, H., W. R. Külpmann, H. P. Seidel, A. Spring: Investigations of high dose barbiturate therapy in head injuries. In: Neurological Surgery – Abstracts of the 7th International Congress of Neurological Surgery, München July 12–18, 1981, S. 165, Georg Thieme Verlag, Stuttgart 1981
14. Escuret, E., B. Roquefeuil, Ph. Frerebeau, M. Baldy-Moulinier: Acta Neurol. Scand. 56, Suppl. 64, 154 (1977)
15. Flamm, E. S., H. B. Demopoulos, M. L. Seligman, J. Ransohoff: Acta Neurol. Scand. 56, Suppl. 64, 150 (1977)
16. Gagnon, R. L., T. K. Bryson, H. M. Shapiro: Anesthesiol. 51, 89 (1979)
17. Hasselstrøm, L., M. B. Kristoffersen: Brit. J. Anaesth. 51, 801 (1979)
18. Horsley, J.: Lancet 232, 141 (1937)
19. Kassell, N. F., P. W. Hitchon, M. K. Gerk, M. D. Sokoll, T. R. Hill: J. Neurosurg. 54, 615 (1981)
20. Levin, A. B., T. A. Duff: Treatment of refractory intracranial hypertension with high doses of barbiturates (thiopental). In: Neurological Surgery – Abstracts of the 7th International Congress of Neurological Surgery, München July 12–18, 1981, S. 318, Georg Thieme Verlag, Stuttgart 1981
21. Marin, J., R. D. Lobato, M. L. Rico, M. Salaices, J. Benitez: J. Neurosurg. 54, 521 (1981)
22. Marshall, L. F., D. A. Bruce, L. Bruno, L. Schut: J. Neurosurg. 47, 481 (1977)
23. Marshall, L. F., H. M. Shapiro: Acta Neurol. Scand. 56, Suppl. 64, 156 (1977)
24. Marshall, L. F., R. W. Smith, H. M. Shapiro: J. Neurosurg. 50, 26 (1979)
25. Michenfelder, J. D.: Anesthesiol. 41, 231 (1974)
26. Miller, J. D., J. F. Butterworth, S. K. Gudeman, J. E. Faulkner, S. C. Choi, J. B. Selhorst, J. W. Harbison, H. A. Lutz, H. F. Young, D. P. Becker: J. Neurosurg. 54, 289 (1981)
27. Nemoto, E. M., W. A. Kofke, P. Kessler, K. A. Hossmann, S. W. Stezoski, P. Safar: Acta Neurol. Scand. 56, Suppl. 64, 142 (1977)
28. Nemoto, E. M., G. Shiu, H. Alexander: Crit. Care Med. 8, 236 (1980)
29. Reiz, S., E. Balfors, A. Friedman, S. Häggmark, T. Peter: Acta Anaesth. Scand. 25, 103 (1981)
30. Rockoff, M. A., L. F. Marshall, H. M. Shapiro: Ann. Neurol. 6, 194 (1979)
31. Rogers, M. C., B. Jugdutt, G. M. Hutchins, L. C. Becker: Crit. Care Med. 9, 184 (1981)
32. Sawada, Y., H. Sugimoto, H. Kobayashi, N. Ohashi, T. Yoshioka, T. Sugimoto: Anesthesiol. 56, 53 (1982)
33. Schested, P., O. Fedders, M. Tange: Severe head injury. Effect of treatment upon outcome with special regard to the administration of barbiturates. In: Neurological Surgery – Abstracts of the 7th International Congress of Neurological Surgery, München July 12–18, 1981, S. 173, Georg Thieme Verlag, Stuttgart 1981

34. Schulte am Esch, J., R. Preger, R. Keiser: Dauerinfusion mit Etomidate in der Behandlung des schweren Schädel-Hirn-Traumas. In: Zentraleuropäischer Anaesthesiekongreß. ZAK 81 Berlin. Zusammenfassungen der Vorträge. S. 137, DGAI, Berlin 1981
35. Shapiro, H. M., A. Galindo, S. R. Wyte, A. B. Harris: Europ. J. Neurol. 8, 118 (1972)
36. Shapiro, H. M., A. Galindo, S. R. Wyte, A. B. Harris: Brit. J. Anaesth. 45, 1 057 (1973)
37. Shiu, G. K., E. M. Nemoto: Anesthesiol. 55, A 269 (1981)
38. Siesjö, B. K.: Brain energy metabolism. J. Wiley & Sons, Chichester – New York – Brisbane – Toronto 1978
39. Simeone, F. A., G. Frazer, P. Lawner: Stroke 10, 8 (1979)
40. Smith, A. L., J. J. Marque: Anesthesiol. 45, 64 (1976)
41. Smith, D. S., S. Rehncrona, B. K. Siesjö: Anesthesiol. 53, 186 (1980)
42. Søndergard, W.: Dan. med. Bull. 8, 18 (1961)
43. Steen, P. A., J. D. Michenfelder: Stroke 9, 140 (1978)
44. Steen, P. A., J. D. Michenfelder: Anesthesiol. 53, 183 (1980)
45. Stullken, E. H., J. H. Milde, J. D. Michenfelder, J. H. Tinker: Anesthesiol. 46, 28 (1977)
46. Wiedemann, K., W. Stieglitz: Langzeitinfusion von Thiobarbiturat und Parameter des Leberstoffwechsels. In: Zentraleuropäischer Anaesthesiekongreß. ZAK 81 Berlin. Zusammenfassungen der Vorträge. S. 363, DGAI, Berlin 1981
47. Wiedemann, K., J. Hamer: Anästh. Intensivmed. 23, 15 (1982)
48. Woringer, E., G. Brogly, J. Schneider: Anésth. Analg. (Paris) 8, 649 (1951)

Infusionstherapie und Ernährung bei Schädel-Hirn-Traumen

K. Huse

Der Stoffwechsel ist bei Patienten nach schweren Schädel-Hirn-Traumen und bei polytraumatisierten Patienten wesentlich verändert. Als Unfallfolge beobachtet man eine ergotrope Stoffwechsellage mit einer starken Hormonstimulation. Nach einer zentralen vegetativen Gesamtumschaltung, besonders im Hypothalamus, setzt eine erhöhte Hormonfreisetzung aus der Hypophyse ein; gleichzeitig wird eine sympathisch-adrenergische Streßpotenzierung durch die Freisetzung von Katecholaminen eingeleitet. Die hormonelle Stoffwechselumstellung führt zu einer ergotropen Stoffwechseländerung sowohl im Kohlenhydrat- und Fettstoffwechsel, als auch im Proteinstoffwechsel (Tab. 1).

Tab. 1

Hypermetabolismus durch Aktivierung der	
1. Hypophyse	Ausschüttung von ACTH, TSH, Wachstumshormon
2. Nebennierenrinde	Ausschüttung von Glucocorticoiden u. Mineralcorticoiden
3. Nebennierenmark	Ausschüttung von Katecholaminen
4. Pankreas	Ausschüttung von Glukagon

Diese plötzliche Umstellung der Stoffwechselhomöostase wurde von verschiedenen Autoren unterschiedlich beurteilt und eingeordnet. *Cannon* prägte den Begriff der Notfallreaktion, während *Hoff* diese Stoffwechselumstellung als vegetative Gesamtumschaltung deutete. Nach *Selye* handelt es sich bei diesem gesamten biologischen Verlauf um ein Adaptationssyndrom. Erst die Definition des Postaggressionssyndroms von *Leriche* fand allgemeine Anerkennung.

Die Effekte der Glucocorticoide auf den Kohlenhydratstoffwechsel sind bekannt und sind in Tabelle 2 zusammengefaßt. Diese Wirkungen zeichnen sich aus durch Hyperglykämie bei gleichzeitiger Einlagerung von Glykogen in die Leber. Entsprechend einer Glukoneogenese werden glucoplastische Aminosäuren zu Glucose umgebaut. Die antianabole Wirkung der Corticosteroide manifestiert sich in einer Hemmung der Proteinsynthese. Verstärkte Harnsäureausscheidung und erhöhte renale Aminosäurenclearance bestimmen die Zunahme der negativen Stickstoffbilanz.

Die Störungen im „Fettstoffwechsel" dokumentieren sich durch erhöhte Ketonkörperbildung und beschleunigte Lipolyse. Der Wasser- und Elektrolythaushalt erfährt eine nachhaltige Veränderung nach erhöhter Ausscheidung von Kalium und Wasser bei gleichzeitiger Natriumretention.

Tab. 2

Metabolismus bei Hyperfunktion der Nebennierenrinde

a) Kohlenhydratstoffwechsel
Hyperglykämie
Glukosurie
Glukoneogenese

b) Fettstoffwechsel
Lipolyse
erhöhter Ketonkörperspiegel

c) Eiweißstoffwechsel
Katabolie – negative Stickstoffbilanz
Hemmung der Proteinsynthese
Hyperaminoacidämie

d) Wasser-Salzhaushalt
Retention von Natrium
Ausscheidung von Kalium und Wasser

Neben einer erhöhten Hormonaktivität der Nebennierenrinde sollte die Nebennierenmarkaktiviät nicht übersehen werden. Ein Hypermetabolismus durch erhöhte Ausschüttung der Katecholamine bestimmt das Stoffwechselverhalten der Patienten im Postaggressionsstoffwechsel. So können eine Reihe von metabolischen Wirkungen der Katecholamine aufgezeigt werden (Tab. 3).

Eine optimale Regulation der Körperhomöostase scheint nur bei Aufrechterhaltung der Substratzufuhr möglich. Die Kohlenhydratzufuhr ist nicht nur als Energielieferant – speziell des Gehirns mit einem obligaten Glukosebedarf von 200 g/Tag – erforderlich, sondern auch als Baustein für den Gewebeaufbau (Tab. 4).

Tab. 3

Metabolische Wirkungen von Adrenalin

Zunahme des Gesamtstoffwechsels um 20–30 %
Hyperglykämie
Glykogenolyse (via β – Rezeptoren)
Hyperlactacidämie
Herabsetzung der Insulinausschüttung
verminderte Glukoseaufnahme
Glukoneogenese aus Lactat und glukoplastischen Aminosäuren
Hyperlipämie
Hyperkaliämie
Zunahme des intrazellulären zyklischen AMP aus ATP

Der Kohlenhydratbedarf des Menschen

1. als Energielieferant
2. zur Deckung des obligaten Glukosebedarfes des Gehirns (ca. 200 g/Tag)
3. als Baustein von Mukopolysacchariden
   Glykolipiden
   Glukoproteinen
   Nucleinsäure
   Glucuronsäure

Tab. 4

Der Postaggressionsstoffwechsel zeigt eine diabetische Stoffwechsellage mit einer Glukoseverwertungsstörung. Hyperglykämie und eine Glukosurie sind trotz erhöhtem Insulinspiegel im Blut nachweisbar. Die Glukoseutilisationsstörung ist auch eine Folge der Insulinresistenz. Nach *Halmagyi* werden bei traumatisierten Patienten bei einer Glukosegabe von 0,5 g/kg/h 78,7 % verwertet; steigert man die Glukosezufuhr auf 1,0 g/kg/h werden nur noch 61,3 % der zugeführten Glukose in den Stoffwechsel eingeschleust. Berücksichtigt man bei der Glukosegabe nicht die maximale Ausnutzbarkeit und Umsatzgeschwindigkeit, besteht die Gefahr eines hyperosmolaren, hyperglykämischen, nicht ketotischen Komas.

Tab. 5

Ursachen für das hyperosmolare, hyperglykämische, nicht ketotische Koma beim Postaggressionssyndrom

Übermäßige Glukosezufuhr

Überhöhte Infusionsgeschwindigkeit

Latenter oder manifester Diabetes mellitus

Intraoperative Reaktion auf Narkose und chirurgischen Eingriff

Fokalinfektion oder generalisierte Sepsis

Schock

Größere und multiple Frakturen

Verbrennung dritten Grades

Akutes Nierenversagen

Lebererkrankungen

Wird im Verlauf des Postaggressionsstoffwechsels den Patienten ausschließlich hochprozentige Glukoselösung mit Insulin verabreicht, besteht zusätzlich die Gefahr einer akuten Fettleber. Sinkt der Triglyceridspiegel unter 50 mg %, ist dies ein Hinweis, daß der Fettabtransport der Leber beeinträchtigt ist.

Komplikationen der Glukose-Insulin-Infusion
Hyperglykämische Zustände
Hypoglykämische Zustände
Antikörperbedingte Insulinresistenz (Booster-Effekt)
Akute Fettleber
Hyperosmolares, hyperglykämisches, nicht-ketotisches Koma
Hyperosmolalität
Säure-Basen-Störung
Hypokaliämie
Hepatische Glukoseverwertungsstörung mit Hyperglykämie
Glykosurie
Hyperinsulinämie
Wasser-Elektrolyt-Störungen

Tab. 6

Zuckeraustauschstoffe

Die Zuckeraustauschstoffe Fruktose, Sorbit und Xylit werden in der Leber zu 80 % in Glukose umgebaut (Glukose mit Verzögerung). Die maximale Umsatzfähigkeit von Glukose und Fruktose ist 3–4 ml höher als die maximale Umsatzfähigkeit von Sorbit und Xylit. Die durchschnittliche Dosierung geht aus Tabelle 7 hervor.

Tab. 7

Die durchschnittlichen Dosierungen der Zuckerersatzstoffe	
Fruktose	0,25 g/kg/h
Sorbit	0,125 g/kg/h
Xylit	0,125 g/kg/h

Nach der Empfehlung der Arzneimittelkommission der Deutschen Ärzteschaft für Dosierungsgrenzen bei der Infusion von Zuckeraustauschstoffen beträgt die Höchstdosierung von Zuckeraustauschstoffen bei Erwachsenen jeweils 0,25 g/kg/h und insgesamt 1,5 g/kg/Tag pro Zuckeraustauschstoff. Bei totaler parenteraler Ernährung kann die doppelte Tagesmenge infundiert werden, wenn nach der Hälfte eine Pause von mindestens zwei Stunden eingelegt wird. Eine Kombination von Fruktose, Glukose und Xylit im Verhältnis 2:1:1 in einer Gesamtdosierung von 0,5 g/kg/h wird ohne Nebenwirkung vertragen. Die Abbauwege der einzelnen Zuckeraustauschstoffe würden in den Glukosestoffwechsel gehören, man muß aber berücksichtigen, daß Sorbit und Fruktose den gleichen Abbauweg haben und aus diesem Grund nicht zusammen gegeben werden dürfen.

Die genannte Kombination von Fruktose, Glukose und Xylit erhöht im Postaggressionsstoffwechsel die Glykogenspeicher der Leber. Gleichzeitig kommt es zu einer Verbesserung der Glukosetoleranz ohne zusätzlichen Bedarf an exogenem Insulin. Die Glukoneogenese aus glukoplastischen Aminosäuren wird eingeschränkt, somit haben die Zuckeraustauschstoffe eine deutlich stickstoffsparende Wirkung und reduzieren zu einem gewissen Grade die negative Stickstoffbilanz. Xylit ist im Postaggressionsstoffwechsel besonders gut geeignet wegen der antiketogenen Wirkung, denn nach Gabe von Xylit und den anderen Zuckeraustauschstoffen kommt es zum Absinken der Fettsäuren- und Ketonkörper-Spiegel (antilipolytische Wirkung der Zuckeraustauschstoffe).

Tab. 8

Wirkung der Zuckeraustauschstoffe

1. Hemmung der Ketogenese
2. Senkung der Serumkonzentration der freien Fettsäuren
3. Verminderung der Glukoneogenese
4. Herabsetzung der Stickstoffkatabolie

Wird aber die genannte maximale Umsatzkapazität der Zuckerersatzstoffe überschritten, können unerwünschte Nebenwirkungen eintreten. Obwohl die beschriebenen Komplikationen häufig nur Einzelbeobachtungen ohne Kontrolluntersuchungen sind, sollte man sie trotzdem nicht außer acht lassen. Besonders bei hochdosierten Stoßinfusionen ist aber mit Komplikationen zu rechnen. Folgende Komplikationen nach hochdosierten Infusionen von Zuckeraustauschstoffen wurden von unterschiedlichen Autoren beschrieben:

1. Laktatazidose
2. Hyperurikämie (Harnsäureanstieg)
3. Hyperbilirubinämie
4. Erhöhte Serumenzymaktivität (SGOT, SGPT, LDH)
5. Erhöhung des Substratblutspiegels
6. Osmolalitätsänderungen
7. Veränderungen des Säure-Basen-Haushaltes

Kalorienbedarf

Gesunde Erwachsene haben einen Kalorienbedarf von 25–30 kcal/kg KG. Zur Verwertung von 1g Aminosäurenstickstoff sind 120–150 kcal nicht proteinhaltige Kalorienträger (Fett oder Kohlenhydrate) erforderlich. Bei mäßiger Katabolie erhöht sich der Gesamtkalorienbedarf auf 40–50 kcal/kg KG. Gleichzeitig steigt der Bedarf an nicht proteinhaltigen Kalorienträgern auf 175–200 kcal. Eine sehr starke Katabolie geht einher mit einem erhöhten Kalorienbedarf von 50–85 kcal/kg KG bzw. 250–300 kcal/1g Aminosäurenstickstoff.

Im Postaggressionsstoffwechsel kann der Energiebedarf zeitweise bis zu 300% über den Normalbedarf ansteigen. Nach *Wesemann* sind trotzdem maximale Kalorienzufuhren nicht erforderlich, da Werte bis zu 5000 Kalorien nur kurzfristig erreicht werden und der Gesamtkalorienbedarf über 24 Stunden sich wieder nivellieren kann.

Eine positive Stickstoffbilanz ist auch bei einem hohen kalorischen Angebot nicht zu erreichen, andererseits kann bei einer streßinduzierten Katabolie durch ausreichende Aminosäuren- und Kalorienzufuhr die negative Stickstoffbilanz reduziert werden.

Aminosäuren

In der parenteralen Ernährung sollte mindestens der normale Eiweißbedarf von 1 g/kg/die gedeckt sein (1 g N $\hat{=}$ 6,25 g Protein = 25 g Muskelgewebe). Patienten im Postaggressionsstoffwechsel haben einen höheren Bedarf. Die Zufuhr von Plasmaeiweiß in Form von Humanalbuminen oder Plasmakonserven kann zwar den Plasmaeiweißspiegel anheben und eine Ödembildung verhindern; auf Grund ihrer langen Halbwertzeit von zwanzig Tagen scheiden sie aber als Stickstoffquelle aus. Beim Eiweißaufbau ist die Zufuhr von Aminosäuren unumgänglich. Für Infusionszwecke werden heute reine linksdrehende Aminosäuren verwendet. Bedarfsadaptierte Aminosäuren enthalten sowohl essentielle als auch semiessentielle Aminosäuren (wie z. B. Histidin und Arginin). Darüber hinaus sollten mehrere nicht essentielle Aminosäuren als unspezifische Stickstoffdonatoren enthalten sein (z. B. Prolin, Alanin). Gleichzeitig mit den Aminosäuren müssen Energiespender zugeführt werden, andernfalls erfolgt kein Eiweißaufbau und die negative Stickstoffbilanz wird erhöht. Der Aminosäurenbedarf eines Erwachsenen liegt zwischen 0,8–1,6 g/kg KG/die, bei Schädel-Hirn-Traumen bei 1,5–2 g/kg KG/die. Als Richtwert für die Infusionsgeschwindigkeit von Aminosäuren wird 0,02–0,03 g/kg/h angegeben.

Fett

Fett ist für die kalorische Versorgung in der unmittelbar posttraumatischen Phase nicht geeignet. Bei länger dauernder parenteraler Ernährung ist eine Fettzufuhr erforderlich. Folgende Vorteile ergeben sich bei Fettzufuhr:

1. hoher Brennwert von 9 kcal/g, somit ein hochkonzentrierter Energieträger bei geringer Volumenbelastung;
2. die parenteralen Fettemulsionen sind blutisoton und stellen damit keine osmotische Belastung dar;
3. Gaben von Fett erhöhen die Resorption der fettlöslichen Vitamine;
4. durch Fettzufuhr wird der Bedarf an essentiellen Fettsäuren sichergestellt, denn der Linolsäurebedarf beträgt 0,1 g/kg/die.

Bei Mangel an essentiellen Fettsäuren beobachtet man Wundheilungsstörungen, Thrombozytopenie und Hautveränderungen. Die Infusionsgeschwindigkeit sollte 0,15 g/kg/h nicht überschreiten, eine Gesamtdosis von durchschnittlich 100 g/Tag behebt das beschriebene Mangelsyndrom.

Im akuten Postaggressionsstoffwechsel kann die zu frühe Fettinfusion nachteilig sein, da es in dieser Stoffwechselsituation zu einer überhöhten endogenen Fettmobilisation kommt. Bei zu hohen Fettgaben ist das Überladungssyndrom eine gefürchtete

Komplikation, die folgende klinische Symptomatik zeigt: Fieber, Leibschmerzen, Erbrechen, Hepatosplenomegalie, Ikterus, Leukopenie, Thrombozytopenie und Blutungsneigung. Wird bei Gabe von Fett eine Dosis von 2–4 g/kg KG nicht überschritten, ist mit einem Überladungssyndrom nicht zu rechnen.

Wasser-Elektrolythaushalt

Der Flüssigkeitsbedarf eines Erwachsenen wird mit 1500 ml/m² Oberfläche oder mit 30–40 ml/kg Körpergewicht angegeben. Falls keine größeren Verluste bestehen, gilt die Faustregel Urinmenge + 800–1000 ml Flüssigkeit. Andere Verluste über Magensonde, Drainage müssen ebenfalls ersetzt werden.

Eine Infusionstherapie kann sich nicht damit begnügen, den Wasserbedarf zu decken, sondern muß auch den Elektrolytbedarf berücksichtigen. Die normale Natriumzufuhr beträgt 100–150 mval/Tag; Natrium ist das Hauptkation des Extrazellulärraumes und bestimmt die Serumosmolalität. Jede Hypernatriämie führt zwangsläufig zu einer Hyperosmolalität, eine Hypoosmolalität ist nur bei Hyponatriämie möglich.

Der Natriumbedarf bei Natriummangelzustand läßt sich mit folgender Formel berechnen:

$$(Na_{soll} - Na_{ist}) \times \frac{kg\ KG}{5} = \text{Natriumbedarf [mval]}$$

Hypernatriämie läßt sich nur durch Wasserzufuhr und eventuell anschließende Diurese behandeln. Der Wasserbedarf wird nach der Formel berechnet.:

$$\frac{Na_{ist} - Na_{soll}}{Na_{soll}} \times \frac{kg\ KG}{5} = H_2O\text{-Defizit [l]}$$

Der normale Kaliumbedarf beträgt 1 mval/kg KG. Kalium ist das wichtigste intrazelluläre Kation. Kaliummangelzustände sind im Gegensatz zu Natrium häufig. So entstehen Erbrechen, Diarrhöen und renale Verluste. Besonders häufig beobachtet man Hypokaliämien in Verbindung mit Hypomagnesiämie bei Alkoholikern und nach Diuretikagaben.

Bei parenteraler Ernährung ist eine Kaliumzufuhr wichtig, da 1g N 2,38 mval Kalium bindet und 1 g Glykogen 0,36 mval. Für die Utilisation von 1000 kcal aus Kohlenhydraten sind ca. 40 mval KCl erforderlich. Die Bedeutung des Magnesiums und des Zinks sind lange unterschätzt worden. Magnesium ist Bestandteil einer Reihe von Enzymen und beeinflußt die Muskelerregbarkeit. Der Tagesbedarf beträgt etwa 20 mval. Zink ist Bestandteil vieler Enzyme und wichtig für die Eiweißsynthese und die Wundheilung. Die übliche Chloridaufnahme beträgt 100–150 mval.

Bei langdauernder parenteraler Ernährung muß auch der Phosphatspiegel kontrolliert werden. Bei einem Abfall des Serumphosphatspiegels auf 2 mg % (dies entspricht der Hälfte des Normalwertes von 4 mg % = 2 mval/l) kommt es durch die Verminderung der energiereichen Phosphate zu einer universellen Störung des Energiestoffwechsels. Die Leukozytenfunktion wird eingeschränkt, wodurch die Infektabwehr der Patienten geschwächt wird. Der Phosphatbedarf beträgt 40 mval/die. Als Infusionszusatz stehen Glycerophosphat und Kaliumphosphat zur Verfügung.

Will man zum Abschluß die Ziele der Infusionstherapie zusammenfassen, sollten folgende Gesichtspunkte berücksichtigt werden: 1. Erhaltung des normalen Wasserbestandes, 2. Erhaltung des normalen Elektrolytbestandes, 3. Aufrechterhaltung des osmotischen Druckes, 4. Normalisierung des Säure-Basen-Haushaltes, 5. Ernährung.

Literatur:

1. Arzneimittelkommission der Deutschen Ärzteschaft: Dtsch. Ärztebl. 74, 1947–1950 (1977)
2. Arzneimittelkommission der Deutschen Ärzteschaft: Dtsch. Ärztebl. 69, 3 399 (1972)
3. Ahnefeld et al.: Infusionstherapie 2, 227–238 (1975)
4. Bässler, K.-H.: Akt. Ernährung 5, 189–193 (1977)
5. Dölp, R., Ahnefeld, F. W., Knoche, E., Traub, E.: Infusionstherapie 5, 61–64 (1978)
6. Egberts, E. H., Malchow, H.: Internist 19, 20–27 (1978)
7. Eckart, J.: Infusionstherapie 1, 521–529 (1973/74)
8. Förster, H.: Internist 19, 2–19 (1978)
9. Förster, H., Hoffmann, H.: Infusionstherapie 1, 265–279 (1973/74)
10. Jurgens, I., Dolif, D., Fondalinski, G.: Infusionstherapie 5, 141–154 (1978)
11. Schultisk, K., Bickel, H., Beisbarth, H., Brand, O.: Infusionstherapie, Sonderheft 2, 69–78 (1973)
12. Toeller, M., Gries, F. A., Grüneklee, D.: Internist 19, 59–71 (1978)
13. Wolfram, G., Zumtobel, V., Zöllner, N.: Die Bedeutung der essentiellen Fettsäuren für Patienten mit einer akuten schweren Krankheit. Anesthesiology and Resuscitation, Vol. 103, Fettemulsionen in der parenteralen Ernährung. Springer, Berlin – Heidelberg – New York 1977

Schädel-Hirn-Trauma: Besonderheiten im Kindesalter aus neurochirurgischer Sicht

N. Sörensen

Zusammenfassung

Unter klinischen Aspekten wird über Befunde und Verläufe während der Akutphase des kindlichen Schädel-Hirn-Traumas berichtet. Der protrahierte Verlauf eines traumatischen Epiduralhämatoms soll die Besonderheiten beim frühkindlichen Hydrocephalus demonstrieren. Auf die hohe Wertigkeit der kontinuierlichen epiduralen Hirndruckmessung in der pädiatrisch-neurochirurgischen Intensivmedizin wird hingewiesen und ihre Bedeutung zur Erkennung raumfordernder intrakranieller Komplikationen (Ödem, Hämatom, Subduralerguß und Liquorzirkulationsstörung) sowie zur Therapiekontrolle (Hyperventilation, Barbiturate, Osmotherapie) herausgestellt.

Die Akutphase des kindlichen Schädel-Hirn-Traumas wird wesentlich durch sekundär raumfordernde intrakranielle Prozesse bestimmt (1). Während wir auf das Ausmaß der primären Schädel-Hirn-Verletzung keinen Einfluß haben, können wir aber die druckabhängigen sekundären Verletzungsfolgen entscheidend beeinflussen. Das kindliche Gehirn zeigt eine besonders hohe Ödembereitschaft (8), und frühe posttraumatische Hirnschwellungen treten im Kindesalter durch cerebrale Hyperämie auf (2). Raumfordernde intrakranielle Blutungen können sich wie posttraumatische Ergüsse und Liquorzirkulationsstörungen mit erheblicher Latenz entwickeln. Wenn auch die Pathogenese dieser posttraumatischen Veränderungen sehr unterschiedlich ist, so gehen diese sekundär raumfordernden Prozesse alle mit einem Anstieg des intrakraniellen Druckes einher. Die kontinuierliche Messung des intrakraniellen Druckes stellt daher eine wesentliche Aufgabe für die pädiatrisch-neurochirurgische Intensivmedizin neben der klinischen Überwachung und Basistherapie dar. Der posttraumatische intrakranielle Druckverlauf kann aber nicht nur auf neurochirurgisch zu therapierende raumfordernde Prozesse hinweisen, sondern ist auch für eine gezielte Hirnödemtherapie (Hyperventilation, Barbiturate) unerläßlich (3).

Klinische Verläufe

D. O., männlich, geb. 6. 6. 1975:

Das 4jährige Kleinkind verunglückte bei einem PKW-Unfall und wurde komatös mit symmetrischen Strecksynergismen eingewiesen. Kalottenfrakturen lagen nicht vor. Computertomographisch fanden sich Zeichen einer generalisierten Hirnschwellung ohne Anhalt für eine lokale Raumforderung (Abb. 1a). Trotz intensiver Therapie mit Dexamethason, therapeutischer Hyperventilation und Barbituraten kam es zu einer Progredienz des Hirnödems. Der intrakranielle Druck erreichte zwar nur Mitteldruckwerte bis 35 mmHg, doch trat während der sich am 4. posttraumatischen Tag manifestierenden Wasser- und Elektrolytstörung im Sinne eines Schwarz-Bartter-Syndroms (Abb. 2) eine hierfür typische extreme Verbreitung der Hirndruck-Puls-Amplituden auf (3), die zu einer beidseitigen Mydriasis führte, was wir als Indikation zur beidseitigen Dekompressionskraniotomie angesehen haben (4). Die Bilanzierung des Wasser- und Elektrolythaushaltes wurde nach der Entlastungstrepanation konsequent fortgeführt. Die Dauer des Komas betrug postoperativ noch 6 Tage. Während der kritischen perioperativen Phase zeigte die automatische EEG-Spektralanalyse (5) ein intermittierendes Muster mit Übergang zum Burst-Suppressionsmuster und passagerer hirnelektrischer Stille (Abb. 3). Nach der Druckentlastung entwickelte sich 3 Wochen später ein raumfordernder Subduralerguß rechts-fronto-temporo-parietal, der durch einen subduro-peritonealen Shunt behandelt wurde (Abb. 1b). Weitere 3 Wochen später mußte eine posttraumatische Liquorzirkulationsstörung mit hochgradigem Hydrocephalus durch Verlegung des subdural liegenden Katheters nach intraventrikulär behandelt werden (Abb. 1c). Inzwischen sind die beidseitigen ausgedehnten Kalottendefekte durch eine Schädeldachplastik gedeckt, und das Kleinkind befindet sich in häuslicher Betreuung und besucht ohne Behinderung den Kindergarten.

a *b* *c*

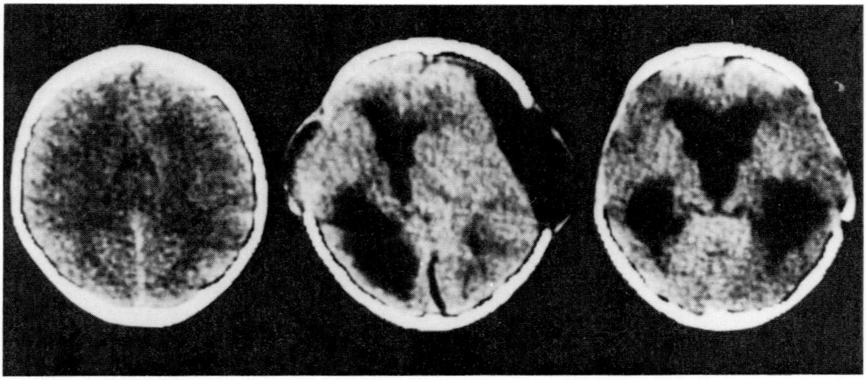

Abb. 1 a–c: Computertomogramm mit den Zeichen generalisierter Hirnschwellung (a), mit raumforderndem rechts-fronto-temporo-parietalem Subduralerguß (b) und Liquorzirkulationsstörung mit akutem posttraumatischem Hydrocephalus (c)

H. Ch., männlich, geb. 25. 12. 1975:

Das 3jährige Kleinkind erlitt bei einem PKW-Unfall ein schweres gedecktes Schädel-Hirn-Trauma. Komatös mit symmetrischen Strecksynergismen wurde es eingewiesen. Kalottenfrakturen haben nicht bestanden. Computertomographisch fand sich eine diffuse Hirnschwellung am Unfalltag. Unter Dexamethason, kontrollierter Hyperventilation und Barbiturat-Therapie war der intrakranielle Druck in der ersten Woche nach dem Trauma nicht erhöht. Am 9./10. postoperativen Tag traten Hirndruckwerte über 80 mmHg mit zahlreichen Plateauwellen auf (Abb. 4). Die CT-Kontrolle ergab den Befund eines raumfordernden bifrontalen Subduralergusses. Zur

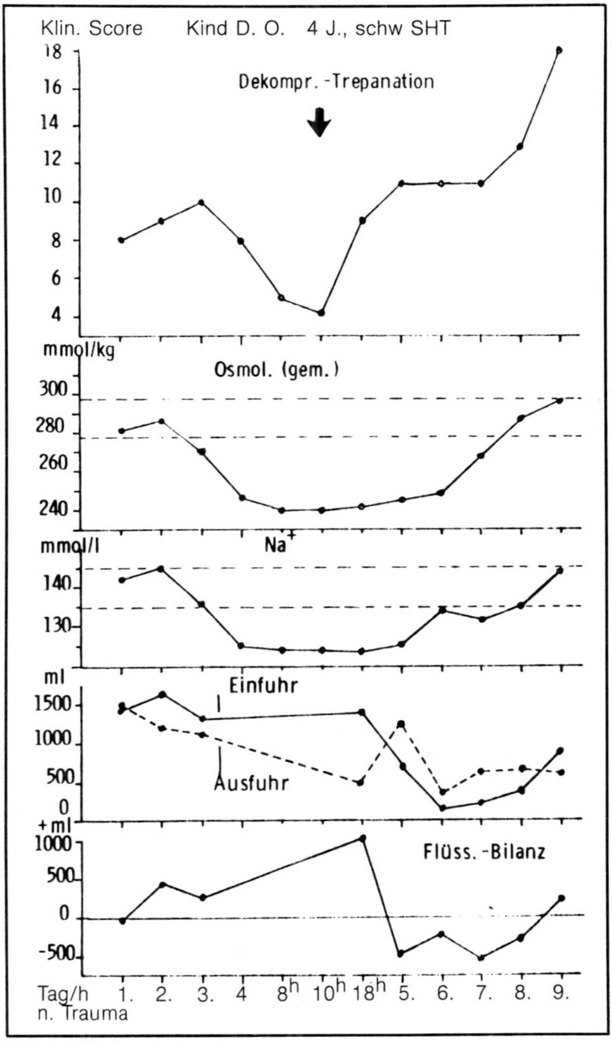

Abb. 2: Bilanzierung des Wasser- und Elektrolythaushaltes bei Schwarz-Bartter-Syndrom

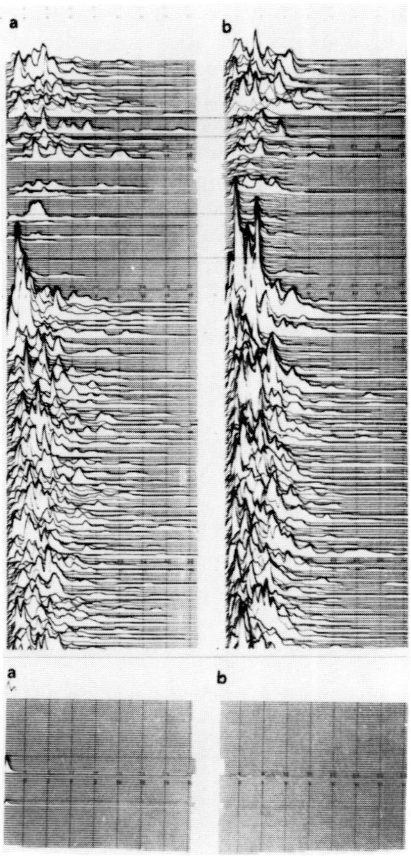

Abb. 3: Automatische EEG-Spektral-Analyse im tiefen posttraumatischen Koma. Kontinuierliche Gesamtregistrierung über ca. 3 Tage. Hier Ausschnitt über ca. 3 Stunden. (a) Spektrogramm von den Ableitepunkten F3–C3, (b) von den Ableitepunkten F4–C4

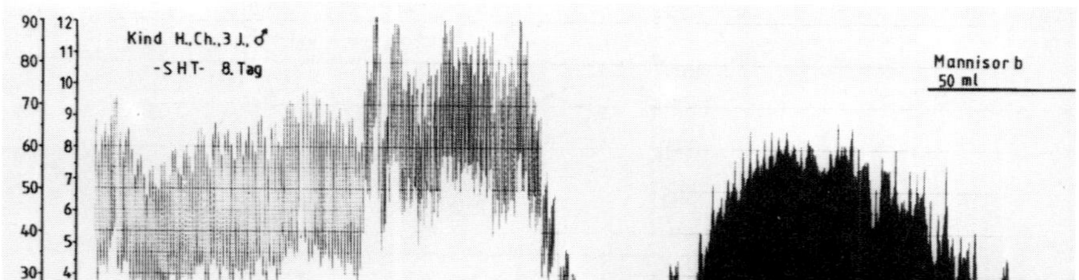

Abb. 4: Nach unauffälligem Hirndruckverlauf am 8. posttraumatischen Tag wellenartige Hirndrucksteigerung infolge beidseitiger frontaler Subduralergüsse

intrakraniellen Druckentlastung wurde eine bifronto-subduro-peritoneale Ableitung angelegt. Daraufhin kam es zu einer umgehenden Normalisierung des intrakraniellen Druckes und zu einer schnellen klinischen Besserung. Zwei Tage nach der Entlastungsoperation öffnete das Kleinkind spontan die Augen.

Epidurale Hämatome im Kindesalter, insbesondere bei Säuglingen und Kleinkindern, zeigen wegen altersspezifischer anatomischer und pathophysiologischer Ursachen Verlaufsbesonderheiten (6, 8). Vor allem das anämiebedingte Schocksyndrom und die Ödembereitschaft des kindlichen Gehirns kennzeichnen diese altersspezifischen Verläufe. Oft sind es gerade nicht schwere Schädel-Hirn-Verletzungen, sondern die sogenannten Bagatelltraumen, die zu intrakraniellen Blutungen führen und die in der Traumatologie des Kindesalters besondere Beachtung verdienen.

Wir möchten über den Verlauf eines Epiduralhämatoms bei einem Kleinkind mit einem Hydrocephalus berichten und auf den möglichen protrahierten klinischen Verlauf hinweisen (7). Bei kompensiertem oder ventilversorgtem Hydrocephalus kann eine intrakranielle Raumforderung längere Zeit symptomfrei oder -arm bleiben. Je nach dem Grad der Kompensationsfähigkeit durch die intrakraniellen Reserveräume können sich selbst ausgedehnte raumfordernde Blutungen beim Hydrocephalus der Diagnostik entziehen. Das Hydrocephaluskind bedarf daher besonderer posttraumatischer Diagnostik und Überwachung.

K. B., männlich, geb. 29. 10. 1972:
Wegen eines Makrocephalus wurde das viereinhalbjährige Kleinkind zur Diagnostik eingewiesen. Die psychomotorische Entwicklung war altersentsprechend, anamnestisch und klinisch fehlten Hirndrucksymptome. Der fronto-occipitale Kopfumfang

a *b*

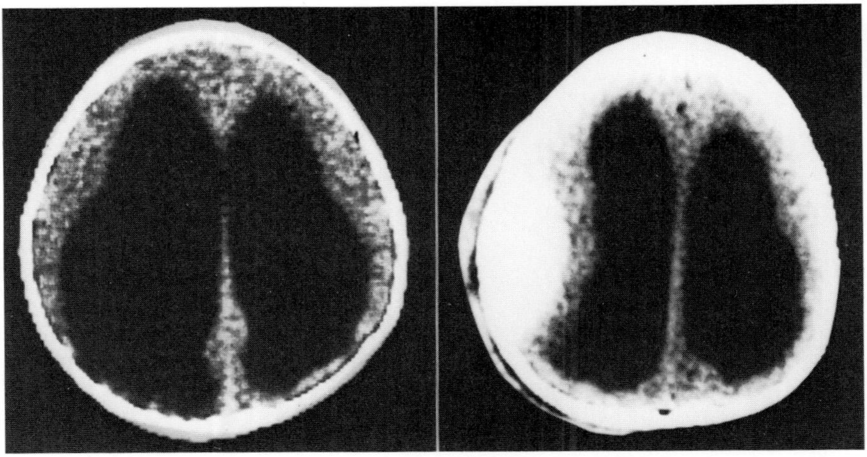

Abb. 5 a und b: Hochgradiger supratentorieller Hydrocephalus. Prätraumatischer Befund (a). CT am 6. posttraumatischen Tag. Befund eines ausgedehnten linksparietalen raumfordernden Epiduralhämatoms. Extrakraniell großflächiges Galeahämatom (b)

lag mit 60 cm ca. 6 cm über der Perzentile-98. Röntgenologisch bestanden Zeichen chronisch erhöhten intrakraniellen Druckes. Computertomographisch fand sich ein hochgradiger supratentorieller Hydrocephalus (Abb. 5a). Ätiologisch konnte die Liquorzirkulationsstörung nicht geklärt werden.

Die Eltern wünschten zunächst keine weitere Diagnostik. 6 Monate später stürzte das Kleinkind nachts aus einem ca. 1 m hohen Bett auf harten Boden, war nicht bewußtlos, klagte aber einige Stunden später über Kopfschmerzen und erbrach. 2 Tage später stellten die Eltern das Kind ihrem Kinderarzt vor, weil ihnen eine Schwellung im Bereich des linken Scheitelbeines aufgefallen war. Röntgenologisch wurde der Verdacht auf eine parietale Fraktur geäußert und das Kind zur Beobachtung vorsichtshalber überwiesen. 2 Tage nach dem Sturz war das Kind bis auf eine prätraumatisch existente beidseitige Abducensparese neurologisch unauffällig. Eine ausgedehnte galeale und subgaleale Schwellung bestand li. temporo-parieto-occipital.

Das Blutbild bei Klinikaufnahme ergab 9,8 g % Hb, 3,3 Mill. Erythrozyten und einen Hämatokrit von 26,6 Vol. %. Am 6. posttraumatischen Tag wurde eine Computertomographie durchgeführt. Diese sollte bei neurologisch unverändertem Befund einmal als Verlaufskontrolle dienen und zum anderen auch mögliche Traumafolgen erfassen. Überraschenderweise fand sich eine ausgedehnte links-parietale Raumforderung im Sinne eines Epiduralhämatoms (Abb. 5b). Bei der anschließenden Operation stellte sich extrakraniell ein großflächiges links-temporo-parieto-occipitales subperiostales Hämatom und nach der Kraniotomie ein bis zu 3 cm starkes, überwiegend koaguliertes Epiduralhämatom dar. Histologisch wurde das Alter des Granulationsgewebes mit ca. 1 Woche bestimmt. Der postoperative Verlauf war ungestört. Zur Untersuchung der Liquordynamik wurde im Intervall

Abb. 6: Ausschnitt aus der kontinuierlich gemessenen epiduralen Druckkurve während einer Wach- und Schlafphase

kontinuierlich über 48 Stunden epidural der Hirndruck gemessen. Bei gering erhöhtem Basisdruck um 15 mmHg traten während der Schlafphase deutlich erhöhte Druckwellen bis 35 mmHg auf (Abb. 6). Die Indikation zur liquorableitenden Operation wurde gestellt und ein ventrikulo-atrialer Shunt implantiert. Postoperativ berichteten die Eltern, daß ihr Kind zugewandter und in seinem Verhalten weniger aggressiv sei, retrospektiv betrachtet, Symptome erhöhten intrakraniellen Druckes.

Literatur:

1. Bell, W. E., McCormick, W. F.: Increased intracranial pressure in children. Diagnosis and treatment. 2nd ed., W. B. Saunders, Philadelphia – London – Toronto 1978
2. Bruce, D. A., Raphaely, R. C., Goldberg, A. I., Zimmerman, R. A., Bilaniuk, L. T., Schut, L., Kuhl, D. E.: Child's Brain 5, 174–191 (1979)
3. Gaab, M. R., Sörensen, N., Bushe, K.-A.: Z. Kinderchir., Suppl. 33, 184–193 (1981)
4. Gruss, P., Gaab, M. R., Miltner, F. O., Sörensen, N.: Z. Kinderchir., 32, 12–28 (1981)
5. Miltner, F. O., Miltner, U., Holzmann, R.: Indikationen zum Einsatz des EEG-Trendmonitoring in der neurochirurgischen Intensivüberwachung. F. Schwarzer, München 1979
6. Peters, G.: Pathologische Anatomie der Verletzungen des Gehirns und seiner Häute. In: Neurotraumatologie mit Einschluß der Grenzgebiete, Bd. I, Kessel, F. K., Guttmann, L., Maurer, G. (Hrsg.) S. 31–91. Urban & Schwarzenberg, München – Berlin – Wien 1969
7. Sörensen, N., Gaab, M. R.: Z. Kinderchir. Suppl. 33, 142–144 (1981)
8. Tischer, W.: Besonderheiten des Schädel-Hirn-Traumas im Säuglings- und Kindesalter. In: Schädel-Hirn-Trauma und Kombinationsverletzungen, Reding, R., Lang, G. (Hrsg.), pp. 282–301. J. A. Barth, Leipzig 1977

Schädel-Hirn-Trauma: Besonderheiten im Kindesalter aus anästhesiologischer Sicht

I. Danhauser

Bei den schweren mehrfach verletzten Kindern liegt in 86 % der Fälle auch ein Schädel-Hirn-Trauma vor (10). Das Ausmaß der Schädel-Hirn-Verletzung ist entscheidend für die Lebensqualität der kleinen Patienten. Während im Schulalter Verkehrsunfälle als häufigste Ursache feststehen, überwiegen im Kleinkindesalter häusliche und Spielunfälle sowie Mißhandlungen. Da sich bei der letztgenannten Altersgruppe auch anästhesiologischerseits teilweise andere Probleme als bei älteren Kindern und Erwachsenen ergeben, möchte ich den Schwerpunkt meiner Ausführungen auf die Altersgruppe bis zum 6. Lebensjahr legen. Vom 1. 1. 1977 bis 31. 12. 1981 wurden 56 Kinder im Alter von 0 bis 6 Jahren an der Neurochirurgischen Klinik Würzburg wegen Schädel-Hirn-Verletzungen aller Schweregrade aufgenommen und behandelt (Tab. 1). Auch für diese Altersgruppe gelten die Grundregeln der Notfallmedizin wie Freihalten der Atemwege, wenn notwendig Beatmung, Aufrechterhaltung der Herz-Kreislauffunktion.

Freihalten der Atemwege

Hypoxie und Hyperkapnie bewirken bei intrakraniellen Verletzungen eine zusätzliche Schädigung des bereits traumatisierten Gehirns. Beide Faktoren können die

	Anzahl der Patienten	Koma I	II	III	IV	verstorben
SHT mit Fraktur	17	1	3			1
SHT ohne Fraktur	29	1	5	4	2	3
Offenes SHT	10		1	1	2	3
	56	2	9	5	4	7
Raumfordernde Blutungen						
EDH	10				1	1
SDH	4			1		

Tab. 1: Kinder mit SHT – 56 Patienten 0–6 Jahre alt (1976–1981)

erhöhte Ödembereitschaft des kindlichen Gehirns noch erheblich verstärken und den intrakraniellen Druck (ICP) steigern. Die Indikation zur Intubation muß großzügig und frühzeitig gestellt werden, insbesondere bei zusätzlichen Blutungen aus dem Nasen-Rachenraum oder bei Mittelgesichtsverletzungen. Außerdem sind verunfallte Kinder meist nicht nüchtern und haben häufig bereits aspiriert. Eine Magensonde legen wir bei Bewußtlosen erst nach der Intubation um Würgen, Pressen und Erbrechen zu vermeiden.

Kindgerechte Instrumente in jeweils altersentsprechenden Größen und besondere Sorgfalt bei der Intubation sind selbstverständlich, um Spätschäden an Kehlkopf und Luftröhre möglichst gering zu halten.

Während der diagnostischen und therapeutischen Erstmaßnahmen streben wir bereits eine Hyperventilation an (PCO_2 25–30 mmHg). Gerade im Kindesalter tritt häufig eine frühe posttraumatische Hirnschwellung auf, die durch eine cerebrale Hyperämie verursacht wird (4). Außerdem zeigt das kindliche Gehirn eine erhöhte Ödembereitschaft (2, 8).

Wegen ihres Einflusses auf die Hirndurchblutung sind wir zurückhaltend mit der Anwendung von Lachgas und Inhalationsanästhetika und bevorzugen Barbiturate und Benzodiazepine. Damit wird auch eine notwendige Ruhigstellung der kleinen Patienten erreicht. Motorische Unruhe, Husten, Pressen oder Strecksynergismen begünstigen die Hirnschwellung. Um den venösen Abfluß zu sichern, wird der Oberkörper leicht hoch und der Kopf gerade gelagert.

Aufrechterhaltung der Herz-Kreislauffunktion

Je kleiner das Kind, desto sorgfältiger muß die Herz-Kreislauffunktion überwacht werden. Absolute Blutverluste, die für Erwachsene noch völlig bedeutungslos sind, führen beim Säugling bereits zu schweren Schocksymptomen. 100 ml Blutverlust machen bei einem 5 kg schweren Kind etwa 20 % seines Blutvolumens aus. Im Gegensatz zum Erwachsenen beobachtet man bei Säuglingen bereits Zeichen eines schweren hypovolämischen Schocks, verursacht allein durch ein Kephal-, Epi- oder Subduralhämatom.

Die nachfolgende Tabelle 2 zeigt die Veränderungen des roten Blutbildes in der jüngsten Altersgruppe bei der stationären Aufnahme. Auch wenn berücksichtigt wird, daß der Normalwert von der 2. Lebenswoche bis zum 12. Lebensmonat zwischen 11–14 g % liegt, erkennt man bei allen eine deutliche Anämie. Alle Säuglinge waren bei der Aufnahme im Schock, obgleich keine weiteren Verletzungen vorlagen. *Raimondi* et al. (7) weisen auf den Hb-Abfall bei Neugeborenen und Kindern bis zum 3. Lebensjahr nach raumfordernden Blutungen hin.

Als Volumenersatzmittel kommen in Frage: Plasmaersatzmittel, PPL, Blut. Liegt ein Blutverlust über 20 % des Gesamtvolumens vor, so ist die Transfusion in Form von Ery-Konzentrat oder Vollblut meist unumgänglich. Oft ist es kaum möglich, den Verlust abzuschätzen.

Die einfachen Schockparameter Puls und Blutdruck sind bei intrakraniellen Raumforderungen häufig nicht zuverlässig. Zusätzliche Blutverluste durch weitere Verletzungen werden oft verschleiert. Nicht selten wird dann mit der intrakraniellen Druckentlastung erst der einer Hypovolämie entsprechende Puls und Blutdruck meßbar. Diese Beobachtung trifft für alle Altersgruppen zu.

Gewicht (kg) Alter (J)	Hb (g %) (min.-max.)	Ery (Mill) (min.-max.)	Hk (%) (min.-max.)	n
3,9–9 0–1	8,1 (7,0–9,8)	3,39 (3,0–3,8)	24 (21–28)	6
11–15 1–3	9,2 (7,2–10,6)	3,30 (3,0–3,5)	27 (23–28)	4
16–18 4–6	10,4 (9,7–11,1)	3,60 (3,45–3,9)	30 (27–33)	4

Tab. 2: Durchschnittswerte des roten Blutbildes bei Kindern mit Sub- oder Epiduralhämatom

Die Volumen- und Flüssigkeitssubstitution muß im Säuglings- und Kleinkindesalter immer mittels spezieller Dosierungseinrichtungen erfolgen und sehr sorgfältig auf Körpergewicht oder Körperoberfläche bezogen werden. Der Flüssigkeitsumsatz pro kg Körpergewicht ist umso größer, je jünger das Kind ist. Daraus erklärt sich auch die erhöhte Anfälligkeit gegenüber Störungen des Wasser-, Elektrolyt- und Säure-Basen-Haushaltes.

Wir wenden die Osmotherapie im Rahmen der Erstversorgung sehr zurückhaltend an. Die Entwässerung kann die Ausbreitung einer intrakraniellen Blutung begünstigen. Im Kindesalter beruht die frühe posttraumatische Hirnschwellung auf einer cerebralen Hyperämie (4, 6), die durch die Osmotherapie noch weiter verstärkt wird. Die Ödementwicklung selbst wird durch die Osmotherapie nicht beeinflußt. Die osmotische Hirnentwässerung erfolgt nur an einer intakten Bluthirnschranke (1, 5). Nicht zu vergessen ist die Gefahr des Reboundeffektes und der hyperosmolaren Intoxikation; letztere gefährdet vor allem die jüngste Altersgruppe.

Säuglinge und Kleinkinder sind sehr der Gefahr der Unterkühlung ausgesetzt. Trotz Verwendung von Heizmatten, Folien zum Abdecken, Erwärmen von Transfusionen und Infusionen gelingt es während der Erstversorgung nicht sicher, diese jüngste Altersgruppe ausreichend vor Hypothermie zu schützen. Transport, wiederholte Untersuchungen, Umlagerungen zu diagnostischen Zwecken, mangelhafte Abdeckung infolge diagnostischer Maßnahmen, Schock und Massivtransfusionen begünstigen den Wärmeverlust. Die Unterkühlung fördert Atemstörungen, metabolische Entgleisungen, Gerinnungsstörungen, verminderte Calciummobilisation und Herzrhythmusstörungen. Die Halbwertszeit vieler Medikamente ist verlängert.

Vordringliche Diagnostik

Im Rahmen der Notversorgung sieht der Anästhesist oft als erster die kleinen Patienten. Deshalb muß er sich vor Einleitung der ersten Maßnahmen über das Ausmaß der vermuteten Schädel-Hirn-Verletzung informieren. Vier Kriterien sind besonders wichtig und für die weitere Betreuung bedeutend:

1. Die Beurteilung von Bewußtseinszustand und Reaktionslage als Ausdruck einer allgemeinen Schädigung des Gehirns.
2. Motorische Antwort auf Außenreize.

3. Prüfung der Pupillenmotorik.
4. Die Atmung.
Die Bewußtseinslage wird nach den Empfehlungen der W. F. N. S. von 1976 in Brüssel definiert (3).

Bei der weiteren Untersuchung muß das Vorhandensein gezielter und ungezielter Bewegungen spontan und auf äußere Reize beachtet werden. Treten ungezielte Bewegungsabläufe auf, so ist zwischen Beugemustern und Strecksynergismen zu unterscheiden. Eine motorische Reaktionslosigkeit ist prognostisch fast immer sehr ungünstig. Die Kontrolle der Augensymptomatik umfaßt Form, Größe sowie Reaktion der Pupillen, Störungen der Augenmuskeln und der Hornhautreflexe.

An dringlichen Laboruntersuchungen führen wir im Rahmen der Erstversorgung folgende Bestimmungen durch: Blutgruppe zur Bereitstellung von Blutkonserven, Blutbild, Elektrolyte, Gerinnungsanalyse, Blutzucker, Blutgasanalysen.

Mehrfachverletzungen

Schädel-Hirn-Traumen sind häufig mit anderen Verletzungen kombiniert. Bei 12 der hier behandelten Kinder war dies der Fall (Tab. 3). Interessanterweise waren nur 2–6jährige betroffen, während bei den Säuglingen isolierte Schädel-Hirn-Traumen vorlagen. Es stimmt mit den Erfahrungen der Literatur überein, daß im Kindesalter Schädel-Hirn-Verletzungen am häufigsten mit Frakturen der Extremitäten kombiniert sind. Das Zusammentreffen mit Oberschenkelbrüchen kommt fast doppelt so oft vor wie im Erwachsenenalter (9, 10, 11). Die Kombination mit Verletzungen des Abdomens bzw. des Thorax folgt im Kindesalter erst an 2. und 3. Stelle. Bei den polytraumatisierten Kindern gibt es für die Reihenfolge der Versorgungsmaßnahmen kein starres Schema. Traumatologe, Neurochirurg und Anästhesist können nur gemeinsam den Ablauf der notwendigen Versorgung von Fall zu Fall festlegen.

Anästhesie und intrakranieller Eingriff

Ich möchte nur auf die Besonderheiten dieser Altersgruppe hinweisen, da das Thema bereits besprochen wurde. Große Sorgfalt ist auf das Monitoring zu

Zusatzverletzung	Anzahl der Patienten	Alter
Humerusfraktur	2	
Radiusfraktur	1	
Oberschenkelfraktur	4	
Unterschenkelfraktur	2	
Hämatothorax	1	2–6 Jahre
Rippenfraktur	1	
Jochbeinfraktur	1	
Stumpfes Bauchtrauma (Milz + Niere)	1	

Tab. 3: Zusatzverletzungen bei SHT (n = 12)

verwenden. Die Überwachung der Herzfrequenz über EKG ist problemlos. Mittels Dopplergerät oder oszillometrischem Verfahren kann der Blutdruck auch bei Früh- und Neugeborenen zuverlässig gemessen werden. Die Überwachung der kontrollierten Beatmung erfolgt durch endexspiratorische CO_2-Messung und Kontrolle der Blutgasanalysen. Ventilationsfehler wirken sich in der Neuroanästhesie besonders nachteilig für den Patienten aus.

Die Auswahl der Anästhetika erfolgt nach deren Wirkung auf den cerebralen Stoffwechsel und den intrakraniellen Druck. Der günstige Effekt der Barbiturate und des Etomidate ist bekannt. Benzodiazepine, Fentanyl, Dehydrobenzperidol und Pancuronium haben keinen nachteiligen Einfluß auf den ICP. Alle Inhalationsnarkotika bewirken eine Zunahme der Hirndurchblutung. Während der Intubation beobachtet man häufig Hirndrucksteigerungen. Durch ausreichende Barbituratgabe und Relaxation, gute vorherige Oxygenierung und Hyperventilation können sie vermindert werden. Wir verzichten auf langwierige nasale Intubationen und vermeiden eine maximale Überstreckung des Kopfes. Die während der Erstmaßnahmen begonnene Volumensubstitution und Infusionstherapie wird intraoperativ nach Laborkontrollen fortgesetzt und korrigiert.

Postoperativ erfolgt je nach Ausmaß der Verletzung entweder die Extubation oder eine weitere intensivmedizinische Betreuung. Je nach Schweregrad des Traumas sind eine Langzeitintubation, Beatmung, Barbituurattherapie, Hypothermie oder weitere eingreifende Maßnahmen erforderlich.

Abschließend möchte ich zusammenfassen: Die Versorgung des kindlichen Schädel-Hirn-Traumas umfaßt die Erstversorgung, die Diagnostik und die sich daraus ergebende Therapie. Nach Beendigung der Diagnostik muß entschieden werden, ob nur eine Überwachung, ein operatives Vorgehen und/oder eine eingreifende intensivmedizinische Therapie notwendig ist.

Literatur:

1. Baethman, A.: Das Hirnödem mechanischer, zirkulatorischer, osmotischer, metabolischer und toxischer Genese. In: Der bewußtlose Patient. Hrsg. von Ahnefeld, F. W., Bermann, H., Burri, C.; Dick, W., Halmagyi, M., Hossli, G., Rügheimer, E. Springer-Verlag Berlin – Heidelberg – New York 1979
2. Bell, W. E., Mc Cormick W. F.: Increased intracranial pressure ins children. Diagnosis and treatment. In: Major problems in clinical pediatrics. Vol. VIII, W. B. Saunders Comp. Philadelphia – London – Toronto, 1978
3. Brihaye, J., Frowein, R. A., Lindgren, S., Loew, F., Stroobandt, O.: Acta Neurochir. 40, 181 (1978)
4. Bruce, D. A., Alavi, A., Bilaniuk, L., Dolinskas, C., Obrist, W., Uzzell, B.: J. Neurosurg. 54, 170 (1981)
5. Gaab, M. R., Pflughaupt, K. W., Ratzka, M., Wodarz, R., Gruss, P.: Critical intracranial effects of osmotherapy. In: Advances in Neurosurgery, Vol. 6, 193. Springer-Verlag Berlin – Heidelberg – New York 1978

6. Gaab, M. R., Bushe, K. A.: Intensivbehandlung 6, 34 (1981)
7. Gutierrez, F. A., Raimondi, A.: Child's Brain 1, 269 (1975)
8. Jährig, K.: Zschr. ärztl. Fortbild. 66, 9 (1972)
9. Meyer, H., nii-Amon-Kotei, D.: Z. Kinderchir. Supplement zu Bd. 33, 101 (1981)
10. Schärli, A. F.: Z. Kinderchir. Supplement zu Bd. 33, 80 (1981)
11. Wallraff, R., Weiss, H.: Z. Kinderchir. Supplement zu Bd. 33, 63 (1981)

Physikalische Therapie und Frührehabilitation beim Schädel-Hirn-Trauma

E. A. Zysno und C. Mucha

Die Hauptsorge beim frischen Schädel-Hirn-Traumatisierten gilt zunächst auch in der Physikalischen Medizin und Rehabilitation den vitalen Funktionen, später der entlastenden und gleichzeitig kontrakturverhütenden Lagerung. Hierbei ist das Wichtigste die Flachlagerung bei Polytrauma in der HWS oder Kopf-Rumpf-Position von 30 bis 50 Winkelgrad. Die Körperauflagepunkte sind auf möglichst gleiche Druckverteilung zu bringen, die Kopflast soll hauptsächlich in der Halswirbelsäulenlordose abgefangen werden. Da bei schweren Schädel-Hirn-Traumen meist mit einer zentralen Parese zu rechnen ist, soll hier exemplarisch aufgezeigt werden, wie die paretischen Extremitäten ebenfalls prophylaktisch gelagert werden sollen. Das bedeutet besonders die Verhinderung der Spitzfußstellung in den Sprunggelenken, wobei zu bedenken ist, daß bereits der Druck der Bettdecke den Fuß in Plantarflexionsstellung bzw. auch in Außenrotation zu bringen vermag.

Bei der Lagerung der oberen Extremität ist zu beachten, daß das Schultergelenk leichte Abduktionsstellung aufweist, der Arm im Ellbogengelenk in Flexionsstellung von ca. 110–120 Grad ist, das Handgelenk dorsalflektiert ist und die Finger in Flexion möglichst einen Stoffballen umgreifen sollen, um bei einer spastischen Parese die Greiffunktion weitgehend zu erhalten. Die Lagerungsmodifikationen sind wichtig, um für die krankengymnastischen Übungen eine günstige Ausgangsposition zu haben.

Ein weiteres Lagerungsproblem dient der Verhinderung eines Decubitus-Ulcus, wobei pflegerische und physikalisch-medizinische Maßnahmen sich sinnvoll ergänzen müssen. Welche Rolle bei der Lagerung und bei verschiedenen Sitzpositionen einerseits die Schwerkraft und andererseits das Gewicht und der Druck der Körperorgane spielen, zeigen die folgenden Ausführungen. In strikter Rückenlage ist der Druck der Eingeweide so groß, daß er zu einem Zwerchfellhochstand und damit zu einem höheren intrathorakalen und intrakranialen Druck führen kann. Das gleiche ist der Fall beim Sitzen mit angebeugten Beinen im Hüft- und Kniegelenk, wobei abdominaler Muskel- und Preßdruck sich auf das Diaphragma auswirken und damit ebenfalls einen höheren intrathorakalen Druck aufbauen. Ideal ist eine Sitzanordnung, die ungefähr zur Horizontalen eine Schräglage in der Rückenlehne von 45 Grad bewirkt, wobei Rückenposition und Sitzposition einen rechten Winkel bilden.

Bereits während der strikten Bettruhe sollen die ersten krankengymnastischen Übungsbehandlungen zunächst passiv als Berührungsreiz eine motorisch-sensorische Reaktion bewirken und damit eine zentripetale Stimulation geben. Das gleiche ist bei der oberen Extremität z. B. durch flache Streichmassagen oder leichte Muskelrollungen zu erreichen. Hierbei wird nicht nur durch Stimulation der Hautrezeptoren ein besserer Turgor und Muskeltonus erreicht, sondern auch durch die passive Muskeldehnung wird gleichfalls eine höhere Muskeltonisierung resultieren. Bei den centralen Paresen gilt es, die spastischen zur Kontraktur führenden Haltungen aufzulösen, was z. B. mit sog. Tapping oder mit der Auslösung von Stellreflexen erreicht werden kann. Bewährt hat sich hierbei das Abtupfen oder Abklatschen mit feingemahlenem Eis oder Einwirken kurzzeitiger Kryotherapie.

Sobald der Patient Bewußtseins-aufgehellt ist und kooperativ die Übungen ausführen kann, muß bereits im Bett mit den Übungen als Ausgangsposition zur Frühmobilisation begonnen werden. Es hat sich hierbei bewährt, in der Körperdiagonalen zu üben, um die paretischen Extremitäten immer wieder in ein Bewegungsmuster einzubinden, außerdem durch die Reafferenz von Gelenkstellung und Muskelspannung möglichst viele Assoziationsfelder zentral zu stimulieren. Mit rhythmischen oder imperativ-verbalen Auslösern kann ein Bewegungsablauf gut gesteuert werden. Kann der Patient aufgesetzt werden, so werden diese Massenbewegungen in sinnvollen Abläufen genauso rhythmisch geübt. Neben der gezielten Aphasiebehandlung ist es notwendig, gleichzeitig auch eine Übungsmöglichkeit der Atemfunktion zu gewinnen, wobei einfache Hilfsmittel durchaus zweckvoll erscheinen – z. B. das Pusten in einen Ballon gegen einen leichten dynamischen Widerstand oder das Atmen durch einen Totraumvergrößerer wie z. B. das Giebelrohr, bei dem nun die einzelnen Tubenabschnitte je 250 ml Raum umschließen. Damit können hypoventilierte Lungenabschnitte entfaltet und eine Atelektase präventiv verhindert werden, wenn die Blutgas-Analyse dies erlaubt und die Herzfrequenz nicht wesentlich steigt.

Bei langen Immobilisationen, bei Querschnitts- bzw. Paraparesen wird sich die Anpassung des Kreislaufs aus der Haupthorizontalen in die Vertikale nur langsam durchführen lassen. Hier benutzen wir den Kipptisch zum Üben, wobei die Winkelstellung langsam bis lotrecht verändert werden kann, der Patient aber sicher ist, daß er jederzeit in eine halbliegende Lage verbracht werden kann. Auch hier ist zu beachten, daß im Niederdrucksystem oft die Gefäßtonisierung kaum optimal ist und daß es in jedem Fall geboten ist, die Beine bis zum Oberschenkel hinauf zu wickeln, und zwar vor jedem Aufstehen.

Zur Mobilisation, insbesondere bei hemiparetischen Patienten, sollten alle Übungen versucht werden, die eine gute sensomotorische Stimulation erbringen. So wäre bei der Frühmobilisation zu beachten, daß aus dem Vierfüßler-Stand heraus die Bewegungsabläufe auch in die paretische Extremität hinein induziert werden können. Auch bei den ersten Stehversuchen sollte man dem Patienten durch Fixierung Sicherheit verleihen und bei der paretischen Extremität durch Tapping oder passive Berührung zur Spastikminderung beitragen. (Abb. 1 und 2)

Interessant ist, wie bei der Beübung von Restparesen auch die evolutiv alten Stell- und Stützreflexe genutzt werden können. Z. B. beim großen Pezziball wird bei Verlagerung des Schwerpunktes automatisch die paretische Extremität zum Abstützen vorgestreckt. Überhaupt gehört es zum Übungsprogramm in der Frührehabilitation, den unsicher gewordenen Patienten zur sicheren Einschätzung seiner Möglichkeiten zu bringen. Da eine große Furcht bei Paretikern vor dem Hinfallen besteht, sollte man z. B. über den labilen Schwerpunkt auf dem Pezziball versuchen, nicht nur die Automatismen von Stellreflexen zu evozieren, sondern auch eine gewisse Konditionierung in der Vermeidung von Stürzen und Falltendenzen herbeizuführen. Bei jüngeren Patienten hat sich hierbei auch der Fußkreisel bewährt, weil sich dieser für eine Vorübung zum Gehen auf unebener Fläche als eine gute Trainingsmöglichkeit erweist.

Für die Korrektur von Bewegungsmustern in der Frührehabilitation ist der Gehbarren unerläßlich, der in Höhe und Breite variierbar ist und dem Patienten durch die optische Kontrolle seines Spiegelbildes eine Selbst-Korrektur erlaubt. Bei fortgeschrittener Rehabilitation und Üben des freien Ganges ist besonders darauf zu achten, daß auch die paretischen Extremitäten in das Gangbild eingepaßt werden, mit Schwung und Gegenschwung, sowie mit genügender Spannung, ohne daß es zu einer Überdehnung oder falschen Belastung der gewichtstragenden Gelenke kommt.

Beim Aufüben des kontrakten Schultergelenkes und Erreichen von physiologischen Bewegungs-Freiheitsgraden ist es für die Funktion wichtig, am Schulterrad nicht nur das Bewegungsausmaß durch Verschieben des Griffes auf der radiären Achse, sondern auch durch Erhöhung des Widerstandes Kraft dynamisch zu üben. Zur Frührehabilitation gehört auch die Ergotherapie, insbesondere die Adaptation an Gebrauchsgegenstände des täglichen Lebens, wobei das Instrumentarium in jeder Richtung verfeinert werden kann oder den notwendigen Handgriffen z. B. angepaßt werden muß.

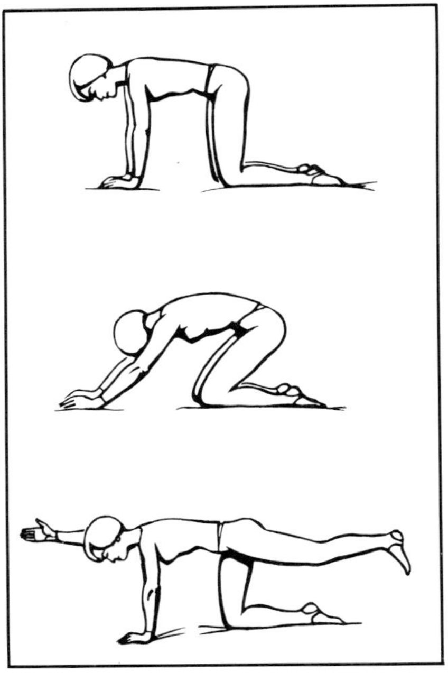

Abb. 1: Vierfüßlerstand

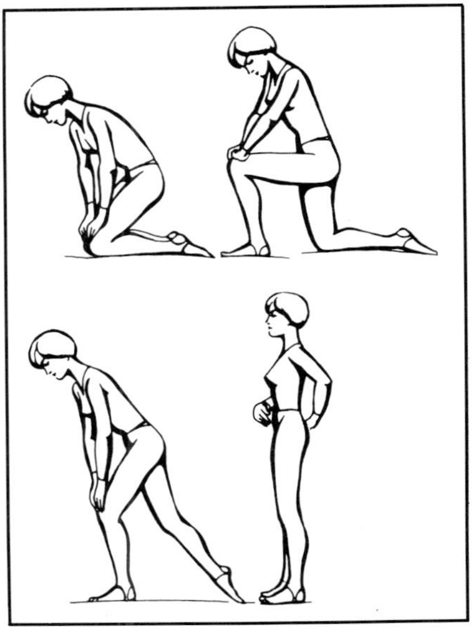

Abb. 2: Aufstehen vom Boden
Übungen im Stand

Ein ideales Milieu für die Beübung von Patienten nach Hirn-Traumen mit Restparesen ist das sog. Unterwasserbewegungsbad, das sich nicht nur zur Einzel-, sondern auch zur Gruppenübung eignet. Als wesentliche Voraussetzung gelten: eine stabile Herz-Kreislauffunktion sowie Anfallsfreiheit, um das Risiko für den Patienten so gering wie möglich zu halten. Die sog. thermoindifferente Wassertemperatur stellt bei Süßwasser zwischen 32–34 Grad die ideale Betriebstemperatur für die Muskulatur dar, so daß auch bei paretischen Patienten nicht mit einem Einsetzen der physiologischen Temperaturregulation gerechnet werden muß. Beim Unterwasserbewegungsbad ist der hydrostatische Druck ubiquitär verteilt und wird bei flacher Lage auf der Oberfläche fast voll als Auftrieb genutzt. Trotzdem stellen die Druckverhältnisse eine Limitierung dar, wobei z. B. 12 cm Wassersäule oberhalb des Thorax bereits dem venösen Innendruck entsprechen und daher kreislauflabile Patienten oder Patienten mit Rechtsherz- oder Globalinsuffizienz von der Übungstherapie im Bewegungsbad ausgeschlossen werden müssen. Der Vorteil des hydrostatischen Druckes ist nach dem archimedischen Prinzip die Verringerung des Körpergewichtes um über 90 %, so daß praktisch eine Bewegung nur noch mit 10 % der verbliebenen Muskelkraft durchgeführt werden kann. Gleichzeitig kann man natürlich auch gegen den Wasserwiderstand dynamisch üben und praktisch das nicht-komprimierbare Wasser als Gegenkraft sehen und je nach Eintauchtiefe ebenfalls variieren. Dafür eignen sich Bewegungsbäder mit einem Hubboden, die eine Beckentiefe von 2 m besitzen und durch den Hubboden aber den Druck seitlich auf die Gefäße genau einstellen lassen. Außerdem kann bei kleineren Patienten oder Nichtschwimmern emotionell die Angst abgebaut werden. Nicht nur als Sicherheit, sondern auch als Übungsgerät werden die Auftriebskörper verwandt, die ja durch ihre verstärkte Aufwärtskraft beim Eintauchen der Extremitäten in das Wasser eine dynamische Übung gegen Widerstand zulassen und somit ein Krafttraining ermöglichen, das mit Zunahme des Muskelvolumens korreliert ist.

Zusammenfassend läßt sich sagen, daß bei der physikalischen Therapie von Patienten mit einem Schädel-Hirn-Trauma zunächst die Lagerung optimiert werden muß, einerseits aus präventiven Gründen, um Muskelkontrakturen und Druckulcera zu vermeiden, andererseits, um gute Ausgangspositionen für die krankengymnastische Übungsbehandlung zu gewinnen. Schon frühzeitg soll durch Oberflächenreize die Durchblutung insbesondere der paretischen Extremitäten angeregt werden, andererseits durch Muskeldehnung gleichzeitig auch sensomotorische Stimulation erfolgen. Zum Auflösen der Spastik gibt es spezielle Dehnungsgriffe und Vorbehandlung mit Eis. Die Atemtherapie muß dabei parallel fortgeführt werden. Erst wenn der Patient kooperativ ist, können die Übungen zum Stehen, Gehen und Verbesserung der Koordination und Schnelligkeit des Bewegungsablaufes in das Übungsprogramm eingebaut werden.

Simultan dazu soll die Ergotherapie bereits Bewegungsabläufe optimieren. Ideal ist das Unterwasserbewegungsbad durch seinen hydrostatischen Druck und die fast aufgehobene Schwerkraft, die auch paretischen Patienten noch bessere Bewegungsabläufe vermittelt. So beginnt mit der physikalischen Therapie praktisch die Frührehabilitationsphase in der Klinik, die im Anschlußheilverfahren fortgesetzt wird und von der Eigeninitiative abgelöst werden soll.

Todeszeitbestimmung

J. Wawersik

Dem letzten Referat bleibt es vorbehalten, die traurigen Aspekte zu erörtern, die das Thema dieses Symposiums aufwirft. Dabei wäre es unangemessen, wollte man sich ausschließlich auf den Hirntod beschränken. Der Tod wird in der ärztlichen Praxis normalerweise nach wie vor ohne Objektivierung des Hirntodes festgestellt. Deshalb sei es gestattet, dieses Referat in einen Rahmen zu stellen, der über das spezielle Thema des Schädel-Hirn-Traumas hinausgeht.

Als die Deutsche Gesellschaft für Chirurgie im Jahre 1968 gemeinsam mit der Deutschen Gesellschaft für Anaesthesiologie und Intensivmedizin eine Stellungnahme über Todeszeichen und Todeszeitbestimmung veröffentlichte (1, 2), gab es durchaus noch ernsthafte Meinungsverschiedenheiten darüber, ob der Hirntod gleichzeitig auch der Individualtod ist. Inzwischen herrscht wohl Einigkeit darüber, daß ein Mensch unabhängig davon, ob das Herz noch schlägt, dann tot ist, wenn alle Funktionen des Gehirns irreversibel erloschen sind. Offensichtlich hat sich diese Schlußfolgerung inzwischen auch im laienhaften Verständnis durchgesetzt. Jedenfalls sind ernsthafte Einwände, die nur weltanschaulicher oder im weitesten Sinne philosophischer Natur sein könnten, in jüngster Zeit nicht mehr bekannt geworden.

Unter praktischen Gesichtspunkten ist allerdings einzuräumen, daß es nach wie vor besonderer Vorkehrungen bedarf, um den Todeszeitpunkt aufgrund des Hirntodes festzulegen. Die Schwierigkeiten hängen mit der Komplexität der Gehirnfunktionen zusammen. Der unwiederbringliche Verlust dieser Funktionen in ihrer Gesamtheit läßt sich mit den bislang verfügbaren Mitteln nach wie vor nicht durch einen Augenblicksbefund irrtumsfrei nachweisen. Dies unterscheidet die Feststellung des Hirntodes von der Feststellung des Herztodes.

Zur Klarstellung sei freilich abermals hervorgehoben, daß der Tod streng genommen niemals im Augenblick eines Herzstillstandes eintritt. Sofern das Zentralnervensystem bis zu diesem Ereignis intakt war oder sofern die Dauer eines Kreislaufstillstandes die individuelle Wiederbelebungszeit des Gehirns noch nicht überschritten hat, ist der Mensch nicht tot. In jedem Einzelfall stellt sich dann die Frage, ob Wiederbelebungsmaßnahmen angezeigt sind.

Die Antwort darauf wird immer wesentlich von der momentanen Krankheitssituation abhängen, aus der heraus ein Herzstillstand eingetreten ist. Da sich dafür starre und allgemeingültige Regeln nicht aufstellen lassen, bleibt die Antwort in hohem Maße dem ärztlichen Ermessen anheimgestellt. Neben der Grundkrankheit werden auch äußere Umstände bei der Entscheidung für oder gegen Wiederbelebungsmaßnahmen eine Rolle spielen, etwa der Zeitpunkt eines Herzstillstandes im Verlauf bestimmter Therapiemaßnahmen, die diagnostischen und therapeutischen Möglichkeiten während der eventuellen Reanimationsbemühungen, aber auch organisatorische und personelle Konstellationen, die den Verlauf einer Reanimation beeinflussen mögen. Zur Erläuterung sei an den intraoperativen Herzstillstand oder die Bedingungen einer Intensivpflegestation erinnert. Dort wird man überwiegend Wiederbelebungsmaßnahmen beginnen und nur in Ausnahmefällen von vornherein darauf verzichten. Demgegenüber dürften für eine Reanimation im Umfeld der normalen ärztlichen Praxis ganz andere Maßstäbe gelten. Diese Feststellung scheint deshalb bedeutsam, weil man befürchten muß, daß sich Ärzte irgendwann tatsächlich mit dem abwegigen Vorwurf der unterlassenen Hilfeleistung auseinandersetzen müssen, weil sie auf einen Reanimationsversuch verzichtet haben. In einer Resolution der Deutschen Gesellschaft für Chirurgie zur Behandlung Todkranker und Sterbender (Abb. 1) wurde deshalb ganz bewußt zwischen zwei Gruppen von Patienten unterschieden, nämlich einerseits jenen, bei denen die vitalen Funktionen aus bis dahin tatsächlicher oder scheinbarer Gesundheit oder – dies sei hinzugefügt – bei einer bis dahin heilbaren oder in seiner Progredienz wirksam aufzuhaltenden Krankheit plötzlich versagen, und andererseits jenen Patienten, bei denen der Herzstillstand im Verlauf einer zwingend und in absehbarer Frist zum Tode führenden Krankheit oder bei einem fortschreitenden biologisch oder pathologisch bedingten allgemeinen Kräfteverfall eingetreten ist.

Soweit ersichtlich, herrscht Konsenz darüber, daß Wiederbelebungsmaßnahmen dann im allgemeinen unangebracht sind, wenn es sich um eine unausweichlich und in kurzer Zeit zum Tode führenden Krankheit handelt, die Organfunktionen des Zentralnervensystems, der Atmung, der Herzaktion und des Kreislaufs schwer beeinträchtigt sind und wenn der fortschreitende allgemeine körperliche Verfall nicht aufzuhalten ist oder wenn nicht beherrschbare Infektionen bestehen. In diesen Fällen gilt der Augenblick des Herzstillstandes als Todeszeitpunkt, ungeachtet der Tatsache, daß der irreversible Funktionsausfall des Gehirns – also der Hirntod – erst einige Minuten später eintreten kann.

Sofern man dagegen Reanimationsmaßnahmen begonnen hat, ist es vielfach üblich, denjenigen Augenblick, in dem die Reanimationsmaßnahmen abgebrochen wurden, als Todeszeitpunkt festzusetzen, nicht dagegen den Zeitpunkt des Herzstillstandes oder den Beginn der Reanimationsmaßnahmen. Diese Verfahrensweise ist zum Beispiel in der Herzchirurgie oder der Cardiologie sicher zwingend. Speziell in diesen Tätigkeitsbereichen können sich Wiederbelebungsmaßnahmen unter Umständen über mehrere Stunden erstrecken. Außerdem ist zu bedenken, daß man zum Beispiel bei intracardialen Eingriffen einen Herzstillstand absichtlich herbeiführt. Erst wenn ein solches Herz trotz Reanimationsmaßnahmen seine Aktion nicht wieder aufnimmt, stellt sich die Frage des Todeszeitpunktes. Es wäre dann aber abwegig, den Zeitpunkt des absichtlich herbeigeführten Herzstillstandes zum Todeszeitpunkt zu erklären, um so mehr, als der Zustand des Gehirns in diesen Fällen durchaus intakt sein kann, jedenfalls aber zuverlässige Aussagen während der Reanimationsphase bei einer derartigen Ausgangssituation nicht gemacht werden können.

Andererseits stellte die Deutsche Gesellschaft für Chirurgie 1968 ausdrücklich fest, daß der Eintritt des primären Kreislaufstillstandes zugleich auch der Todeszeitpunkt ist, wenn die spontane Herzaktion trotz einer adäquaten Herzmassage nicht wieder einsetzt. Natürlich gibt es zahlreiche Konstellationen, bei denen in der Tat so

Beilage zu Mitteilungen der Deutschen Gesellschaft für Chirurgie, Heft 3/1979

DEUTSCHE GESELLSCHAFT FÜR CHIRURGIE

Ausschuß:
Behandlung Todkranker und Sterbender

Das Präsidium der Deutschen Gesellschaft für Chirurgie hat einen Ausschuß eingesetzt, an dem unter Leitung von Professor W. WACHSMUTH (Würzburg) die Professoren H. J. BOCHNIK (Frankfurt a. M.), H. E. BOCK (Tübingen), G. CARSTENSEN (Mülheim/Ruhr), E. DEUTSCH (Göttingen), H. KUHLENDAHL (Düsseldorf), H. L. SCHREIBER (Göttingen), J. WAWERSIK (Kiel) mitarbeiten.

Diese Arbeitsgruppe gibt die folgende Resolution mit Datum vom 10. 4. 1979 bekannt.

RESOLUTION

zur Behandlung Todkranker und Sterbender

– Ärztliche und rechtliche Hinweise –

Im Grenzbereich von Leben und Tod hat der Arzt nicht selten zwischen verschiedenen Handlungsmöglichkeiten abzuwägen. Die folgenden Hinweise nehmen ihm die eigene Verantwortung nicht ab. Sie wollen ihm vielmehr helfen, Entscheidungen für den Kranken zu treffen, die sowohl mit dem ärztlichen Ethos als auch mit den rechtlichen Erfordernissen in Einklang stehen.

Ärztliches Wirken soll menschliches Leben erhalten und Leiden lindern. Angesichts des unausweichlichen und kurz bevorstehenden Todes kann Lebensverlängerung nicht unter allen Umständen Ziel ärztlichen Handelns sein.

I. Entscheidungsbereich

Zum Tode führen kann

1. plötzliches Versagen einer oder mehrerer vitaler Funktionen aus bis dahin tatsächlicher oder scheinbarer Gesundheit,
2. plötzliches Versagen einer vitalen Funktion im Verlauf einer zwingend zum Tode führenden Krankheit,
3. fortschreitender biologisch oder pathologisch bedingter Kräfteverfall.

II. Therapeutische Grundsätze

1. Unter den genannten Bedingungen (I) ist grundsätzlich alles zur Lebenserhaltung und Leidensminderung Notwendige zu tun. Bei ungewisser Prognose muß die Behandlung immer und auch dann begonnen bzw. fortgesetzt werden, wenn mit irreparablen Schäden zu rechnen ist.
2. Bei manchen zum Tode führenden Erkrankungen steht die notwendige Leidensminderung so stark im Vordergrund, daß die Möglichkeit einer Lebensverkürzung als Nebenwirkung in Kauf genommen werden darf.
3. Maßnahmen zur Lebensverlängerung dürfen beendet werden, wenn bei einer unausweichlich in kurzer Zeit zum Tode führenden Krankheit die vitalen Funktionen des Zentralnervensystems, der Atmung, der Herzaktion und des Kreislaufs offensichtlich schwer beeinträchtigt sind und der fortschreitende allgemeine Verfall nicht aufzuhalten ist oder nicht beherrschbare Infektionen vorliegen. In solchen Fällen sollte der Arzt Komplikationen nicht mehr über das Maß, das die Leidensminderung erfordert, behandeln.

   Entscheidend ist dabei der Umfang der ärztlichen Behandlungspflicht, nicht die rechtliche Einordnung als Handeln oder Unterlassen.
4. Bei schweren angeborenen Mißbildungen Neugeborener darf eine Behandlung unterbleiben oder abgebrochen werden, wenn wegen schwerer Beeinträchtigung vitaler Funktionen offensichtlich keine Lebensfähigkeit besteht.
5. Auch der Kranke, dem sonst nicht mehr geholfen werden kann, hat unbedingten Anspruch auf eine seinen menschlichen Grundbedürfnissen entsprechende ärztliche Betreuung und Pflege. Die medikamentöse Behandlung von Schmerz, Angst und Unruhe soll sich allein nach der Not des Kranken richten.

III. Der Wille des Kranken

1. Der erklärte oder aus der Gesamtheit der Umstände zu entnehmende Wille des Kranken auf Erhaltung des Lebens mit allen verfügbaren Mitteln ist im Rahmen des ärztlich Möglichen maßgebend.
2. Bei einsichts- und willensfähigen Kranken soll der erklärte Wille, sich nicht mehr oder nur noch eingeschränkt behandeln zu lassen, respektiert werden. Jedoch sind – insbesondere krankheitsbedingte – Einschränkungen der Einsichts- und Willensfähigkeit zu berücksichtigen. Ärztliche Aufgabe ist es, gegebenenfalls dem Kranken zu helfen, eine Behandlungsverweigerung aus Resignation zu überwinden.
3. Bei Bewußtlosen, nicht Einsichtsfähigen oder zulässigerweise nicht voll Aufgeklärten soll sich die Behandlung nach dem vernünftig verstandenen Interesse und dem mutmaßlichen Willen des Kranken richten. Hierfür ist seine gegenwärtige Situation entscheidend. Frühere Äußerungen auch gegenüber nahestehenden Personen können dabei nur Anhaltspunkte sein. Im Zweifel soll nach den zuvor (II) entwickelten Grundsätzen gehandelt werden.
4. Besteht für den Kranken ein gesetzliches Sorgeverhältnis, so handelt der Sorgeberechtigte an seiner Stelle, sofern er nicht offensichtlich gegen die wohlverstandenen Interessen des Kranken entscheidet.

IV. Lebensbeendigung

Direkte Eingriffe zur Lebensbeendigung sind ärztlich und rechtlich unzulässig, auch wenn sie vom Kranken verlangt werden. Dem ärztlichen Auftrag widerspricht auch die aktive Mitwirkung bei der Selbsttötung, zum Beispiel durch Überlassen von Tötungsmitteln. Eine grundsätzliche sittliche Wertung der Selbsttötung soll damit nicht verbunden sein.

V. Menschliche Betreuung

1. Todkranke und Sterbende bedürfen bis zu ihrem Ende der besonderen Zuwendung und persönlichen Betreuung. Sie verlangen nach menschlicher Nähe und Fürsorge. Ihnen sollte die Vereinsamung durch räumliche und seelische Isolierung erspart bleiben.
2. Im Grenzbereich zwischen Leben und Tod stellt sich die Aufklärungsproblematik anders als sonst vor ärztlichen Maßnahmen. Der wahre Zustand soll dem Kranken insoweit eröffnet werden, als es nach den persönlichen Umständen erforderlich und menschlich tragbar erscheint. Die volle Wahrheit kann inhuman sein. Der Arzt muß insbesondere abwägen, ob die Mitteilung der Wahrheit im Einzelfall erforderlich ist, um dem Kranken notwendige Entscheidungen zu ermöglichen. Nahestehende Personen sollten unterrichtet werden, soweit es geboten und tunlich erscheint.

VI. Unteilbarkeit der Verantwortung

Die Verantwortung trägt der behandelnde Arzt. Sie ist nicht teilbar. Kollegiale Beratungen können hilfreich sein.

W. Wachsmuth
Dr. med. Dr. jur. h. c.
em. o. Professor der Chirurgie

H. J. Bochnik
Dr. med.
o. Professor der Psychiatrie und Neurologie

E. Deutsch
Dr. jur. utr.
o. Professor für Bürgerliches Recht, Handelsrecht, Internationales Privatrecht und Rechtsvergleichung

H. E. Bock
Dr. med. Dr. med. h. c.
em. o. Professor der Inneren Medizin

H. Kuhlendahl
Dr. med.
em. o. Professor der Neurochirurgie

G. Carstensen
Dr. med.
apl. Professor der Chirurgie

H. L. Schreiber
Dr. jur.
o. Professor für Strafrecht und Rechtstheorie

J. Wawersik
Dr. med.
o. Professor der Anaesthesiologie

Abb. 1: Stellungnahme der Deutschen Gesellschaft für Chirurgie zur Behandlung Todkranker und Sterbender verfahren werden sollte. Dazu gehören sicherlich auch schwere Erkrankungen des Zentralnervensystems, insbesondere wohl auch Hirnverletzungen, in deren Gefolge es zu einer nicht reaktivierbaren Asystolie gekommen ist.

Ob also der Todeszeitpunkt zum Augenblick des Herzstillstandes oder zum Ende der Reanimationsmaßnahmen festzusetzen ist, wird man von Fall zu Fall entscheiden. Unabhängig von dieser zunächst sekundären Frage dürfte die Entscheidung über den Abbruch einer Herzmassage allerdings nur in den seltensten Fällen von der Symptomatologie des Zentralnervensystems abhängen. Allein die äußeren Umstände während einer Herzmassage sind mit einer irrtumsfreien Diagnose der Gehirnfunktion kaum vereinbar. Hat man sich deshalb einmal für einen Wiederbelebungsversuch entschieden, so kommt es allein darauf an, ob die Herzaktion wieder einsetzt. Die Frage nach dem Abbruch der Therapie stellt sich dann erst, wenn die Asystolie oder das Kammerflimmern innerhalb einer bestimmten Frist nicht behoben werden kann. Wie lange man den Reanimationsversuch fortsetzt, bleibt freilich abermals dem ärztlichen Ermessen anheimgestellt. Ebenso wie für die Indikation zum Beginn von Wiederbelebungsmaßnahmen dürfte es unmöglich sein, für deren Beendigung auch nur approximative Richtlinien aufzustellen. Da es zugleich unmöglich ist, während des Fortgangs einer Reanimation Untersuchungen über den Zustand des Gehirns vorzunehmen, kann im Einzelfall durchaus eine Diskrepanz zwischen dem beurkundeten Todeszeitpunkt und dem tatsächlichen Eintritt des Hirntodes bestehen. Aus ärztlicher Sicht ist dies irrelevant. Es sei an dieser Stelle nur im Hinblick auf gewisse juristische Aspekte erwähnt.

Im Gegensatz zu den bislang erörterten Situationen hat die Objektivierung des Hirntodes dagegen unmittelbare praktische Konsequenzen, wenn ein Patient nach einer erfolgreichen Herzwiederbelebung nicht mehr spontan atmet und bewußtlos bleibt oder wenn ein bewußtloser Patient einen Atemstillstand erleidet und die Herzaktion nur noch wegen einer künstlichen Beatmung fortbesteht. Bei dieser Konstellation geht es nämlich um die ganz konkrete Frage, ob das Beatmungsgerät abgestellt werden soll, um nicht einen Toten weiterzubehandeln.

Erste Empfehlungen medizinisch-wissenschaftlicher Fachgesellschaften zur irrtumsfreien Diagnose des Hirntodes erschienen bereits vor mehr als 10 Jahren (1, 2, 3). Die Deutsche Gesellschaft für Chirurgie vertrat 1968 den Standpunkt, daß der Hirntod bewiesen ist, wenn folgende Ausfallserscheinungen des Zentralnervensystems für die Dauer von 12 Stunden vorliegen:

1. Bewußtlosigkeit,
2. fehlende Spontanatmung,
3. beidseitige Mydriasis und fehlende Lichtreaktion, sowie
4. eine isoelektrische Linie im Elektroencephalogramm.

Sofern angiographisch ein intrakranieller Kreislaufstillstand festgestellt wurde, war es ausreichend, die Circulationsunterbrechung für die Dauer von 30 Minuten nachzuweisen.

Diese Kriterien sind in dieser Form inzwischen überholt. Bereits 1976 revidierte eine Konferenz kompetenter Fachvertreter in England frühere Stellungnahmen (3). Bemerkenswert ist dabei in erster Linie die Auffassung, daß der Gehirntod allein aufgrund eines neurologisch-klinischen Befundes festgestellt werden kann. In Übereinstimmung mit entsprechenden Verlautbarungen im medizinischen Schrifttum wird an dieser Stelle – also schon 1976 – ausdrücklich betont, daß die Diagnose des Gehirntodes keine elektroencephalographische oder angiographische Untersuchung verlangt. Die Kriterien für die Diagnose des Gehirntodes lauten dieser Stellungnahme folgend in sinngemäßer Übersetzung:

1. Fixation der Pupillendurchmesser und fehlende Reaktion auf abrupte Änderungen der einfallenden Lichtintensität.
2. Fehlen des Cornealreflexes.
3. Fehlen der vestibulo-ocularen Reflexe.
4. Fehlende motorische Reaktion auf adäquate Reize somatischer Regionen im Innervationsgebiet der Kopfnerven.
5. Fehlender Würg- und Hustenreflex bei Reizung der Bronchialschleimhaut durch einen Absaugkatheter.
6. Fehlende Ventilationsbewegungen nach Unterbrechung der künstlichen Beatmung für eine Zeitdauer, die ausreicht, um die arterielle CO_2-Konzentration über die Atemantriebsschwelle anzuheben.

Ausgenommen bei einer grob anatomischen Traumatisierung des Zentralnervensystems muß die Objektivierung dieser Symptome allerdings darüber hinaus in angemessenen Abständen wiederholt werden. Je nach Konstellation des Einzelfalles hat dies bis zu 24 Stunden nach der Erstmanifestation dieses Symptomenkomplexes zu geschehen.

Wie man sieht, ist also auch nach dem neuesten Stand der Erkenntnis die Diagnose des Hirntodes erst nach einer mehr oder weniger langen Beobachtungsfrist zweifelsfrei gesichert. Diese Frist hat sich nach den Bedingungen des Einzelfalls zu richten. Naturgemäß ist dabei die Festsetzung des beurkundeten Todeszeitpunktes eine Frage der Konvention. Soweit ersichtlich, wird überwiegend der Zeitpunkt der letzten neurologischen Untersuchung eingesetzt. Selbstverständlich kann eine elektroencephalographische Untersuchung – wo dies mit adäquaten Mitteln und einwandfreier Technik möglich ist – zur Diagnose des Hirntodes beitragen. Das gleiche gilt für die Angiographie, wenn sie im Hinblick auf eine erhoffte therapeutische Konsequenz ärztlich angezeigt war. Sofern sich daraus eine hirnelektrische Stille oder ein intrakranieller Kreislaufstillstand ergibt, gestatten diese Verfahren eine Abkürzung der Beobachtungsfrist. Folgt man z. B. den Richtlinien, wie sie zur Zeit am Universitäts-Krankenhaus in Hamburg-Eppendorf praktiziert werden, so gilt für den elektroencephalographischen Nachweis in Verbindung mit der neurologisch-klinischen Symptomatologie eine Beobachtungsfrist von 6 Stunden, für die Angiographie eine Beobachtungsfrist von 30 Minuten, für die rein klinisch-neurologische Diagnose dagegen gleichfalls eine Frist von 24 Stunden (4).

So ist also die Beobachtungsfrist zur zweifelsfreien Objektivierung des Hirntodes eine variable Größe, die von der klinischen Situation und den eingesetzten technischen Hilfsmitteln abhängt. Es sei mit Nachdruck hinzugefügt, daß neben den positiven Kriterien natürlich auch gewisse Ausschlußkriterien wie zum Beispiel Intoxikation, Hypothermie, neuromuskuläre Blockade und andere zu bedenken sind. Die zweifelsfreie Objektivierung des Atemstillstandes verlangt gleichfalls gesonderte Untersuchungen, sofern sich die Diagnose des Hirntodes nur auf die klinische

Symptomatik stützen soll. Auch in Deutschland hat sich inzwischen ein Kreis von zahlreichen Fachvertretern im Auftrage des wissenschaftlichen Beirates der Bundesärztekammer mit dem Problem befaßt. Eine Stellungnahme, die Entscheidungshilfen zur Feststellung des Hirntodes geben wird, soll am 25. März 1982 der Öffentlichkeit bekannt gegeben werden. Diese Stellungnahme (5) darf deshalb zu gegebener Zeit der allgemeinen Aufmerksamkeit empfohlen werden.

Literatur:

1. Deutsche Gesellschaft für Chirurgie: Todeszeichen und Todeszeitbestimmung. Chirurg 39, 197 (1968)
2. Mayrhofer, O.: Die Festlegung des Zeitpunktes des Todes. In: Benzer, H., Frey, R., Hügin, W., Mayrhofer, O.: Anaesthesiologie, Intensivmedizin und Reanimatologie. 5. Aufl. Springer-Verlag, Berlin–Heidelberg–New York 1982
3. Conference of Royal Colleges and Faculties of the United Kingdom: Diagnosis of brain death. Lancet II, 1069 (1976)
4. Doehm, M.: Persönliche Mitteilung
5. Wissenschaftlicher Beirat der Bundesärztekammer: Kriterien des Hirntodes. Deutsches Ärzteblatt 79, 45–55 (1982)

2. Rundtischgespräch

Weis, Würzburg:
Meine Damen und Herren, wir wollen mit dem Rundtischgespräch beginnen. Ich halte es für zweckmäßig, die Komplexe Anästhesie für den operativen Eingriff, Beatmung und Barbiturat-Therapie zusammenzufassen und Infusionstherapie und Ernährung anschließend separat zu behandeln. Darf ich das Plenum um Fragen zur Anästhesie für den operativen Eingriff bitten?

Kirchner, Hannover:
Ich möchte Herrn Cunitz ein Geständnis zur Narkosetiefe entlocken. Wir haben gestern schon gehört, daß durch die Intubation eine Hirndrucksteigerung auftreten kann. Frau Dr. Danhauser hat dankenswerterweise darauf hingewiesen, daß man dies durch die Narkosetiefe kompensieren kann. Ich meine, daß der Druckanstieg nicht sein muß, wenn man nur die Narkose wenigstens zur Einleitung tief genug macht.

Cunitz, Bochum:
Dieses sicher schwierige Problem stellt sich schon bei der Aufnahme des Patienten. Die Intubation, die im Aufnahmeraum vorgenommen wird, soweit der Patient nicht bereits intubiert ist, muß natürlich Kriterien erfüllen, die eine geringe Hirndrucksteigerung zur Folge haben. Insofern ist es sicher angezeigt, dem Patienten z. B. zunächst Valium® zu injizieren und ihn erst dann zu intubieren. Eine Relaxation führen wir nicht durch. Wenn der Patient in Grenzen ansprechbar ist, wird die Narkoseeinleitung wie üblich im Operationssaal stattfinden; auch dann muß natürlich darauf geachtet werden, die Induktion so durchzuführen, daß es nicht zu starkem Husten und Pressen kommt; das geschieht durch Relaxierung und Gabe von Analgetika.

Pfenninger, Ulm:
Herr Cunitz, mich hat Ihre Therapieempfehlung bezüglich der hypertonen Druckanstiege während der Narkose etwas überrascht. Sie haben Hydralazine und vor allem auch Nitroglycerin empfohlen. Sicher kennen Sie auch die Arbeiten der Gruppen um *Cottrell* oder *Symon* oder *McDowall*, die doch ganz eindeutig ergaben, daß es bei Verwendung dieser Substanzen in einem Bereich von ca. 30 % der Blutdrucksenkung vom Ausgangswert her zu erheblicher zerebraler Blutflußvermehrung und damit intrakranieller Drucksteigerung kommen kann. Wenn wir während der Narkose Druckanstiege haben, so sind sie vor allem auf zwei Mechanismen zurückzuführen: Einmal kann der gesteigerte Hirndruck über den sogenannten Cushing-Reflex zur Blutdrucksteigerung führen. Dies dürfte der seltenere Mechanismus sein, die Therapie dafür besteht nicht in der Blutdrucksenkung, sondern in der Hirndrucksenkung.

Andererseits können Blutdruckanstiege während der Narkose, wie wir alle wissen, durch eine nicht adäquate Analgesie hervorgerufen werden. Hier ist sicher auch nicht primär die Blutdrucksenkung in den Vordergrund zu stellen, sondern die Vertiefung der Analgesie. Dies kann zugegebenermaßen bei schon erfolgter hypertoner Reaktionslage durch verspätetes Einsetzen z. B. in der Neuroleptanalgesie Schwierigkeiten bereiten. Wir verfahren dann so, daß wir Barbiturate in einer Dosierung von 3–4 mg/kg verabreichen, mit denen wir diese Spitzen schön kupieren können.

Cunitz, Bochum:
Ich kenne diese Befunde durchaus. Auch vom Nitroprussid-Natrium weiß man, daß die Antihypertensiva den Flow etwas erhöhen. Wir haben dazu auch Messungen gemacht und festgestellt, daß bei diesen Patienten fast immer auch eine gestörte Autoregulation vorliegt. Fast immer fällt der Blutdruck zusammen mit dem intrakraniellen Druck kongruent ab. Bei den Substanzen, die wir untersucht haben, kann man sich darauf verlassen; vielleicht gibt es Ausnahmen. Die Alternativen, die Sie genannt haben, sind alle genauso problematisch. Die hohe Barbituratmenge, die Sie verabreichen, wird sicher negativ inotrop wirken und hat damit auch keinen günstigen Effekt. Die Vertiefung der Narkose generell ist sicher ein Punkt, der auch eine Rolle spielt. Aber der beobachtete Blutdruckanstieg ist ja nicht immer ein Problem der flachen Narkose, sondern basiert auch auf anderen Mechanismen.

Weis, Würzburg:
Neulich fand ein Expertengespräch in Frankfurt statt. Dabei wurde in sehr engem Kreis über die Neuroleptanästhesie diskutiert und darauf hingewiesen, daß es in dem einen oder anderen Fall zu hypertonen Krisen kommen kann. Ich möchte deshalb an Sie, Herr Cunitz, und vielleicht auch an Sie, Herr Enzenbach, die Frage richten, ob es für die Anästhesie in der Neurochirurgie immer die reine, klassische Neuroleptanästhesie sein muß.

Enzenbach, München:
Das ist eine Gewissensfrage. Nach dem derzeitigen Stand des Wissens sollte es eigentlich eine Neuroleptanalgesie sein, wobei man aber wissen muß, daß u. U. die Reihenfolge der Medikamente eine Rolle spielen kann. Es ist gezeigt worden, daß z. B. die hirndruckerhöhende Wirkung von Lachgas durch nachfolgende Gabe von Barbituraten völlig kupiert werden kann. Insoweit ist die Aussage, reine Neuroleptanalgesie anzuwenden, unter bestimmten Umständen zu relativieren. Aber generell steht man heute auf dem Standpunkt, daß die Neuroleptanalgesie solange angewendet werden soll, wie man nicht richtungsweisende Aussagen darüber machen kann, daß eine andere Analgesieform besser ist.
Die Frage wird natürlich immer dann auftreten, wenn durch die Neuroleptanalgesie allein, wie wir dies gelegentlich intraoperativ sehen, zu hohe Drucke entstehen, wobei dann eine Gabe von Barbituraten in erster Linie, möglicherweise aber auch von volatilen Anästhetika, in ganz geringen Konzentrationen und nur für eine kurze Zeit, erfolgen kann.

Huse, Düsseldorf:
Wir haben eigentlich beobachtet, daß die klassische Neuroleptanalgesie bei 20–30 %

dieser Patienten nicht funktioniert, weil der Blutdruckanstieg schwer und auch durch kurzfristige Gaben von Halothan nicht zu regulieren ist. Wir gehen so vor, daß wir wohl eine Neuroleptanalgesie durchführen, aber in der Phase der Stimulation, die praktisch vor der Tumorexstirpation stattfindet, einen Althesin-Perfusor laufen lassen.
Das hat folgende Vorteile: erstens senkt das Althesin den Hirndruck, zweitens stabilisiert es den Kreislauf, wenn eine relative Bradykardie vorliegt und drittens bekommt man eine mäßige Hypotension zwischen 80 und 90 mm Hg. Ich halte diese Kombination für sehr günstig.

Wawersik, Kiel:
Ich wundere mich darüber, daß die Bedeutung der lytischen Mischung in Form von Pethidin, Promethazin und Hydergin® gar nicht erwähnt wurde. Aus dem eigenen Tätigkeitsbereich kann ich jedenfalls nur über außerordentlich günstige Erfahrungen mit der Verwendung dieser Mischung zur Herbeiführung der Analgesie, auf die allein es in der überwiegenden Zahl der Fälle ja ankommt, berichten. Da die Patienten bewußtlos sind, steht das Problem der Hypnose nicht so sehr im Vordergrund wie das der Ausschaltung von Gegenregulationsmechanismen und von Schmerzreaktionen. Das geht meiner Erfahrung nach mit der lytischen Mischung ausgezeichnet.

Danhauser, Würzburg:
Wir beobachten diese Blutdruckanstiege auch relativ häufig und haben jetzt des öfteren ein Barbiturat kombiniert mit Fentanyl und Relaxans verwandt und machen damit eigentlich ganz gute Erfahrungen.

Cunitz, Bochum:
Grundsätzlich ist die Neuroleptanalgesie sicher das Standardverfahren, weil wir die Nachteile der anderen Verfahren alle kennen. Sicher ist es auch richtig, Herr Wawersik, daß man genausogut Opioide aus anderen Gruppen verwenden kann. Wenn man genügend Erfahrung und Übung besitzt, macht es keinen Unterschied, ob man Fentanyl nimmt oder Morphin und andere Kombinationen.

NN:
Wie ist Ihre Erfahrung bei der Anwendung von Barbituraten in Kombination mit Dobutamin oder Dopamin, die geeignet sind, ein ausreichendes Herzzeitvolumen zu garantieren. Könnte man auf diese Weise die negativen Effekte, die Barbiturate auf die Myokard-Funktion ausüben, vielleicht egalisieren?

Huse, Düsseldorf:
Bei der Narkose mit Barbituraten kann man davon ausgehen, daß die Hypotension bei klinischen Dosen von Trapanal® nicht so stark ist. Das Barbiturat erzeugt kreislaufmäßig wohl einen Abfall des Schlagvolumens, gleichzeitig bekommt man aber eine relative Zunahme der Herzrate und auch eine Zunahme des peripheren Widerstandes. Das heißt nicht, daß bei den Patienten die Narkose besonders flach ist. Daher ist eine reine Barbituratnarkose relativ kreislaufstabil und Vasopressorsubstanzen sind überhaupt nicht erforderlich.

NN:
Ich denke jetzt speziell an die Fälle, wo das Barbiturat auch zum Zwecke der Hirndrucksenkung mit indiziert wäre.

Huse, Düsseldorf:
Sie müssen bedenken, daß bei den operativen Maßnahmen wie Eröffnung der Dura, Liquordrainage, Hyperventilation, Narkose und dehydrierenden Maßnahmen das Problem der Hirndrucksenkung insgesamt nicht so dramatisch ist wie auf der Intensivstation z. B. bei einer Hirnschwellung. Hier hat man das sehr gut in Kontrolle, und es ist nicht erforderlich, so hohe Dosen zu geben.

Suhayda, Ravensburg:
Wir haben mit der reinen Neuroleptanalgesie nicht nur wegen der Blutdruckschwankungen in der Neuroanästhesie immer wieder große Probleme gehabt, sondern vor allem bei älteren Patienten haben wir fast regelmäßig erlebt, daß diese Patienten nach der Narkose stundenlang nicht richtig ansprechbar wurden. Wir hatten außerdem auch Probleme mit der Spontanatmung. Wir wollten die Patienten nach dem Eingriff wachhaben; das ließ sich mit der reinen Neuroleptanalgesie nie verbindlich realisieren.

Weis, Würzburg:
Vielleicht können Sie uns noch den Grund sagen, wieso Sie die Patienten unmittelbar postoperativ wachhaben möchten. Gerade in der Neurochirurgie machen wir doch gerne von der postoperativen Beatmung Gebrauch.

Suhayda, Ravensburg:
Die Kontrolle der Bewußtseinslage und der allgemeinen vegetativen Reaktionen ist für mich postoperativ der beste Indikator dafür, wie die Operation verlaufen und der allgemeine Zustand des Patienten ist.

Weis, Würzburg:
Eigentlich sind wir jetzt speziell bei dem Thema „Trauma" oder „Traumanarkose" und nicht so sehr bei der „Hirntumornarkose".

Enzenbach, München:
Ich glaube schon, daß man diese Frage jetzt auch an die Neurochirurgen richten kann, denn gerade die Neurochirurgen sind diejenigen, die den Patienten postoperativ möglichst schnell wachhaben wollen oder wollten, weil u. U. doch Komplikationen im Anschluß an die Operation, beispielsweise raumfordernde Nachblutungen, durch eine längere Phase der Nichtansprechbarkeit verschleiert und nicht rechtzeitig zu diagnostizieren sein könnten. Ich habe in einer Untersuchung einmal festgestellt, daß bei den Fällen, die schlecht verlaufen sind (es handelte sich um Hämatome in der Traumatologie), in mehr als der Hälfte der Fälle solche postoperativen Eingriffe zur Behandlung von raumfordernden Nachblutungen erforderlich waren.

Bushe, Würzburg:
Das ist schon richtig, Herr Enzenbach, wenn wir ein parasagittales Meningeom

operieren und die Operation ohne Komplikationen verläuft, wollen wir natürlich keine nachhaltige Sedierung haben und möchten den Patienten beobachten. Aber bei dem schweren Schädel-Hirn-Trauma mit großen Hirnsubstanzverlusten z. B. können wir gar nicht erwarten, daß der Patient sofort wach wird, und wie wir gestern aufgezeigt haben, gibt es dann natürlich noch andere Kriterien der Überwachung wie die epidurale Druckmessung, die uns die Nachblutung schon anzeigen.

Frowein, Köln:
Daß die Neuroleptanalgesie generell zu einem Überhang führt, sollte man ihr nicht ankreiden. Das ist ohne Zweifel eine Frage der Dosierung. Wir wollen ja hier nur von Schädel-Hirn-Traumen sprechen, und da ist der Patient, der in der Bewußtseinslage verhangen ist, sicherlich nicht stärker gefährdet.

Niehaus, Herne:
Herr Sold, durch welche Hinweise und Parameter lassen Sie sich leiten, die Barbiturat-Therapie zeitlich zu beenden, (a) unter intrakranieller Druckmessung und (b), wenn keine intrakranielle Druckmessung durchgeführt wird?

Sold, Würzburg:
Wir sind in Würzburg in der glücklichen Lage, daß wir bei jedem Patienten, der neurochirurgisch Probleme bietet, die Hirndruckmessung durchführen, und wir orientieren uns deshalb primär am Hirndruckverhalten. Wir sehen in der Regel, daß der Hirndruck selbst auf geringe Dosen von Nembutal®, beispielsweise 100 oder 200 mg, deutlich abfällt, so daß sich die Problematik der Stabilisierung der Hämodynamik nicht in dem Maße stellt wie bei exzessiv hohen Dosen, wie sie beispielsweise im Rahmen der zerebralen Reanimation von der Gruppe um *Safar* nach Herzstillstand eingesetzt wurden. Die Beendigung der Therapie richtet sich also im wesentlichen nach der Hirndrucksituation, wobei nicht der absolute Hirndruckwert den Ausschlag gibt, sondern der Gesamtverlauf der Kurve, der ein wesentlich besseres Maß für die Indikation der Barbituratgabe und ihre Beendigung ist als der absolute Druckwert selbst.

Weis, Würzburg:
Im Zusammenhang mit der Barbiturattherapie wird natürlich das Monitoring angesprochen. Man konnte heute morgen heraushören: Barbiturat-Therapie nur dann, wenn intrakranielle Druckmessung möglich ist, möglichst noch kombiniert mit dem EEG. Damit beschränkt sich diese Therapiemöglichkeit auf ganz wenige Zentren, die z. B. intrakraniellen Druck und EEG fortlaufend registrieren können.

Niehaus, Herne:
Falls es zu einer Reanimation kommt ohne Trauma, legen Sie dann eine intrakranielle Druckmessung an? Ich meine jetzt eine normale Reanimation unter Benutzung der Barbiturat-Therapie zur Hirnödemprophylaxe.

Weis, Würzburg:
Ja, in Würzburg machen wir das auf der Intensivstation.

Sold, Würzburg:
Der Einsatz der hochdosierten Barbiturat-Therapie ihm Rahmen der allgemeinen Reanimation ist außerordentlich umstritten. Die laufende Studie aus Pittsburgh ist nicht abgeschlossen, endgültige Ergebnisse stehen aus. Tierexperimentell ließen sich die sogenannten protektiven Wirkungen der Barbiturate bei globaler Ischämie im gleichen Tiermodell, wie es *Safar, Bleyaert* und *Nemoto* zunächst vorgestellt hatten, nicht bestätigen. Insofern ist, insgesamt gesehen, auf dem Sektor globale zerebrale Ischämie eine außerordentliche Zurückhaltung zum gegenwärtigen Zeitpunkt sicherlich angezeigt.

Weis, Würzburg:
Im Zusammenhang mit dem Hirn-Trauma wäre noch zu überlegen, daß, wenn vor der Operation schon eine Barbiturat-Therapie eingeführt wird, diese dann natürlich im wesentlichen auch unter der Narkose fortgeführt wird. Dagegen sind sicher keine Einwände zu erheben.

Schöppner, Münster:
Gestatten Sie mir, auch einige Gesichtspunkte zu der schönen Darstellung der umstrittenen hochdosierten Barbiturat-Therapie von Herrn Sold zu bringen. Der stoffwechseldepressive Effekt der Barbiturate ist sicher sinnvoll anzuwenden in der unmittelbar postischämischen Phase oder zur konsequenten Durchbrechung der tonisch-klonischen Krämpfe im Rahmen des Mittelhirnsyndroms. Diese Stoffwechseldepression beruht auf einer Interferenz mit Enzymen der oxidativen Glucosephosphorylierung.
Darf ich dies an einem Dia demonstrieren. Man kann das Malonylharnstoffmolekül auch als 2, 4, 6-Trioxoperhydropyrimidin interpretieren, und wenn man das tut, dann ist das ein Coenzym, das in kompetitiven Mechanismus tritt mit der Dihydroorotase der Pyrimidinproduktion. Die Gegenargumente sind gestern gebracht worden und zwingen zur alternativen Anwendung von Präparaten ohne Rückwirkung auf die kardiovaskulären und respiratorischen Stammhirnzentren. Herr Sold hat das Etomidate und das γ-Hydroxybutyrat genannt. Gestern ist herausgekommen, daß in der Prioritätenliste die Membranstabilisierung vor der Dehydrierung rangiert, und ich bin Herrn Sold dankbar, daß er die Lokalanästhetika erwähnt hat, denn sie greifen an dem Drehmoment der Entwicklung an. Darf ich hierzu um das nächste Dia bitten, ein elektronenoptisches Photo, das die Funktionseinheit von Kapillare und Astroglia zeigt. Es ist eigentlich nicht rechtens von Ödem zu sprechen, denn das Hirn hat keine extrazellulären Räume, sondern die Wasserpermeation erfolgt über die Endothel-Glia-Barriere in die Astroglia aufgrund einer Insuffizienz des Astrogliastoffwechsels. Es ist also rechtens von astrogliärer Schwellung zu sprechen. Hier sehen wir eine Indikation für den Einsatz des Procains. Wir wenden Procain in der Phase des zerebralen Komas an. Das Procain durchbricht konsequent die zentrale Sympatikusaktivität, es führt zur Acetylcholinolyse und zur Bildung von Calziumphosphatsalzen in der Astrogliamembran, und schließlich wirkt sein Abbau über Nikotinsäure noch im Sinne des Protonenakzeptors NAD. Sie sehen auf dem Dia den Einsatz von Procain an diesem rechten EEG; es handelt sich um ein Koma mit generalisierter Delta-Aktivität. Die Dosierung beträgt zu Beginn 1 mg/kg KG/min. Nach etwa 14 g kommt es zu einer Überlagerung der Delta-Aktivität durch schnelle Frequenzen.

Nach etwa 12 Std., nachdem etwa 26 g Procain gegeben worden waren, sehen wir eine generelle Reintegration normaler Alpha-Aktivität. Ich möchte schließen mit einem Ausspruch von *Tekawa* aus einer neueren Arbeit, demzufolge die Vergrößerung eines gewissen Spiegels neuronaler Aktivität die Grundvoraussetzung für eine suffiziente Produktion von energieliefernden Substanzen ist, die dem Energiebedarf des Hirns entspricht.

Weis, Würzburg:
Herr Schöppner, vielen Dank für Ihren Beitrag. Wir nehmen ihn als Anregung, und wollen abwarten, was in 5 Jahren davon zu hören ist.

Strassner, Günzburg:
Herr Cunitz hat festgestellt, daß speziell Ketamin bei Schädel-Hirn-Trauma sozusagen vollkommen unbrauchbar ist. Von verschiedenen Autoren wird aber beim Notfall- und auch beim Katastropheneinsatz empfohlen, Ketamin einzusetzen. Müßte man diese Empfehlung da nicht überdenken?

Cunitz, Bochum:
Es gibt vielleicht jetzt mehrere Autoren, die Ketamin propagieren; auch Herr Klose hat gerade eine Arbeit veröffentlicht, in der er Ketamin auch im Rahmen des Schädel-Hirn-Traumas empfiehlt. Es ist bekannt, daß man die negativen Effekte auf den cerebralen Stoffwechsel durch gleichzeitige Valium®-Gabe und generell durch die Gabe anderer Substanzen, die genau entgegengesetzt wirken, kupieren kann. Unter diesen Umständen sehe ich aber keine Indikation mehr für Ketamin. Ich weiß auch nicht, ob Ketamin in der Notfalltherapie wirklich so sinnvoll ist; immerhin erhöht es ja auch den myokardialen O_2-Verbrauch. Ich habe immer das Gefühl, daß keine echte Lücke vorhanden ist, die den Einsatz von Ketamin unbedingt notwendig macht. Wenn man Ketamin gibt, muß man sehen, daß seine Wirkung auf den cerebralen Stoffwechsel und den cerebralen Blutfluß durch ein anderes Analgetikum oder Neuroleptikum aufgehoben wird.

Weis, Würzburg:
Nach meiner Kenntnis der Literatur sollte man heute beim Schädel-Hirn-Trauma wirklich kein Ketamin nehmen. In der von Ihnen erwähnten Katastrophenmedizin hat Ketamin ganz andere Aspekte, die wir hier nicht diskutieren können.

Wickbold, Seesen:
Noch eine kurze Frage zur Barbiturat-Therapie, die ja im allgemeinen eine Stoffwechselsenkung verursacht, was im Rahmen des Schädel-Hirn-Traumas als erwünschter Effekt angesehen wird. Wie sieht es dann mit den Reparationsvorgängen bei Kontusionsherden aus, die ja ebenfalls eine aktive Stoffwechselleistung voraussetzen?
Und noch eine zweite Frage: In der Intensivmedizin wird eine moderate Polypragmasie in der Behandlung durchgeführt. Wie steht es unter diesem Gesichtspunkt mit der Halbwertszeit zusätzlich angewendeter Medikamente bezüglich des Stoffwechselabbaus?

Sold, Würzburg:
Ich möchte mit der 2. Frage beginnen. Die Halbwertszeit der Barbiturate, auch der sogenannten kurzwirksamen Barbiturate wie Thiopental, wurde ursprünglich mit etwa 5 Std. beziffert. Neuere Untersuchungen haben ergeben, daß sich diese auf etwa 12 Std. verlängert, und im Rahmen der Barbiturat-Therapie ist weiterhin mit einer Enzyminduktion zu rechnen und mit ihren Auswirkungen auf alle Pharmaka und alle körpereigenen Substanzen, die über das P 450-System verstoffwechselt werden, so daß Interferenzen nicht überraschen. Im Laufe einer Barbiturat-Therapie kommt zusätzlich das Problem einer Toleranzentwicklung hinzu. Das konnte man aus dem einen Dia über Thiamylal, das ich gezeigt habe, bereits erahnen, wo trotz konstanter Thiamylalzufuhr die Plasmaspiegel kontinuierlich angestiegen sind, das Barbiturat also kumulierte, das EEG jedoch konstant blieb. Ob diese Toleranzentwicklung eine echte pharmakodynamische Toleranzentwicklung ist, ist noch offen. Hier gibt es zur Zeit widersprüchliche Befunde.
Und zur Reparation: Das ist eine außerordentlich schwierige Frage. Ich kann hierzu nur eine einzige Arbeit zitieren. Es handelte sich um ein Tiermodell, wo man einen Verschluß der A. cerebri media herbeigeführt und die Wirkung von Barbituraten im Vergleich zu einer Kontrollgruppe untersucht hat. Dabei sah man einen Unterschied je nachdem, ob die Zirkulation wieder freigegeben wurde oder nicht. Die Reperfusion, also die Wiederfreigabe der A. cerebri media nach 6 Std. führte zu einer größeren Mortalität und zu einem schlechteren Gesamtergebnis als ein permanenter Verschluß. Gerade bei zeitlich begrenztem Verschluß schnitten die Barbiturat-behandelten Tiere besser ab. Dieses Ergebnis betrachte ich als Hinweis dafür, daß eben im Rahmen der Reparation die Barbiturate einen günstigen Effekt haben könnten.

Hirschauer, Bad Mergentheim:
Woher beziehen Sie Nembutal®? Zur Zeit ist es in Deutschland meines Wissens doch nicht erhältlich.

Sold, Würzburg:
Sie haben völlig recht; die Beschaffung von Nembutal® ist insofern schwierig, als es in Deutschland nicht mehr hergestellt wird. Zudem ist es im Januar unter das Betäubungsmittelgesetz gefallen. Es besteht die Möglichkeit, es aus der Schweiz oder aus Frankreich zu beziehen. Die Lieferung ist etwas unregelmäßig. Der Preis des französischen Produktes hat den Vorteil, nur ein Drittel der Schweizer Kosten zu betragen.

Huse, Düsseldorf:
Man kann es über Abbott, Schweiz, beziehen.

Schubert, Salzkotten:
Ich habe eine Frage an Frau Danhauser, weil sie sich bei den Volumenersatzmitteln auf PPL beschränkte, wobei ich meine, daß PPL in seiner Indikationsbreite auch in der pädiatrischen Intensivmedizin an Berechtigung eingebüßt hat. Man könnte hier doch auch Hydroxyäthylstärke anwenden. Dies ist letzten Endes eine Kostenfrage, die bei kleinen Häusern eine große Rolle spielt.

Danhauser, Würzburg:
Ich habe nicht nur PPL erwähnt, sondern auch Plasmaersatzmittel, Erythrozytenkonzentrat und Vollblut.

Enzenbach, München:
Von Plasmaexpandern ist bekannt, daß sie durch geschädigte Membranen u. U. auch in das Lungengewebe übertreten, dort verbleiben, Wasser anziehen und unter Umständen zur Verstärkung des Ödems führen können. Wie ist das in Bezug auf das Gehirn zu sehen? Ist das nur eine Frage der Quantität des gegebenen Expanders? Wie denken Sie über die Gabe von Plasmaexpandern bei Schädel-Hirn-Trauma?

Danhauser, Würzburg:
Schon aus Kostengründen kann man sich die Plasmaexpander nicht ganz wegdenken.

Weis, Würzburg:
Es ist sicher ein quantitatives Problem: Wenn man zuviel gibt, dann bekommt man genau die Schädigungen in der Lunge, die Sie erwähnt haben. Vielleicht können wir jetzt auf das Thema „Beatmung und PEEP“ übergehen. Ich möchte eigentlich sagen, daß durch das Referat von Herrn Lazarus sehr klar geworden ist, daß man auch beim Schädel-Hirn-Verletzten PEEP einsetzen kann und soll. Besteht dazu eine Frage?

Paravicini, Münster:
Herr Cunitz, Sie haben vor einigen Jahren zumindest für eine vorübergehende Zeit die positiv-negative Wechseldruckbeatmung als zusätzliche Maßnahme empfohlen, um den intrakraniellen Druck zu senken, z. B. bis zur Beseitigung einer intrakraniellen Raumforderung. Würden Sie hierfür heute noch eine Indikation sehen?

Cunitz, Bochum:
Diese positiv-negative Druckbeatmung ist natürlich für die Lunge nichts Gutes, und sie soll eine absolute Ausnahme darstellen für ganz kritische Situationen, in denen der Patient sozusagen auf dem schnellsten Wege in den Operationssaal gefahren und dann kraniotomiert wird. Nur in diesem Rahmen würde ich diese Beatmungsform wählen.

NN:
Wenn man mit PEEP beatmet, soll man das m. E. nur kurzzeitig tun, nur solange die schwere Lungenfunktionsstörung besteht. Ich habe hierzu einmal eine Messung gemacht und kann in einem Dia zeigen, daß in einem speziellen Fall ein ganz erheblicher intrakranieller Druckanstieg bei einem PEEP von nur + 5 aufgetreten ist. Auf dem Dia sehen Sie bei einem PEEP von + 5 einen mäßigen Anstieg. Links ist der intrakranielle Druck aufgetragen, der bei einem PEEP von + 10 bereits einen ganz erheblichen Anstieg erkennen läßt. Man sieht auch, daß der Blutdruck abfällt, d. h. daß das für diesen speziellen Fall schon zuviel PEEP gewesen war. Von Frau Frost wurden ungeheuer hohe PEEP-Werte angegeben, über die ich mich sehr gewundert habe.

Lazarus, Würzburg:
Haben Sie Ihre Beobachtung mit einem volumenkonstanten Respirator gemacht? Wir

wissen, daß die Volumenkonstanz vieler unserer Respiratoren zu wünschen übrigläßt. Zur Ergänzung Ihrer Daten würde man sich noch den PCO_2 wünschen. Ich möchte dies an einem Beispiel erläutern: Der Übergang auf CPAP bzw. das Wegnehmen von CPAP ergibt erhebliche Schwankungen des intrakraniellen Drucks. Wenn man der Sache nachgeht, findet man, daß durch CPAP von unten her das Atemhubvolumen beschnitten worden ist. Es hat also das Atemminutenvolumen abgenommen und der PCO_2 hat zugenommen, so daß es sich hier nicht um ein rein mechanisches Druck-Problem handelt, sondern wiederum um ein Problem der Hyperkapnie. Inwieweit das in Ihrem Fall zutrifft, kann ich nicht beurteilen.

Huse, Düsseldorf:
Ich habe eine Frage zu dem Diskussionspunkt der nur Stunden wirksamen hypokapnischen drucksenkenden Wirkung, also dazu, daß die hypokapnische Vasokonstriktion nur für wenige Stunden wirken und sich dann wieder ein normales Gefäßvolumen einstellen soll. Wir haben eine Reihe von Patienten mit Hirndruckmessung und wir können jeden Tag unseren Studenten demonstrieren, wie schön die Hyperventilation den Hirndruck senkt. Wie paßt das zusammen?

Lazarus, Würzburg:
Üblicherweise wissen wir ja über den pH jenseits der Blut-Liquor-Schranke nichts. Wir wissen nur, daß, wenn wir die Hypokapnie, gleich wie wirkungsvoll sie noch war, wieder absetzen, es zu Druckanstiegen kommt. Das ist die praktische Konsequenz. Das andere sind experimentelle Arbeiten, ich kann dazu nichts sagen, ich habe nie den pH im Liquor kontrolliert.

Huse, Düsseldorf:
Es geht doch darum, zu klären, ob es sinnvoll ist, über mehrere Tage eine Hyperventilation durchzuführen und damit den Hirndruck zu senken. Wenn es stimmen würde, daß nach 5 Stunden die hypokapnische Vasokonstriktion nicht mehr effektiv ist und damit die hirndrucksenkende Wirkung von Hyperventilation nicht mehr zum Tragen kommt, dann würde sich die Therapie ändern. Sie selbst empfehlen ja einen P_aCO_2 zwischen 25 und 30 länger als 5 Stunden. Es geht um jene spezielle Arbeit, in der behauptet wird, daß eine hyperventilatorische hypokapnische Vasokonstriktion zeitlich nur sehr begrenzt ist. Das kann offensichtlich nicht stimmen; jedenfalls nicht im klinischen Bereich.

Lazarus, Würzburg:
Ich kann das nicht verbindlich erklären, aber wahrscheinlich dürfte hier doch der Zeitfaktor eine wesentliche Rolle spielen. Denn die intrakranielle Druckentwicklung ist nicht nur von der Raumforderung als solcher abhängig, sondern auch von der Geschwindigkeit, mit der sie geltend gemacht wird.

Eckart, Augsburg:
Herr Huse, Sie haben uns gesagt, daß Glucose bei Schädel-Hirn-Trauma nicht verwertet wird, daß Zuckeraustauschstoffe eine große Zahl von Nebenwirkungen besitzen und daß Fette zu einem Überladungssyndrom führen. Mit welchen Substraten ernähren Sie dann überhaupt?

Huse, Düsseldorf:
Ich habe gesagt, daß es sich bei diesen Aussagen um Aussagen der Literatur handelt und nicht um Resultate kontrollierter Untersuchungen. Andererseits schien es mir wichtig genug, diese Probleme anzuschneiden, da sich auch eine Ärztekommission darüber Gedanken gemacht und auf die Grenzdosierungen hingewiesen hat. Um nun Ihre Fragen im einzelnen zu beantworten: Bei der Verabreichung von 20 % Sorbit und Fructose in Kombination muß man bedenken, daß die Gesamtmenge doch recht hoch werden kann, wenn man 2stündlich oder 4stündlich 250 ml 20prozentige Lösung infundiert. Zum 2. Punkt; mit der Lactatämie verhält es sich folgendermaßen: Man hat einen Lactatanstieg aus verschiedenen Gründen, z. B. bekommt man bei der Hyperventilation in der Alkalose einen Lactatanstieg, und wenn man ernährt, kann man Werte zwischen 4 und 5 mval ohne weiteres erreichen. Das ist sicher nicht als Lactatacidose zu bezeichnen. Wir wissen andererseits, daß z. B. bei Hochleistungssportlern ein Lactatanstieg bis zu 10 mval erreicht werden kann und daß dies relativ schnell kompensiert wird. Das zeigt, daß der Lactatanstieg etwas ist, das sehr häufig und unter verschiedenen Bedingungen beobachtet wird. Im Unterschied zu dem reinen Lactatanstieg ist die Lactatacidämie mit einer Acidose verbunden, so daß der pH-Wert normalisiert werden muß. Kurzfristige Anstiege kann man durchaus tolerieren. Es gibt Literaturstellen, die darauf hinweisen, daß bei Stoßinfusionen von Pentosen Lactatanstiege auftreten, die durchaus zu einer Lactatacidose führen können. Wenn man den Gesamtzustand, z. B. die Wirkung der Hyperventilation mit der Acidose kombiniert betrachtet, wenn man weiterhin die Aktivierung des anaeroben Stoffwechsels in Rechnung stellt, so ergeben sich schon ein sehr erheblicher Anstieg und eine sehr nachdrückliche metabolische Acidose. Nun zur nächsten Frage. Das Overloading-Syndrom ist selbstverständlich beschrieben worden als Folge der Baumwollsamen-Öle, die man früher infundierte. Klinisch besteht es in Hepatosplenomegalie, Gerinnungsstörungen und anderen behandlungsbedürftigen Syndromen. Es ist sicher so, daß dies mit den neuen Emulsionen bei Einhaltung der Dosierungsrichtlinien von 2 g Fett/kg KG/Tag nicht eintritt; wenn man aber wesentlich höhere Dosen verabreicht, wird man das RES überladen, und dann kann es zu einer erhöhten Infektionsbereitschaft kommen.

Und jetzt zur Frage, wie wir überhaupt ernähren: Selbstverständlich benutzen wir 25prozentige Kohlenhydratkombinationslösungen, die, wie Sie ja wissen, in 1000 ml 1000 kcal als Glucose, Lävulose und Xylit enthalten, und wenn man davon 2 l gibt, gibt man insgesamt 2000 kcal. Dagegen ist nichts einzuwenden, und das ist auch allgemeiner Gebrauch und sehr zu empfehlen.

Weis, Würzburg:
Sehen Sie dabei Hyperglykämien?

Huse, Düsseldorf:
Man sieht im Rahmen des Postaggressionsstoffwechsels fast ausnahmslos Hyperglykämien.

Weis, Würzburg:
Ab welcher Höhe des Blutzuckerspiegels verabfolgen Sie dann Insulin?

Huse, Düsseldorf:
Ab einem Blutzuckerspiegel von 250 bis 300 mg%. Wir wissen aber, daß dennoch ein erheblicher renaler Verlust entstehen kann, weil eine spezifische Antiinsulinwirkung besteht durch die hormonelle Gegenregulation der Katecholamine, des Wachstumshormons, des Glukagons etc. Da diese spezifischen antiinsulinären Mechanismen existieren, ist auch die Verabreichung von Insulin nicht die optimale Antwort.

NN:
Wir haben bei der Infusionsbehandlung Schädel-Hirn-traumatisierter Patienten festgestellt, daß die Glucose im Urin ganz enorm ansteigen kann. Man sollte daher die Glucose im Urin häufig bestimmen und die Infusionsbehandlung und Verabreichung von Insulin streng danach ausrichten.

Bock, Ulm:
Herr Huse, Sie haben über Ernährung gesprochen, aber kein Wort über das verloren, was wir beim Schädel-Hirn-Traumatisierten oder neurochirurgisch Operierten sehr frühzeitig tun, nämlich Ernährung über Magensonde und neuerdings auch über Dünndarmsonde. Können Sie uns dazu noch etwas sagen?

Huse, Düsseldorf:
Wenn eine enterale Ernährung über Magensonde möglich ist, sollte man sie durchführen. Die Kalorienmenge richtet sich nach dem Grundumsatz, den man mit verschiedenen Formeln berechnen kann; man sollte den errechneten Grundumsatz und 50% Zuschlag zuführen.

Bushe, Würzburg:
Vielleicht können wir jetzt zu Besonderheiten im Kindesalter übergehen. Wir haben gestern von Herrn Frowein gehört, daß ein epidurales Hämatom statistisch gesehen relativ selten auftritt. Natürlich interessiert uns aber auch jeder Einzelfall. Wir haben gewisse Schwierigkeiten, die Kollegen draußen davon zu unterrichten, daß ein epidurales Hämatom oder ein extrazerebrales Hämatom im Kleinkindesalter anders verläuft als beim Erwachsenen. Ich möchte daher an Herrn Sörensen die Frage richten: Haben die Kleinkinder die gleichen Symptome wie die Erwachsenen?

Sörensen, Würzburg:
Es ist unser aller Erfahrung, daß der für das Erwachsenenalter bekannte und typische Verlauf für die Säuglinge und Kleinkinder nicht zutrifft. Das sogenannte freie Intervall ist eigentlich die Ausnahme. *Bruce Hendrick* aus dem Hospital for Sick Children, Toronto, hat im Mai vergangenen Jahres über seine sehr großen Erfahrungen an über 300 Epiduralhämatomen auf einer kleinen Konferenz berichtet und gesagt, daß nur bei 35 von 100 Kindern eine kurzzeitige Bewußtlosigkeit nach dem Trauma vorhanden ist und daß bei allen anderen Kindern die progrediente klinische Verschlechterung vorherrscht, wobei als führendes Symptom die zunehmende Anämisierung bis zum schweren Schock imponiert.
Das ist das Besondere des Epiduralhämatoms im Säuglings- und Kleinkindesalter, das wir für die tägliche Praxis sehr beachten müssen. Mit diesen großen Erfahrungen in Toronto hat man es sich zur Regel gemacht, Säuglinge und Kleinkinder nicht via

Bohrloch zu explorieren sondern fronto-temporo-parietal einen kleinen Deckel zu trepanieren, weil sich auch jetzt in der CT-Ära gezeigt hat, daß man computertomographisch mit hoher Wahrscheinlichkeit sieht, daß ein epidurales Hämatom vorliegt, aber auch mit dem CT nicht immer sicher sagen kann, ob zusätzlich auch ein Subduralhämatom vorliegt. Tatsächlich liegt bei einem hohen Prozentsatz dieser Säuglinge und Kleinkinder zusätzlich ein Subduralhämatom vor und daher hat man es sich dort zur Regel gemacht, grundsätzlich die Dura zu eröffnen, was ja schwierig wäre, wenn man über Bohrloch exploriert. Man kann es dann zwar auch, aber die Einsicht ist dann sehr beschränkt.

Weis, Würzburg:
Kann man das mit dem Zeitpunkt in Verbindung bringen, bis zu dem die Schädelnähte geschlossen sind?

Sörensen, Würzburg:
Ja, ganz sicher. Wenn es sich um einen 6 Wochen alten oder 4 Monate alten Säugling handelt, besteht eben doch durch die offenen Nähte und die physiologisch oftmals sehr weit offene Fontanelle noch ein großer Kompensationsraum. Aber die Anämie ist doch bei allen Kindern das Vorherrschende.

Wickbold, Seesen:
Können Sie bestätigen, daß gerade bei kleinen Kindern, die noch eine relativ weiche Schädelkalotte haben, nicht – wie beim Erwachsenen fast regelmäßig – eine Frakturlinie vorliegen muß?

Sörensen, Würzburg:
Das ist allgemein bestätigt. Denn eine Fraktur findet sich ja auch oft nicht einmal, wenn selbst eine Duralazeration durch die Scherkräfte vorhanden ist. Gerade im Säuglingsalter ist es auch nicht immer das typische arterielle Epiduralhämatom. Es blutet hier sehr diffus aus der noch viel stärker vaskularisierten Dura venös und auch aus dem bindegewebig präformierten Knochen der Schädelkalotte. Das sehen wir alle, wenn wir Säuglinge kraniotomieren, vor allem wenn wir diese ausgedehnten Kraniostenoseoperationen durchführen.

Oldenkott, Ulm:
Ich glaube, es ist der nochmalige Hinweis gestattet, daß kein Säugling und kein Kind transportiert werden darf mit einer offenen blutenden Kopfplatzwunde. Wir alle haben in den Kliniken schon verblutete Säuglinge und Kinder annehmen müssen, die in einen solchen Zustand nicht geraten wären, wenn durch einfache Naht oder Abklemmen eines arteriellen Gefäßes die Blutung verhindert worden wäre.

Bushe, Würzburg:
Sie meinen also, daß eine Notversorgung vorher unbedingt notwendig ist?

Sörensen, Würzburg:
Ich würde es sogar noch deutlicher sagen. Wenn man die Säuglinge betrachtet, die primär ja als mißhandelte Säuglinge in die pädiatrischen Kliniken kommen, so müßten

alle diagnostischen Maßnahmen, auch das Röntgen der Extremitätenfrakturen, die oft kombiniert vorliegen, hintangestellt werden. Zunächst muß das Hb bestimmt, und es muß sofort mit der Transfusion begonnen werden. Allein schon die Dauer der CT-Untersuchung mit einer Verzögerung von einer halben oder einer Stunde kann den Säugling in ein schweres Schocksyndrom hineinbringen.

Eckart, Augsburg:
Ich möchte das Panel generell fragen, ob sich durch eine Flüssigkeitsrestriktion wirklich ein Hirnödem vermeiden läßt, und wenn ja, ob es dann auf die Flüssigkeitsrestriktion oder auf die negative Bilanz ankommt?

Sörensen, Würzburg:
Ich fühle mich hier nicht so kompetent. Aber auch aus neurochirurgischer Sicht, meine ich, müßte eine adäquate Flüssigkeitszufuhr vorliegen. Die Restriktion darf man meiner Erfahrung nach nicht übertreiben. Es kommt dann im wesentlichen auf die Hyperventilation an und auf die adjuvante Therapie.

Halves, Würzburg:
Ich glaube, hier liegt ein Mißverständnis vor: Die Wasserrestriktion, die Herr Sörensen angesprochen hat, bezog sich auf das am Anfang gezeigte Kleinkind mit einem Schwartz-Bartter-Syndrom. Hier bildet sich eine Wasserintoxikation durch das Mißverhältnis zwischen ADH-Sekretion und gestörter Osmolarität. In diesem Fall ist eine Therapie mit Wasserentzug bzw. fehlender Zufuhr von freiem Wasser angemessen, wenn man nicht z. B. notfallmäßig mit Furosemidwasser ausschwemmt, wobei man sich vergegenwärtigen muß, daß gleichzeitig die Elektrolyte, die man halten möchte, mit verloren gehen. Wenn man diese Therapie betreibt, muß man daher Furosemid geben und anschließend Kochsalz in hoher Konzentration nachinfundieren, was schlechter ist, als Wasser zu entziehen oder gar nicht erst zuzuführen. In diesem speziellen Falle also ist die fehlende Zufuhr von freiem Wasser die entscheidende Therapie und führt auch zu einer Verminderung des Hirnödems.

Bruns, Bielefeld:
Haben Sie beobachtet, daß Kinder mit intrakraniellen Hämatomen in der weiteren postoperativen Phase sehr oft Subduralergüsse entwickeln bzw. einen posttraumatischen Hydrozephalus? Wenn ja, empfehlen Sie dann in der weiteren postoperativen Kontrolle rein klinisch vorzugehen, oder sollte man wiederholt computertomographische Untersuchungen durchführen?

Sörensen, Würzburg:
Wenn ausgedehnte zerebrale Blutungen operiert werden müssen, dann ist die Gefahr groß, daß sich im postoperativen Verlauf ein Entlastungserguß entwickelt. Ob dieser Erguß immer therapiebedürftig ist, ergibt sich aus den Verlaufsuntersuchungen, aus dem klinischen Verlauf und auch aus der kontinuierlichen Druckmessung, sofern man in der glücklichen Lage ist, diese durchführen zu können. Es gibt sogenannte Entlastungsergüsse, die nicht raumfordernd sind und keine Druckaktivitäten entwickeln. Diese würden wir sehr zurückhaltend beobachten und nicht aktiv therapieren.

Bruns, Bielefeld:
Haben Sie bei Kindern beobachtet, daß bei bestehendem Epiduralhämatom röntgenologisch nicht so sehr eine Fraktur im Vordergrund stand sondern eine Nahtsprengung?

Sörensen, Würzburg:
Das ist eine Frage der Definition. Eigentlich gibt es im Säuglingsalter keine Nahtsprengung. Da klaffen die Nähte, wenn der intrakranielle Druck steigt; im späten Kleinkindesalter ist eine Nahtsprengung denkbar, das aber nur dann, wenn die Hämatome nicht erkannt sind. Daß dieses späte radiologische Zeichen das erste diagnostische Zeichen wäre, wäre ein etwas ungewöhnlicher Befund. In der Regel geht doch schon ein klinischer Hinweis voraus.

Gerl, Göttingen:
Ich fand den Fall des ersten Patienten, den Herr Sörensen gezeigt hat, sehr interessant. Wir haben 1980 die Problematik der operativen Dekompression in aller Ausführlichkeit diskutiert und anhand von 30 Patienten die Prognose dargestellt. Ich glaube, daß man aufgrund dieser Erfahrungen etwas über die Indikationsstellung zu einer – jedenfalls für den ersten Anschein – großen Operation herausarbeiten kann. Von diesen 30 Patienten, die alle – damals konnten wir noch nicht den Hirndruck messen – im Stadium des Mittelhirn- oder Bulbärhirn-Syndroms waren, sind innerhalb des ersten und zweiten Tages sehr viele Patienten gestorben. Im Durchschnitt von 10 Tagen starben insgesamt 21 Patienten. Vier Patienten haben monatelang im apallischen Syndrom überlebt, fünf Patienten wurden gesund. Diese Patienten haben später alles das gemacht, was sie vorher schon gemacht haben: Sie gingen wieder zur Schule, studierten oder arbeiteten wieder. Wenn man die Dauer des präoperativen Intervalls zwischen dem Schädel-Hirn-Trauma und dem Zeitpunkt der notwendigen Operation betrachtet, dann fällt auf, daß ein kurzes Intervall bei den Patienten bestand, die gestorben sind, und ein etwas längeres Intervall bei den Patienten, die im apallischen Syndrom überlebt haben. Bei den Patienten, die in einem guten Zustand überlebt haben, betrug mit einer Ausnahme das Intervall zwischen Unfall und Eintritt der Mittelhirn- bzw. Bulbärhirn-Symptomatik und der notwendigen Operation im Durchschnitt 3 Tage. Daher kann man sagen, daß es bei einem Patienten, bei dem sich sekundär im Laufe von mehreren Tagen infolge des Hirnödems ein Mittelhirn-Syndrom entwickelt, das nicht mehr mit konservativen Maßnahmen zu beherrschen ist, gerechtfertigt erscheint, eine so massive operative Dekompression durchzuführen. Dies ist m. E. die Indikation für eine Maßnahme, die nach Messungen unserer Schädelkalotten immerhin etwa 120 ml mehr an Raum bringt. Bei einem kleinen Kind, glaube ich, ist es unnötig, eine Palacos®-Plastik zu machen. Wenn man bei der Operation das Periost sorgfältig behandelt, kommt es da zu einer schönen Spontanverknöcherung.

Bushe, Würzburg:
Das ist ein sehr differenziertes Thema, das erst einmal unter den Neurochirurgen selbst diskutiert und hier nicht weiter abgehandelt werden sollte, zumal bei der Indikationsstellung große Unterschiede in der Altersabhängigkeit bestehen. Möchten Sie zu der Palacos®-Plastik noch eine abschließende Bemerkung machen?

Sörensen, Würzburg:
Im Säuglingsalter ist auch bei größeren Trepanationsdefekten keine Plastik erforderlich, weil uns diese viele Probleme liefert, wenn wir sie durchführen. Wir sind uns darüber einig, daß die spontane Reossifikationszeit manchmal 3, manchmal 6, manchmal 8 Monate beträgt und daß die Defekte im Säuglingsalter eigentlich alle reossifizieren. Aber bei dem gezeigten Fallbeispiel handelte es sich um ein fast 5jähriges Kleinkind und ein 3/4 Jahr nach der Dekompressionsoperation war keine ausreichende Reossifikation vorhanden. Sie wäre wahrscheinlich im Laufe von 2 oder 3 Jahren eingetreten; aber das Kind sollte in den Kindergarten und in die Schule und Kinder in diesem Alter tolerieren den Schutzhelm eigentlich nicht mehr. In diesem Fall ist das die Indikation gewesen; bei noch kleineren Kindern warten wir ab.

Bushe, Würzburg:
Wir müssen jetzt zu dem letzten Thema übergehen, der Todeszeitbestimmung. Wir haben gehört, daß die Verlautbarungen erst am 25. März 1982 an die Öffentlichkeit gelangen, aber wir werden doch immer wieder von auswärtigen Krankenhäusern angerufen und gebeten, einen fachärztlichen Rat zu geben, welche Maßnahmen durchgeführt werden sollen, weil z. B. ein Patient schon 3 Tage mit weiten Pupillen beatmet wird und keine Zeichen einer Rückkehr der Spontanatmung bietet. Es wird darum gebeten, daß ein Konsiliarius kommt, oder sogar darum, daß dieser Patient per Hubschrauber in eine Fachklinik verlegt wird, damit dort der Tod festgestellt werden kann. Daher möchte ich jetzt Herrn Frowein, der in dieser Kommission mitgearbeitet hat, fragen, welche Ratschläge er in diesem Fall erteilen würde.

Frowein, Köln:
Herr Wawersik hat bereits in sehr anschaulicher Weise dargestellt, daß mit zunehmender Erfahrung über die Symptomatologie des Hirntodsyndromes klar wurde, daß eine Entscheidung allein aufgrund der neurologischen Symptomatologie und des zeitlichen Ablaufes getroffen werden kann und eine Zusatzdiagnostik durch EEG oder den Nachweis des zerebralen Zirkulationsstillstandes im Angiogramm nicht conditio sine qua non sein muß. Bei dem von Ihnen genannten Beispiel eines tagelang bestehenden Hirntodsyndroms ist es ganz offensichtlich, daß die Diagnose allein aus den Vorbedingungen der Symtomatologie und dem zeitlichen Ablauf gestellt werden kann. Die Kommission hat es daher ganz besonders ernst genommen, klarzumachen, daß es vollständig, sicher und möglich ist, die Diagnose des Hirntodes allein aus der klinischen Symptomatologie und dem zeitlichen Ablauf zu stellen. Die Frage war, welcher Zeitraum empfohlen werden sollte. Sie werden hören, daß die Kommission für die Stellung dieser Diagnose je nach dem Alter der Patienten und nach dem Entstehungsmechanismus einen unterschiedlichen Zeitraum empfiehlt. Ein Hirntodsyndrom kann ja einerseits infolge einer direkten primären Hirnschädigung, also durch ein Hirntrauma entstehen, und diesen Verläufen ist die intrakranielle Blutung aus verschiedenen Ursachen, meist als Aneurysmenblutung oder Gefäßruptur anderer Genese, gleichzusetzen. Bei einer derartigen nachgewiesenen primären Hirnschädigung genügt eine Beobachtungszeit von 12 Stunden, um aus dem Vorliegen der Symptome und dem wiederholten Nachweis der Symptome den Hirntod klinisch sicher zu diagnostizieren. Es gibt aber auf der anderen Seite die Entwicklung des Hirntodes als sekundäre Schädigung z. B. nach Herzstillstand, bei Narkosezwischen-

fällen und dergleichen. In diesen Fällen ist eine Wartezeit von 3 Tagen erforderlich.

Schubert, Salzkotten:
Ich bin den Ausführungen von Herrn Wawersik mit großem Interesse gefolgt, weil gerade in kleinen Häusern das Problem besteht, sich zu orientieren, wie man verfahren sollte, um ethisch und rechtlich einwandfrei vorzugehen. Ich habe vor einem Jahr bei uns einmal Herrn Prof. Steinbereithner aus Wien gehört, der ähnliche Formulierungen vorgetragen hat. Ich glaube mich entsinnen zu können, daß er darauf hingewiesen hat, daß die Österreichische oder Schweizerische Fachzeitschrift sogar noch eine viel kurzfristigere Orientierungshilfe gibt. Wenn ich mich recht erinnere, war von 2 Stunden die Rede. Ich möchte noch anmerken, daß Sie vielleicht nicht deutlich genug herausgearbeitet haben, daß man in jedem Fall eine Intoxikation ausschließen muß. Denn bei einer Intoxikation sind im Grunde alle Kriterien erfüllt, die einen irreversiblen Hirntod vortäuschen können. Es könnte z. B. der Fall vorkommen, daß sich jemand aus dem 3. Stock stürzt, nachdem er vorher hohe Dosen von Barbiturat eingenommen hat, und darauf sollte man vielleicht hinweisen.

Bushe, Würzburg:
Die Intoxikation und die Abkühlung sind heute morgen schon erwähnt und nicht vergessen worden.

Wiemers, Freiburg:
Ich möchte auf einen Punkt aufmerksam machen, der oft übersehen worden ist, und an dem sich vielfach die Kritik an den alten Empfehlungen entzündet hat. Die alten Empfehlungen der Deutschen Gesellschaft für Chirurgie waren ausdrücklich beschränkt auf solche Fälle von Hirntod, die durch traumatische Einwirkungen oder durch allgemeine Hypoxie oder Ischämie zustandegekommen sind. Es waren also von vornherein die Vergiftungen und Unterkühlungen ausgenommen. Das ist bei denen, die Kritik an diesen Empfehlungen geübt haben, und eine schärfere Fassung im Sinne einer eingehenderen EEG-Diagnostik z. B. gefordert haben, oft nicht berücksichtigt worden. Weiterhin möchte ich darauf aufmerksam machen, daß wir eigentlich immer die Meinung vertreten haben, und daß diese Meinung inzwischen auch von den Juristen anerkannt ist, daß die lege artis also entsprechend den alten Regeln mit EEG oder Angiographie durchgeführte Diagnostik des Hirntodes eigentlich nur dann notwendig ist, wenn es sich um die Frage dreht, ob ein Organ bei noch schlagendem Herzen explantiert werden soll. Dagegen war diese Art der detaillierten und apparativ aufwendigen Diagnostik auch nach den früheren Auffassungen nicht erforderlich, wenn es sich darum drehte, in einem prognostisch völlig aussichtslosen Fall eine Behandlung zu beendigen. Das schließt auch das Abstellen des Respirators ein. Denn nach einer Auffassung, die wir den Juristen mit Mühe abringen mußten, die sich aber schließlich allgemein durchgesetzt hat, gehört auch das Abstellen des Respirators nur zu den vielen Maßnahmen, die man zur Reduktion und schließlich zur Beendigung einer Therapie in einem aussichtslos gewordenen Fall vornehmen darf.

Kronschwitz, Frankfurt:
Herr Wawersik, wie beurteilen Sie persönlich die Aussagekraft des Atropin-Tests in der Bestimmung des Hirntodes. Ich möchte Sie um eine Antwort bitten, unabhängig

davon, wie man mit der Angiographie verfährt, die ein sehr aufwendiges Verfahren ist, das einen Transport in die Röntgenabteilung notwendig macht.

Wawersik, Kiel:
Ich kann dazu nur sagen, daß ich den Atropin-Test nie angewendet habe. Mir ist auch keine Stellungnahme bekannt, in der der Atropin-Test als ein geeignetes Kriterium für die Feststellung des Hirntodes in Erwägung gezogen wird.

Huse, Düsseldorf:
Wir versuchen den Atropin-Test relativ häufig. Er fällt gelegentlich positiv aus, gelegentlich negativ, d. h. der Atropin-Test ist nur ein Zeichen unter vielen: Daß man keine Tachykardie findet, wenn man 2 mg Atropin i. v. gibt, obwohl andere Zeichen dafür sprechen, daß ein Hirntod vorliegt, ist als alleiniges Zeichen sicher nicht ausreichend.

Frowein, Köln:
Der Atropin-Test kommt unter anderem in einigen Empfehlungen vor, aber eine isolierte Stellung hat er niemals. Man kann ihn zusätzlich durchführen, man kann noch andere Tests durchführen, die in der Empfehlung nicht aufgeführt sind, aber man darf niemals die Diagnose ohne die Erfüllung der genannten Kriterien stellen.

Koch, Bielefeld:
Wir haben in der letzten Zeit vermehrt vom Atropin-Test Gebrauch gemacht. In der Regel hat er auch zugetroffen und durch weitere Maßnahmen konnten wir den Hirntod feststellen. Da uns nicht klar war, wie der Atropin-Test funktioniert, und da alle Unterlagen hierüber keine Auskunft geben, haben wir in der Pharmakologie Münster nachgefragt. Von dort wurde uns mitgeteilt, daß eine Erklärung überhaupt nicht denkbar ist.

Weis, Würzburg:
Wurde bei den Empfehlungen berücksichtigt, daß der „Normalkliniker", obwohl es sich um neurologische Symptome handelt, die Diagnose stellen kann und nicht immer ein Neurologe herangezogen werden muß?

Frowein, Köln:
Hierüber hat sich die Kommission Gedanken gemacht, und sie hat es ausdrücklich vermieden, irgendeine Fachqualifikation in die Formulierungen hineinzubringen. Auf der anderen Seite aber wird man lesen, daß die Fragestellungen nur von jemandem vorgenommen werden dürfen, der in dieser Materie eine ausreichend kompetente Erfahrung hat.

Bushe, Würzburg:
Es sind zwar noch viele Wortmeldungen, aber ich glaube, wir müssen an diesem Punkt abbrechen, zumal wir noch nicht ganz fertig sind. Wir haben die Rehabilitation absichtlich an den Schluß gestellt, damit wir nicht nach der Todeszeitbestimmung in eine etwas drepressive Phase verfallen; ich bitte Sie, Ihre Fragen an Herrn Zysno zu richten.

N N:
Herr Zysno, Ihre Ausführungen betrafen vorwiegend die motorischen und sensomotorischen Funktionen, und ich habe Hinweise auf das geistige Funktionstraining vermißt. In unserer Klinik kommen die Ergotherapeuten auch mit diesen Anforderungen schon sehr früh an den Patienten heran, und im Vordergrund steht nicht nur das sensomotorische Training.

Zysno, Hannover:
Das hängt immer auch von den örtlichen Gegebenheiten ab: Bei uns ist die Ergotherapie eigentlich der Psychiatrie zugeordnet, daher ist eine Arbeitsteilung erforderlich.

Bushe, Würzburg:
Wir sollten dieses Symposium von der wissenschaftlichen Seite her jetzt abschließen. Im Namen von Herrn Weis darf ich Ihnen allen und den Referenten recht herzlich dafür danken, daß Sie so aktiv an dieser Aussprache teilgenommen haben. Von draußen hören wir immer wieder Unkenrufe, daß der wissenschaftliche Nachwuchs heute schlechter werde. Ich kann dazu nur sagen, daß das Gegenteil der Fall ist. Was wir in diesen Tagen von dem wissenschaftlichen Nachwuchs gehört haben, der etwa die Hälfte der Referenten gestellt hat, war hervorragend. Es ist schon eine alte Tatsache, daß die Schüler besser sind als die Chefs oder die Lehrer; sonst gäbe es keinen Fortschritt. Wir wären natürlich sehr dankbar, wenn wir diese Referate – das ist meine Bitte an das Haus Braun und die Referenten – bald gedruckt haben könnten, und zwar auch mit den Abbildungen und den Tabellen, weil diese für uns doch einen großen Informationswert haben. Last not least möchte ich dem Hause Braun für die große Gastfreundschaft danken.

Weis, Würzburg:
Ich schließe mich diesem Dank an und hoffe, daß diese Symposien auch in Zukunft fortgeführt werden können!

Schnell, Melsungen:
Recht vielen Dank, Herr Prof. Bushe, Herr Prof. Weis, für Ihre Worte. Ich möchte aber auch noch ein ganz kleines Schlußwort sagen. Das Symposium hatte wie jedes Symposium ein Ziel. In diesem Falle bestand das Ziel wohl darin, einen aktuellen Überblick über den Stand des Wissens beim Schädel-Hirn-Trauma zu geben. Ob dieses Ziel erreicht worden ist, können Sie – jeder für sich – besser als ich beantworten. Ich habe aus vielen Gesprächen den Eindruck, daß dies der Fall gewesen ist; und wenn das so ist, gebührt hierfür in erster Linie der Dank den beiden wissenschaftlichen Leitern, die in hervorragender Weise diese Tagung vorbereitet und sie dann auch durchgeführt und geleitet haben. Unser ganz herzlicher Dank geht an Herrn Prof. Bushe und Herrn Prof. Weis. Im Namen des Veranstalters möchte ich aber auch den Referenten, den Diskussionsteilnehmern und den anderen Teilnehmern dafür danken, daß Sie hier so lange ausgehalten haben. Wir wünschen Ihnen eine gute Heimfahrt und hoffen, daß wir Sie recht oft in dieser nordhessischen Gegend bei einer ähnlichen Gelegenheit wieder begrüßen dürfen. Recht herzlichen Dank und auf Wiedersehen.